高等医学院校系列教材

病　理　学

（第二版）

U0397380

（可供临床医学、护理及其他医学相关专业使用）

主　编　陈平圣　冯振卿　刘　慧
副主编　冯一中　李国利　陈　莉　陈　森
编　者（按编写章节排序）

陈平圣　东南大学　　　　　　　卜晓东　东南大学
张爱凤　东南大学　　　　　　　李国利　扬州大学
王成海　扬州大学　　　　　　　冯振卿　南京医科大学
任勇亚　南京医科大学　　　　　丁贵鹏　南京医科大学
许　宁　南京医科大学　　　　　冯一中　苏州大学
刘　瑶　苏州大学　　　　　　　涂　健　苏州大学
张永胜　苏州大学　　　　　　　干文娟　苏州大学
刘加豪　苏州大学　　　　　　　刘　慧　徐州医科大学
巩玉森　徐州医科大学　　　　　陈　森　江苏大学
沈　蓉　江苏大学　　　　　　　黄　攀　江苏大学
陈　莉　南通大学　　　　　　　王桂兰　南通大学
李　静　江苏联合职业技术　　　李小宁　苏州卫生职业技术学院
　　　　学院南卫分院
王　莉　江苏建康职业学院　　　吕洪臻　盐城卫生职业技术学院

东南大学出版社
SOUTHEAST UNIVERSITY PRESS
·南京·

内容提要

本书由江苏省 11 所高等医学院校的专家教授编写,主要介绍细胞及组织的适应和损伤、损伤的修复、局部血液循环障碍、炎症、肿瘤、心血管系统疾病、呼吸系统疾病、消化系统疾病、淋巴造血系统疾病、泌尿系统疾病、生殖系统和乳腺疾病、神经系统疾病、传染病及寄生虫病等的病因和病理变化。本书紧跟科学前沿,体现先进性、科学性。本书内容简明扼要、图文并茂,书后附有权威教学网站及病理学相关网站,供读者参考。本书免费提供相关 MOOC(慕课)学习资源。

本书可作为医学院校非临床医学专业的相关专业本科、成人医学教育专科、高等医学职业教育相关专业教材,还可作为各类临床职业医师考试的参考书。

图书在版编目(CIP)数据

病理学 / 陈平圣,冯振卿,刘慧主编.—2 版.
—南京 : 东南大学出版社,2017.1(2025.1 重印)
ISBN 978-7-5641-6903-9

Ⅰ.①病… Ⅱ.①陈… ②冯… ③刘… Ⅲ.①病理学-
教材 Ⅳ.①R36

中国版本图书馆 CIP 数据核字(2016)第 317915 号

病理学(第二版)

出版发行	东南大学出版社
出 版 人	江建中
责任编辑	常凤阁
社　　址	南京市四牌楼 2 号
邮　　编	210096
网　　址	http://www.seupress.com
经　　销	各地新华书店
印　　刷	南京玉河印刷厂
开　　本	787mm×1 092mm　1/16
印　　张	20.75
字　　数	518 千字
版　　次	2017 年 1 月第 1 版
印　　次	2025 年 1 月第 5 次印刷
书　　号	ISBN 978-7-5641-6903-9
定　　价	72.00 元

* 本社图书若有印装质量问题,请直接与营销部联系,电话:025-83791830。

http://i.youku.com/seuedupress

修订前言

2007年，由江苏省10所医学院校联手，推出了具有地方特色的第一版病理学，使用对象为全日制本科检验、护理、影像等非临床医学专业和成人医学专科、专升本各专业学生。尽管国内同类型教材不少，但本书深受偏爱，反复印刷12次，令人欣喜。不过，由于生命科学的快速发展，人们对疾病的认识不断深化，现代辅助教学手段层出不穷，医学教育理念随之而变。今天来审视本书，则感到其尚有诸多不足之处。为此，我们再次坐到一起，共商修订事宜。

经过编写组充分讨论，大家一致同意，在保持上一版使用对象、编写特色的基础上，参考国内外同类教科书，特别是临床医学专业普通本科病理学教科书（李玉林.病理学.第8版.北京：人民卫生出版社，2013）以及国际公认的病理学权威教科书（Kumar V，Abbas A K，Aster J C. Robbins Basic Pathology. 9th ed. Philadelphia：W. B. Sauders，2012），对新教材作如下充实调整：增加小案例引学，突出以问题为中心的教学新理念；更新发病机制，紧跟学科发展前沿，但简明扼要，辅以示意图；用表格对一些重要病理现象进行归纳总结或比较，帮助学生掌握重点；个别前沿进展用知识链接展示，提高学习兴趣；突出病理形态学特点，增加数百幅具有自主知识产权的新图片，将原集中放置书末彩色图片插入各章节，方便读者图文对照，同时对上一版点线图大幅精简，只保留典型且暂无替代者；适当更新复习思考题；增加权威教学网站以及与病理学相关的专业网站网址，以满足不同层次学员的需要。同时本教材也是大学生在线开放课程（病理学）的配套教材。本书免费使用相关MOOC（慕课）学习资源。

根据多年的教学经验和对医学院校各专业层次的了解，我们认为新教材不仅适于普通本科非临床医学专业、成人医学专科的教学，由于其简明扼要，还可作为各类临床职业医师考试复习参考书。

参加新教材编写的单位为江苏省11所医学院校，分别是南京医科大学、徐州医科大学、苏州大学医学院、南通大学医学院、扬州大学医学院、江苏大学医学院、江苏建康职业学院、苏州卫生职业技术学院、盐城卫生职业技术学院和江苏联合职业技术学院南京分院和东南大学医学院。参编人员均为教学骨干，教学经验丰富，大家团结一心，希望能把一本实用而富有特色的好教材奉献给社会。

在教材编写过程中，得到了相关院校领导和科室同事们的热情指导和切实帮助，在此对他们表示衷心感谢！另外，上述各单位的主管领导及教研室同仁也对本教材的编写给予了积极的支持和关心，在此一并表示感谢！

由于编者水平有限，书中可能有疏漏及不妥之处，恳请病理界前辈及同仁赐教。

陈平圣　冯振卿

2016 年 1 月

目　　录

绪　论

一、病理学的概念和任务

病理学(pathology)是研究疾病的病因、发病机制、病理变化(包括代谢、功能、形态结构)、转归、结局的一门医学基础学科。

疾病是在致病因子的作用下机体局部或全身所发生的代谢、功能和形态结构的变化。病理学的主要任务有二:一是应用科学的方法研究疾病发生、发展和转归的规律,从而阐明疾病的本质,为防治疾病提供理论依据;二是根据患病机体的病理形态学改变对疾病作出诊断。由此可见,病理学是医学中居于核心地位的学科。作为医生,要认识疾病防治疾病就必须有坚实的病理学基础。

二、病理学在医学中的作用

病理学在医学教学体系中居于核心地位。人们把病理学形象地比喻为基础医学和临床医学之间的桥梁,是因为在医学教学体系中,解剖学、组织胚胎学、生理学、生物化学、病原生物学和免疫学等基础医学课程是让医学生了解和掌握正常人体形态结构、代谢、功能及其调节机制,而病理学的教学目的是引导医学生用上述基础知识来辨别患病机体所出现的各种病理现象并掌握其发展规律,为后续临床学科(主要阐述疾病的诊断、治疗和预防)的学习打下基础,其桥梁作用就体现在这里。因此,一名医学生只有很好地掌握病理学基础知识,才能学好临床各学科的课程。医学生毕业后诊治疾病的能力高低,也与病理知识掌握的好坏密切相关,只有那些对疾病的病因、发病机制、病理变化等有深刻理解、融会贯通的医学生才能成为高水平的临床医生。

病理学在临床诊疗中发挥至关重要的作用。尽管临床影像学、生化检验技术的发展突飞猛进,大大提高了疾病诊断的时效性和准确率,但活体组织的病理诊断仍然是临床诊断的金标准,而通过尸体解剖可对死因作出准确回答。尤其是分子病理诊断技术的进步,一大批肿瘤标志物、病原标志物的发现和检测为临床靶向治疗提供了重要靶点,从而推动了精准医学的发展。

病理学在疾病的研究中扮演重要角色。这主要体现在三个方面:一是病理工作者不仅从事教学和医疗工作,而且通过细胞培养、动物试验对疾病的发生发展机制和防治进行研究;二是从日常工作中积累的大量组织标本着手,开展旨在提高临床诊疗水平的系列研究工作;三是借助病理形态学知识和技术为其他学科开展的研究工作提供帮助。

三、如何学好病理学

要学好病理学应该注意以下几个方面:首先必须有正常人体形态结构、代谢、功能及其调节机制的知识基础。其次是了解教科书的内容编排和学习要领。一般来说,病理学均包括总论和各论两部分内容,本书也不例外。总论阐述细胞和组织的适应、损伤与修复,局部血液循环障碍,炎症和肿瘤等基本病理变化,也就是疾病的普遍规律(共性)。各论,如循环系统疾病、消化系统疾病等章节则介绍各系统常见疾病的原因、发病机制、病变及其发生、发展的特殊规律(个性)。学好总论是学习各论的必要基础,学习各论必须联系、运用总论的知识,两者之间有着密切的内在联系。第三,学会运用病理知识去解释临床现象,可以起到巩固病理知识的作用。第四,及时地复习和总结也很重要。另外,病理学网络教学资源很丰富,在条件许可情况下,应该积极利用。

四、病理学的研究方法

病理学的研究方法很多,有些是经典的,还有些是近 30 年发展起来的,概括起来,主要有以下几种:

(一)尸体剖验

尸体剖验(简称尸检或尸解,autopsy)可以直接观察疾病的病理改变,进行详细的组织学检查,结合临床资料明确诊断,查明死因,总结经验,提高临床医疗水平。此为病理学基本研究方法之一。通过大量尸体剖验资料的积累,不仅可以研究疾病发生、发展的规律,而且还能及时发现和确诊某些新的传染病、地方病、流行病,为防治疾病提供依据。尸体剖验积累的标本,也为培养医务工作者提供了大量有价值的资料。由于人们观念陈旧以及相关法规不健全,所以我国尸检率很低,对病理学及医学的发展极为不利。

(二)活组织和细胞学检查

从患者活体采取组织进行病理检查,以确定诊断,称为活组织检查(简称活检,biopsy)。这是临床广泛开展的病理检查方法。目前采取病变组织的方法有钳取、切取、穿刺、局部切除等。这些方法的优点是组织新鲜,不仅可供常规病理诊断,而且可用于各种细胞化学、组织化学、超微结构以及分子病理学研究。在临床上,活检对判断病变性质、确定治疗方案有重要意义。对性质不明的肿瘤,还可在手术过程中,切取病变组织作冰冻切片或快速石蜡切片,迅速确定肿瘤的良性、恶性,决定手术范围,这对肿瘤病人的治疗和预后尤为重要。

细胞学(cytology)检查又称脱落细胞学,是指采集病变处脱落细胞或细针吸取的细胞,涂片染色后进行诊断。其具有方法简便、创伤小、可重复等优点,适于对人群进行大规模普查。但由于没有组织结构、细胞常有变性,所以易出现假阴性结果,有时需结合其他检查结果综合判断。

(三)动物试验

在适宜动物体内复制某些人类疾病的模型,以了解该疾病或某一病理过程的发生、发展。

这种方法也可用以研究疾病的病因、发病机制及进行药物治疗试验,观察疗效及药物不良反应。但要注意,动物和人类之间存在种系差异,不能将动物实验的结果直接套用于人类。

(四)组织培养与细胞培养

将人体或动物的某种组织或细胞在体外培养,以观察组织或细胞病变的发生、发展,也可观察药物等外来因子对培养细胞的影响。这种方法周期短、见效快,但要注意体内和体外有差异,孤立的体外环境缺少体内存在的整体环境中众多因素间的相互影响,因此不能将体外研究结果与体内病变过程等同对待。

（五）其他技术在病理研究中的应用

除上述四种基本研究方法外,随着生物学和相关学科的发展,近数十年特别是近二十年来高新技术也相继进入病理领域,目前在病理研究中应用较多的有组织和细胞化学、免疫组织化学、电子显微镜技术。①组织和细胞化学:组织和细胞化学法是应用某些化学试剂,在组织及细胞上进行特异性化学反应,呈现出特异的颜色,从而了解和鉴定组织细胞中的各种蛋白质、脂类、糖、酶和核酸等化学成分的状况。②免疫组织化学法:是应用酶标抗体(或抗原)和相应的抗原(或抗体)接触,形成特异性抗原抗体复合物,催化底物后,可呈现颜色变化,在原位检测组织细胞内的抗原或抗体的技术。组织细胞中凡是能作为抗原或半抗原的物质,如蛋白质、多肽、氨基酸、多糖、磷脂、受体、酶、激素及病原体等都可用相应的特异性抗体进行检测。③电子显微镜技术(简称电镜):应用透射电镜或扫描电镜对细胞内部和表面的超微结构进行更细微的观察,即从亚细胞(细胞器)水平上认识和了解细胞的病变。除上述三种常用方法外,进入病理领域的其他高新技术还有流式细胞仪技术、图像分析技术、分子原位杂交、聚合酶链反应(PCR)、共聚焦显微镜技术、组织芯片技术、二代测序技术等,使病理学对疾病的研究从定性进入定量,从细胞水平进入分子水平,并使形态结构和代谢、机能的研究联系起来,其结果不仅加深了对疾病的理解和认识,又推动了病理学发展。

五、病理学发展简史

在我国,早在公元前700年,《黄帝内经》中就有以阴阳、脏腑和经络之间功能失调作为疾病病因的论述,这是源于当时阴阳五行(金、木、水、火、土)的哲学思想,这种思想延续至今仍然是中医诊治疾病的理论基础。隋唐时代巢元方所著的《诸病源候论》对疾病的病因和征候的记载十分详细,可以说他是我国古代第一个病理学家。但是由于中西医研究疾病的角度不同,所以祖国医学中的病理学和现代病理学分属不同的理论体系,前者与古希腊名医Hippocrates建立的体液病理学相似。

现代病理学的建立源于尸体解剖,其发展与人们对疾病的认识息息相关,特别是与基础医学学科的发展和技术进步有密切联系,主要分为三个阶段:

初期即器官病理学阶段。这一阶段是建立在尸解的基础上的。该时期最有影响的代表人物是意大利名医Morgagni(1682—1771)。他根据700例尸解肉眼观察材料,结合临床资料,对照分析,著成《疾病的位置与原因》一书,提出了疾病的器官定位的观点,为病理学的发展奠定了基础。此后Rokitansky在掌握了大量尸解资料的基础上,于1843年完成了《病理解剖学》巨著,丰富了器官病理学的内容,但病理学向广度和深度发展主要得益于其他科学技术的发展。

中期即细胞病理学阶段。19世纪中叶,德国病理学家Rudolf Virchow(1821—1902)在进行大量尸检的同时,借助显微镜对尸检材料进行观察研究,于1858年出版了著名的《细胞病理学》一书,提出了细胞形态和功能的变化是疾病的基础的观点,使病理学从器官的模糊阶段进入细胞的微观水平。他对近代病理学的发展作出了卓越的贡献,而且也为所有医学基础学科的建立和发展奠定了基础。

繁荣阶段即现代病理学阶段。20世纪40年代末期电子显微镜应用于医学生物领域,60年代开展免疫组织化学的研究,70年代分子生物学崛起,研究方法和技术日趋进步,使病理学取得突破性的进展,不仅极大丰富了细胞病理学的内容,而且使病理学从经典的形态学范畴进入亚分子和分子水平。随着研究内容的拓宽与深入,在病理学范畴内又出现了新的病理学科分支。从临床医学上分出了外科病理学、妇产科病理学、儿科病理学、神经病理学、皮肤病理学、眼科病理学、耳鼻喉病理学。随着边缘学科的兴起及研究方法的互相渗透,又出现了超微病理学、免疫病理学、实验病理学、定量病理学、遗传病理学及分子病理学等。

精准病理学阶段已经到来。为了在治疗过程中尽可能减少对正常组织的损伤,近年提出了精准医学的概念,介入治疗、靶向治疗即属此范畴。要真正实现精准治疗,必须有可靠靶标。病理科开展乳腺癌激素受体、癌基因 HER-2/neu 表达的检测,以及其他肿瘤的标志物检测,即可提供上述靶标,从而指导临床采用内分泌治疗、单克隆抗体靶向治疗等。可以说,病理学已进入了一个崭新的发展阶段。

20世纪初,现代病理学传入我国,经过几代病理学家的艰苦努力,造就了一大批优秀的病理学人才,积累了具有我国疾病特点的病理资料,编写了富有特色的病理教材。当前摆在新一代病理工作者面前的任务是不仅要继承老一辈病理学家的研究方法,还要将生命科学研究中的新方法、新技术用于病理学的研究中,承前启后,继往开来,为赶上世界先进水平、发展我国病理事业作出贡献。

(陈平圣)

第一章 细胞和组织的适应、损伤

　　本章主要介绍组织细胞在病理因素刺激下所出现的适应性改变、变性、异常物质沉积、坏死、凋亡和损伤机制等内容。要求掌握细胞水肿、脂变及透明变性的形态学特征及其对机体的影响，坏死的形态变化和后果，以及各型坏死的形态学及鉴别点；熟悉各种类型萎缩的形态变化及其对机体的影响，凋亡的概念以及与坏死的鉴别；了解各种色素沉着的形态学特征以及组织细胞损伤的机制。

　　正常细胞和组织不断受到内外因子的刺激，其物质代谢、形态结构和功能会因此出现相应改变。若刺激在细胞能承受的有限范围内，则表现为适应，属轻度损伤。若刺激时间长强度大，细胞将发生连续反应，表现为适应、损伤，最终导致细胞死亡。严重损伤可以直接导致细胞死亡。正常细胞、适应细胞、损伤细胞和死亡细胞，这四种状态之间界限不清，在形态结构和代谢、功能上的变化是连续的。活体内细胞死亡发生后，机体将给予修复，最大限度地恢复原有细胞和组织的形态结构和功能。

第一节　细胞和组织的适应

　　在环境发生变化时，机体的细胞和由其构成的组织、器官为了避免损伤，可通过改变自身的代谢、功能和形态结构以适应变化的环境，这种与之协调的过程称为适应。例如当机体突然进入寒冷环境时会全身发抖，这是对环境适应的表现。"发抖"使肌肉活动加强，糖代谢加速，产热增多，以补偿体表丧失的热量。在病理情况下，如高血压病，左心室心肌纤维肥大，收缩力增强，以克服增高的外周阻力，维持血循环正常进行。这些皆属适应性反应。通过适应反应，机体能维持正常的功能，因此适应是正常细胞和损伤细胞的中间状态，在形态学上的改变表现为萎缩、肥大、增生和化生。

一、萎缩

　　发育正常的实质细胞、组织或器官体积缩小称为萎缩（atrophy）。通常是由于该器官的实质细胞体积缩小所致，有时也可因细胞数目减少引起，或二者兼有。萎缩有生理性和病理性之分。生理性萎缩与年龄有关，例如青春期胸腺组织萎缩，妇女绝经后卵巢、子宫、乳腺组织萎缩等属于生理性萎缩。病理性萎缩有的表现为全身性，有的表现为局部组织器官萎缩。

（一）类型

常见的病理性萎缩按其发生原因分为以下几种类型：

1. 营养不良性萎缩　有全身性和局部性两种。消化道慢性梗阻（食管癌）和慢性消耗性疾病(如结核病、晚期癌症患者)引起全身性萎缩。这种萎缩首先发生于对生命不太重要的脂肪组织,其次为肌肉、脾、肝、肾等器官,心、脑等生命重要器官萎缩发生最晚,这样的顺序有一定的代偿适应意义。局部营养不良性萎缩见于局部缺血,如动脉粥样硬化使管壁增厚、管腔狭窄、血流减少,引起心、脑、肾等相应器官萎缩。

2. 压迫性萎缩　常见于尿路结石,阻塞输尿管,引起尿潴留,不断增加的尿液压迫肾组织,使肾实质逐渐萎缩、变薄,最后,整个肾变为充满液体的薄壁巨囊。这种萎缩除了压迫的直接作用外,还与压迫引起局部血供不良、废用等因素有关。

3. 废用性萎缩　亦称失用性萎缩。肢体、器官、组织长期不活动,或只担负轻微的活动,功能减退所引起的萎缩。如骨折后肢体长期固定,肌肉、骨组织萎缩。这种萎缩的发生还与器官停止活动后,向心性或离心性神经刺激减少或消失有关,以致局部血循环和物质代谢降低。

4. 去神经性萎缩　因运动神经元或轴突损害导致正常神经调节功能丧失,引起效应组织器官营养障碍或血液循环调节异常,并伴有组织功能减低或丧失等综合因素,导致相应部位萎缩。例如小儿麻痹症(脊髓前角灰质炎)患者由于脊髓前角运动神经细胞死亡,结果受这些细胞支配的肢体肌肉发生麻痹,逐渐萎缩,同时患肢骨小梁变细,钙盐减少,骨质疏松,肢体变得细短。

5. 内分泌性萎缩　内分泌功能低下时,它所作用的靶器官发生萎缩。如席蒙病(Simmond's disease)时,由于垂体受到损伤,各种促激素分泌减少,常引起甲状腺、肾上腺、性腺等靶器官萎缩。老年性萎缩虽然是一种生理现象,也属老年病。发生机制复杂,与老年期内分泌功能低下、血管硬化、供血不良及运动量减少等众多因素有关。临床上,某种萎缩可由多种因素所致。

(二)病理形态

肉眼观:萎缩的细胞、组织、器官体积变小,重量减轻,颜色变深常呈褐色。心肌萎缩时冠状动脉在心外膜下呈蛇行弯曲(图 1 - 1a)。脑萎缩时,脑回变窄,脑沟变深加宽。镜下观:萎缩的细胞体积变小,或数目减少或两者兼有。胞浆常深染,核浓缩。心肌萎缩时,其胞浆内可出现棕褐色颗粒,即脂褐素(图 1 - 1b)。

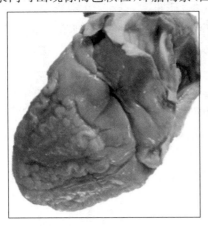
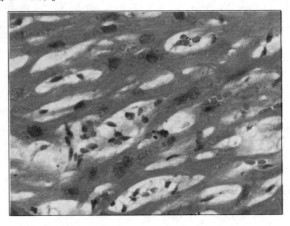

a. 肉眼观:心脏体积缩小,冠状动脉纡曲　　　b. 镜下观:肌纤维萎缩变细,细胞核两端
出现脂褐素(HE染色,高倍)

图 1 - 1　心肌萎缩

萎缩的机制尚未完全搞清,蛋白合成少于分解可能为主要原因。

萎缩的器官、组织、细胞功能常降低,但一般是可复性的。原因消除后,萎缩的器官也可恢复正常。如原因持续存在,萎缩的实质细胞最后消失,间质结缔组织和脂肪细胞可以增生,甚至造成器官和组织体积增大,此时称假性肥大。

二、肥大

由于功能增加、合成代谢旺盛,细胞体积增大,使该器官、组织体积增大,称为肥大(hypertrophy)。肥大多发生于无分裂增殖能力或增殖能力较弱的细胞,如心肌、骨骼肌等。一般可分为生理性肥大和病理性肥大两类。如举重运动员上臂和胸部肌肉的粗壮肥大,妊娠子宫平滑肌细胞肥大属生理性肥大。病理情况下,也可发生肥大。例如高血压病,左心功能负荷加重,心肌纤维体积增大,一侧肾切除后另一侧肾体积增大,皆属代偿性肥大。而成人脑垂体前叶嗜酸细胞瘤分泌过多生长激素,导致的肢端肥大症,则属内分泌性肥大。肥大的细胞除了体积增大外,其内细胞器和微丝明显增多,蛋白合成旺盛。

有时实质细胞萎缩,间质增生也可使该器官、组织体积增大,这种假性肥大与前述的真性肥大有本质的区别。

三、增生

实质细胞数量增多,使该组织、器官体积增大,称为增生(hyperplasia)。增生可分为生理性和病理性增生两类。妇女在青春期、妊娠期和哺乳期乳腺上皮增生属生理性增生。病理情况下,例如溶血性贫血时骨髓的红细胞系增生,长期缺碘引起甲状腺组织增生,慢性鼻炎黏膜增生肥厚形成息肉等属于病理性增生。由于引起细胞、组织和器官增生与肥大的原因往往十分相似或相同,故两者常同时出现。这种现象见于雌激素过多时引起的子宫内膜增生、乳腺增生,以及老年男性因雄激素代谢障碍导致的前列腺增生。

四、化生

化生(metaplasia)是指一种已分化成熟的细胞由于适应环境改变而被另一种分化成熟细胞所代替的过程。化生并不是由一种成熟的细胞直接转变为另一种成熟的细胞,而是由该处具有分裂增殖和多向分化能力的幼稚细胞增生,向另一种类型的细胞分化、成熟,也就是所谓的异向分化,是环境因素引起细胞某些基因活化或受到抑制而重新编程表达的结果。化生常发生于同源细胞间,如一种上皮细胞与另一种上皮细胞间。化生是一种可复性病变,原因去除后大多可恢复。常见的化生有:

(一)鳞状上皮化生

慢性支气管炎或长期吸烟者,气管及支气管的纤毛上皮转变为鳞状上皮。慢性胆囊炎及胆石症时,胆囊黏膜上皮发生鳞状上皮化生。慢性宫颈炎、子宫内膜炎时,黏膜上皮发生鳞状化生,在妇产科极为常见(图 1-2)。肾盂结石时,肾盂黏膜的移行上皮也可转变为鳞状上皮。

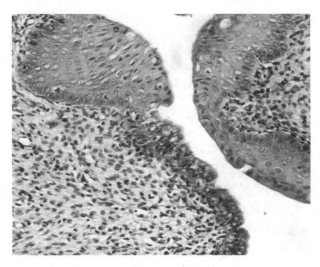

图 1-2　子宫内膜鳞状上皮化生(HE 染色,高倍)

子宫内膜的纤毛柱状上皮化生为鳞状上皮

▶ **案例 1-1**

【病例摘要】

　　患者,男,55 岁,因醉酒后呕吐、误吸,呛咳、呼吸困难入院。全麻下行支气管镜检查,从右主支气管中取出少量未消化米粒和菜叶,症状缓解;术中发现支气管黏膜充血、粗糙,征得家属同意后,夹取 2 块黏膜组织送病理检查。患者有吸烟史 30 年,反复咳嗽、咳痰史 10 年,否认其他病史。病理报告为"送检组织为少量鳞状上皮及其下疏松结缔组织、腺体,伴小血管充血和淋巴细胞、浆细胞浸润。符合慢性支气管炎。"

【问题】

　　(1)该患者支气管黏膜出现鳞状上皮,此属何种病理现象?

　　(2)试分析病变形成机制和意义。

　　(二)肠上皮化生

　　慢性胃炎时,部分胃黏膜上皮转变为含有杯状细胞、潘氏细胞及具有纹状缘的吸收上皮,与小肠黏膜上皮相似;或在柱状上皮中,间有杯状细胞,与大肠黏膜上皮相似,均称为肠上皮化生(简称肠化)。类似的化生也常发生于腺体,由一种腺上皮转变为另一种腺上皮,故又称腺性化生。

　　(三)结缔组织和支持组织化生

　　纤维组织化生为脂肪组织或肌细胞,成纤维细胞转变为骨母细胞或软骨母细胞,分别化生为骨或软骨(图 1-3)。

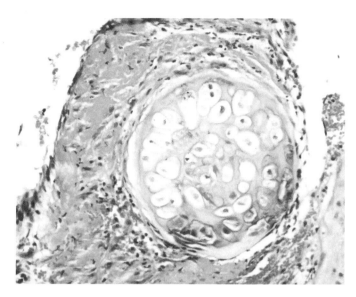

图 1-3　心瓣膜软骨化生(HE 染色,高倍)
心瓣膜结缔组织出现软骨化生

知　识　链　接

　　上皮间质转分化(epithelial-mesenchymal transition)为近年研究热点,其实也是一种化生现象。它是指上皮细胞在某些因素刺激下,逐渐失去上皮细胞表型(如 E 钙黏蛋白、细胞骨架蛋白等的表达)而呈现间质细胞表型(如波形蛋白、平滑肌肌动蛋白、纤维连接蛋白等的表达)。该现象可见于多种生理病理过程,如胚胎发育、组织重塑、肿瘤侵袭转移、慢性炎症和器官纤维化等。

　　化生是机体对环境中不良因子发生防御反应的一种形式,对机体是有利的,但也有其局限性和不完善性。例如支气管黏膜鳞状化生后,失去纤毛,削弱了黏膜的自净能力。在化生、增生的基础上,还可能发展为肿瘤。例如支气管鳞状上皮化生和胃黏膜肠上皮化生,分别与肺鳞状细胞癌和胃腺癌的发生有一定的关系。

　　综上所述,组织细胞为了适应内外环境的变化,可出现萎缩、肥大、增生和化生等形态学改变(图 1-4)。若刺激因素使发育正常的组织或器官内实质细胞体积缩小或数目减少即称为萎缩;实质细胞体积增大,即称为肥大;实质细胞数量增多,即称为增生;已分化成熟的细胞被另一种分化成熟细胞所代替即称为化生。

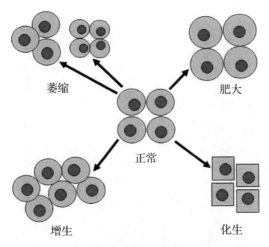

图 1-4　四种适应性改变示意图

第二节　细胞和组织的损伤

当损伤因素超出机体的适应能力,则引起细胞和组织的损伤。在一定程度内这种损伤为可复性,形态上表现为变性和物质异常沉积。重度损伤则引起细胞和组织的死亡。

一、细胞和组织损伤的原因与发生机制

(一)缺氧

缺氧是引起组织细胞损伤常见而重要的原因。缺氧常见于:各种原因造成动脉供血不足或静脉回流障碍,或由于呼吸、循环障碍使血氧含量不足,也可见于严重贫血或中毒(如 CO 中毒)使红细胞携氧能力降低等情况。缺氧首先影响细胞的需氧呼吸,即线粒体的氧化磷酸化功能,使 ATP 产生减少或停止,导致细胞膜的钠泵功能障碍,Na^+ 及水在细胞内集聚,K^+ 从细胞外溢,造成急性细胞肿胀。缺氧也使无氧酵解过程增强,通过糖原分解产生 ATP,以维持细胞的能量,但在无氧酵解的过程中细胞内乳酸、酮体、氨基酸和无机酸等氧化不全的代谢产物大量积聚,使 pH 下降。随之粗面内质网核蛋白体脱失、裂解,并出现线粒体肿胀,内质网扩张等一系列超微结构改变。以上改变是可复性的,随缺氧的恢复而恢复正常。如缺氧持续存在,ATP 供应耗竭,细胞酶系统广泛损伤,细胞膜功能严重受损,细胞外 Ca^{2+} 不断进入细胞内,甚至进入线粒体内,使其基质中出现无定形的富于钙的致密区,线粒体发生不可复性改变,以至参与代谢的某些酶活性受抑,并使蛋白变性,细胞死亡。细胞内 pH 进一步下降将导致溶酶体膜的损伤,其内多种酶进入细胞浆内并被激活,其中酸性水解酶可引起细胞自溶死亡。

不同组织细胞对缺氧的耐受程度不同。结缔组织对缺氧耐受时间最长,而神经细胞对氧极为敏感,缺氧长于 5~10 分钟,细胞则发生不可复性损伤。

(二)物理因子

物理因子包括机械性、高温、低温、电流、放射线等刺激因子。机械性损伤能使细胞组

织破裂;高温使细胞内蛋白质(包括酶)变性,低温可使血管收缩引起组织缺血性损伤,或造成局部血流停滞、凝血,甚至细胞内水分形成冰晶而损伤细胞;电流通过组织时引起高温灼伤局部组织;放射线作用于机体能直接或间接造成大分子损伤,使水分被激发电离,产生大量具有强毒力的自由基,损伤组织细胞。物理因子引起损伤的严重程度主要决定于该物理因子的作用性质、强度和持续时间的长短,而很少和机体的反应性有关。

（三）化学因子

许多化学物质进入人体,在组织细胞内发生化学反应,可破坏正常的生理功能。化学物质造成组织损伤前提是它们必须能经口、呼吸道、皮肤或黏膜进入体内才能引起中毒。化学因子引起损伤的机制是多方面的:①直接损伤:如强酸、强碱可直接灼伤皮肤或黏膜,引起局部炎症或坏死;②抑制酶的活性:如有机磷农药能抑制胆碱酯酶的活性,引起损伤。氯化汞和体内的巯基结合,从而使许多酶蛋白失去活性或破坏膜蛋白结构;③通过代谢形成毒性代谢产物而发挥作用:例如,四氯化碳经肝细胞滑面内质网所含的细胞色素 P-450 混合功能氧化酶类的作用,裂解生成毒性物质 CCl_3 和 Cl 自由基,后者可引起肝细胞发生脂肪变性和坏死。

自由基(free radical)又称游离基,是指一类含有未配对电子的化学基团,如 H^+、OH^-、HOO、O^{2-},其化学活性高而不稳定,它与细胞内各种有机或无机化合物,如脂质、蛋白质、核酸等,发生过氧化、交联或断裂,从而造成细胞的损伤。但在正常人体内,自由基在细胞外液中的浓度极低,不构成对细胞的威胁,而在吞噬细胞杀灭病原生物或抗肿瘤细胞过程中自由基却起重要防御作用。但是如果体内生成过多,或清除障碍,如在上述的化学性、放射性、炎症损伤过程中,或随着年龄的增长,机体抗氧化活性递减,逐级降低对自由基的防御能力,均可引起组织细胞损伤或机体衰老。自由基可在正常新陈代谢中产生,是普遍存在于生物系统的代谢中间产物,种类多,数量大,活性高。

（四）生物性因子

生物性因子是引起细胞损伤最常见的原因,包括病毒、细菌、立克氏体、真菌、寄生虫等引起的各种感染。其作用机制有下列几方面:①直接作用损伤细胞和组织:病毒寄生于细胞内干扰细胞的代谢活动,使细胞变性坏死。②通过内外毒素的作用或产生的毒性代谢产物:如白喉外毒素自由基能抑制细胞的氧化过程和蛋白质的合成。溶血性链球菌产生的透明质酸酶和链激酶引起间质损伤。③生物因子具有抗原性,能引起变态反应:肝炎病毒有嗜肝细胞的特性并产生病毒蛋白,后者可通过变态反应引起肝细胞损伤。

（五）免疫反应

免疫反应是机体的正常防御功能,通过免疫反应排斥异己物质,以维持内环境的稳定。但这种反应结果并非均对机体有利,例如病毒性肝炎,在机体 T 细胞致敏清除肝炎病毒的过程中也造成肝细胞的损伤;在某些情况下对病原生物产生的抗体与体内组织抗原发生交叉反应,形成抗原抗体复合物沉积于组织,引起损伤,如风湿性心肌炎,急性肾小球肾炎,通过变态反应对自身组织抗原发生反应,引起组织细胞的损伤;甚至针对自身组织发生自身免疫反应,如红斑性狼疮,类风湿关节炎等。

（六）其他

遗传缺陷、营养失衡、内分泌异常、衰老、心理和社会因素等也能导致组织细胞的损伤。

综上所述,引起组织细胞损伤的因子很多,它们主要通过以下几个途径造成细胞损伤(图1-5):①ATP耗竭,细胞需要能量的生理活动受阻;②细胞膜完整性破坏、渗透性缺陷,导致细胞内容物流失或物质交换和电生理活动异常;③细胞内钙离子浓度升高,多种酶被激活,使ATP耗竭或细胞结构的破坏;④自由基产生增多;⑤其他代谢活动异常等。一种因子可通过多种途径损伤细胞,几种因子亦可共用一条途径使细胞受累。

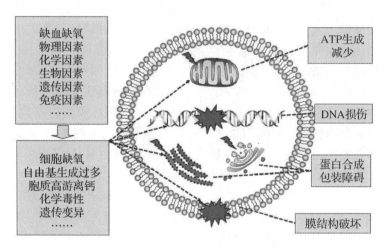

图1-5 组织细胞损伤机制示意图

二、细胞和组织损伤的形态学变化

组织细胞损伤有轻重之别,损伤因子强度弱、作用时间短,细胞的损伤可恢复,即为可逆性损伤;若损伤因子持续刺激和过于剧烈,细胞将会死亡,则表现为不可逆性损伤。

（一）可逆性损伤

可逆性损伤(reversible injury),旧称变性(degeneration),是指新陈代谢障碍时,细胞或细胞间质内出现一些异常物质或正常物质异常蓄积。变性的组织细胞功能下降,但通常为可复性,严重者可发展为坏死。变性的种类繁多,下面介绍比较常见的几种变性。

1. 细胞水肿 细胞水肿(cellular edema)或称水变性(hydropic degeneration)即细胞内水钠积聚过多,引起细胞体积肿大,胞浆疏松、透明淡染。常见于缺氧、感染、中毒时的心、肝、肾等脏器的实质细胞。

病理上,轻度的细胞水肿,胞浆内出现许多细小的伊红染颗粒,此乃水肿时肿大的线粒体和扩张的内质网,这种变化致相应器官肉眼观时体积轻度增大,包膜紧张,颜色较正常淡,显得混浊而无光泽,在电镜技术问世之前称之为颗粒变性(granular degeneration)或混浊肿胀,此名词现已弃用。随细胞内水钠积聚增多,细胞水肿进一步发展,线粒体和内质网高度扩张,囊泡变,此时镜下观:胞浆透明、空泡状,故又有空泡变性或水样变性之称(图1-6)。病毒性肝炎和四氯化碳中毒时,肝细胞水肿,严重者细胞肿大如圆球状,特称为气球样变(图1-7)。

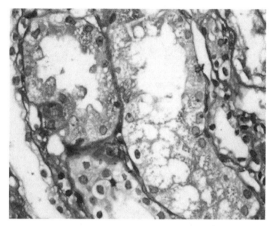

图 1-6　肾小管上皮细胞水肿(HE 染色,高倍)

细胞体积增大,胞浆内出现红染的颗粒状物

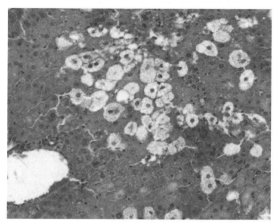

图 1-7　肝细胞水肿(HE 染色,中倍)

肝细胞明显肿胀,细胞浆疏松

　　引起细胞水肿的原因很多,在急性感染、缺氧、中毒等有害因素的作用下,线粒体产能机制受损,ATP 生成减少,使细胞膜的钠泵功能障碍,导致细胞内水、钠增加,细胞水肿。或由于细胞膜直接受损,通透性增高所致。

　　细胞水肿是一种轻度或中度损伤的表现,在原因消除后,仍可恢复正常。若病因持续存在,水肿细胞的胞浆内可出现脂滴空泡。严重水肿可引起细胞坏死。

　　2. 脂肪变性　除脂肪细胞外,其他细胞胞浆内出现脂滴或脂滴明显增多称为脂肪变性(fatty degeneration),简称脂变。脂变常发生于心、肝、肾等代谢旺盛或耗氧较多的器官。脂变中的脂滴,主要成分为中性脂肪,也可有磷脂及胆固醇等成分,在常规石蜡包埋的切片中,中性脂肪被制片过程中所使用的乙醇、二甲苯等脂溶剂溶解,所以 HE 染色的切片,光镜下细胞中的脂滴呈空泡状。在冰冻切片苏丹Ⅲ染色时显示脂肪滴为橘红色,锇酸染色时呈黑色。

　　(1) 肝脂肪变性:由于肝脏在脂肪代谢中起重要作用,故肝脂变最多见,且常较严重。肉眼观:轻度脂变时肝脏无明显改变,脂变广泛时肝脏均匀性肿大,包膜紧张,边缘钝,色淡黄,切面有油腻感,苏丹Ⅲ染色后变成红色(图 1-8a)。镜下观:HE 染色切片可见早期脂变表现为核周围出现小的脂肪空泡,以后渐增大,散布于胞浆中,严重时融合成一个大空泡,将核推挤到包膜下,状似脂肪细胞(图 1-8b)。脂变在肝小叶内的分布与病因有一定的关系。如肝淤血时,小叶中央区淤血明显,缺氧较重,脂变首先发生于此处。长期淤血,小叶周边区肝细胞也因缺氧而发生脂变,而小叶中央区的肝细胞大多已萎缩或消失。磷中毒时,脂变主要发生在小叶周边区,可能与该区肝细胞代谢较为活跃,对磷中毒更为敏感所致。此外,小叶周边的肝细胞接触到的毒物浓度较高也使此处的肝细胞易受损伤。

　　肝脂变是可复性损伤,病因消除后,脂变细胞可恢复正常,一般无明显的临床表现。重度弥漫性肝脂变称为脂肪肝,体检时肝可在右季肋下触及,常规 B 超可进行诊断。病变持续发展,肝细胞逐渐坏死,纤维组织增生,可发展为肝硬化。

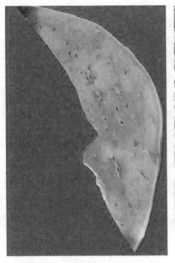
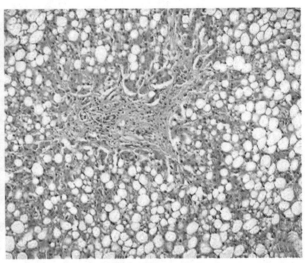

a. 肝脂肪变性肉眼观,肝脏经 苏丹Ⅲ染色后变成红色

b. HE染色切片,肝细胞胞浆中出现大小不等的空泡(中倍)

图 1-8　肝脂肪变性

（2）心肌脂肪变性:多见于贫血。肉眼观:轻度脂变一般无明显异常,但在严重贫血时,常在心内膜下,尤其是左心室乳头肌处出现红黄相间的条纹,如虎皮斑纹,称为"虎斑心"。这是由于心肌内血管分布不均,心肌缺氧轻重程度不一所致,血管末梢分布区心肌缺氧较重,脂变明显而呈黄色,缺氧较轻部位脂变较轻,心肌呈红色。镜下观:脂肪空泡常较细小,呈串珠状排列。有时心外膜增生的脂肪组织可沿间质深入心肌细胞间,称为心肌脂肪浸润（图 1-9）。

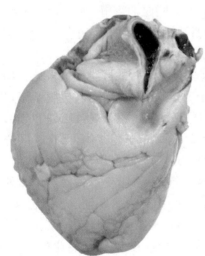
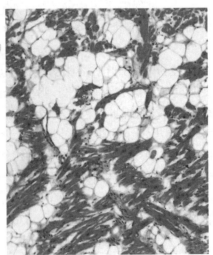

a. 心外膜脂肪组织增生, 心脏外观为黄色

b. 心肌脂肪浸润,脂肪组织深入心肌组织 内,心肌纤维受压萎缩(HE染色,中倍)

图 1-9　心外膜脂肪组织增生及心肌脂肪浸润

（3）肾脂肪变性：贫血、缺氧、中毒和一些肾脏疾病时，肾曲管上皮细胞可发生脂肪变性。这是因为在上述疾病时肾小球毛细血管通透性增加，肾曲管特别是近曲小管上皮吸收漏出的脂蛋白，在细胞内分解成脂滴。脂滴空泡多位于近曲小管上皮细胞基底部或核周围。

脂肪变性发生的机制尚未完全清楚。一般认为与感染、中毒、缺氧等因素干扰或破坏细胞的脂肪代谢有关。具体作用途径则因病因不同而异。肝脂变的机制大致如下：①脂蛋白合成障碍，使脂肪堆积在肝细胞内不能转运出去。其原因常是缺乏合成脂蛋白的原料，如磷脂或组成磷脂的胆碱，或由于化学物或其他毒素破坏了内质网（蛋白合成部位）或抑制了某些酶的活性，使脂蛋白合成障碍。②脂肪酸氧化障碍。由于缺氧、感染、中毒，使线粒体受损，干扰 $\beta-$氧化，使肝细胞含脂肪量增加。③进入肝细胞脂肪酸过多。例如饥饿或某些疾病造成饥饿状态，或糖尿病患者对糖的利用障碍，机体动用大量体脂，其中大部分以脂肪酸的形式进入肝脏，超过肝细胞将其氧化和合成脂蛋白的能力，于是在肝细胞内储积。

3. 玻璃样变性　玻璃样变性（hyaline degeneration）又称透明变性，是指在 HE 染色情况下，细胞外间质或细胞质内出现伊红染、均质半透明、无结构的玻璃样物质。玻璃样变性其实为一组物理性状相同，但其发生原因、化学成分及机制各不相同的病理变化的统称。常见的玻璃样变性有三类：

（1）细胞内玻璃样变性：指细胞浆内出现大小不等、圆形、均质的红染小滴。细胞内玻璃样变性可由多种原因引起，如肾小球肾炎或其他疾病伴有明显蛋白尿时，肾近曲小管上皮细胞胞浆内可出现大小不等的圆形红染小滴，这是血浆蛋白经肾小球滤出而又被肾小管上皮细胞吞饮、融合而成的玻璃样小滴（图 1－10a）。慢性乙醇中毒时，由于细胞中间丝前角蛋白变性，肝细胞核周围的胞浆内可出现圆形或形状不甚规则的均质红染玻璃样物质，称为 Mallory 小体。

（2）结缔组织玻璃样变性：常发生在增生的纤维结缔组织，为胶原纤维老化的表现。肉眼观病变处呈灰白色，半透明，质地致密而坚韧（图 1－10b）。光镜下胶原蛋白交联、变性、融合，胶原纤维增粗并互相融合成索带状或片状的半透明均质物，纤维细胞明显减少。见于瘢痕组织、纤维化的肾小球、动脉粥样硬化的纤维斑块等。

（3）血管壁玻璃样变性：常发生于高血压病时的肾、脑、脾及视网膜的细动脉。这是由于细动脉持续性痉挛，使内膜通透性增大，血浆蛋白渗入内膜，在内皮细胞下凝固成均匀红染玻璃样物质。如病变继续发展，血管壁平滑肌组织均被玻璃样物质替代而消失，再加上基底膜样物质增多，使病变血管壁增厚、变硬，管腔狭窄甚至闭塞，此即细动脉硬化症（图 1－10c），可引起肾、脑等器官缺血。

上述 3 种类型中，细胞内玻璃样变在病因去除后多能恢复，而后两者较难恢复。

4. 黏液样变性　组织间质内出现类黏液（黏多糖和蛋白质）的积聚称为黏液样变性（mucoid degeneration）。镜下观：病变处细胞间质疏松，充以淡蓝色的胶状液体，其间散布一些多角形、星芒状的细胞，并以突起互相连缀。黏液样变性常见于间叶性肿瘤、急性风湿病时的心血管壁、动脉粥样硬化的血管壁。在甲状腺功能低下时，透明质酸酶活性受抑，含有透明质酸的黏液样物质及水分在皮下蓄积，形成黏液水肿。

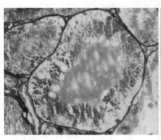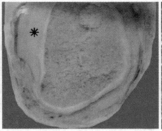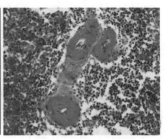

a. 肾小管上皮细胞玻璃样变　　b. 睾丸白膜玻璃样变性，睾丸　　c. 脾小动脉玻璃样变性
　　(PA5M染色，高倍)　　　　　白膜增厚、均质、半透明　　　　(HE染色，高倍)

图 1-10　不同类型玻璃样变性

5. 淀粉样变　组织内有淀粉样物质沉着称为淀粉样变(amyloid degeneration)。淀粉样物质是蛋白质，其遇碘时可被染成棕褐色，再加硫酸后则变为蓝色，与淀粉染色特性相似，故称之为淀粉样变。此种病变可见于慢性炎症、内分泌系统肿瘤、老年性痴呆(Alzheimer 病)等多种疾病。淀粉样物质的沉积可为局部性，亦可为全身性，常分布于细胞间或沉积在小血管基底膜下，还可沿组织纤维支架分布。镜下观：淀粉样物质呈淡伊红染色、均匀一致、云雾状。刚果红染色为橘红色(图 1-11)。尽管形态相似，但在不同疾病时，淀粉样物质的化学本质不同，有的为免疫球蛋白，有的为激素，还有的为 β_2 淀粉样蛋白，等等。

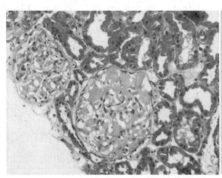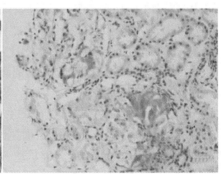

a. HE染色(中倍)　　　　　　　　b. 刚果红染色(中倍)

图 1-11　肾小球淀粉样变

6. 病理性色素沉积　细胞或组织内可有各种来自体内、体外的色素沉积，在病理情况下某些色素在体内会过量沉积。常见的病理性色素沉积有含铁血黄素、胆红素、脂褐素、黑色素。

(1) 含铁血黄素(hemosiderin)：系由铁蛋白微粒积聚而成的色素，颗粒状，棕黄或金黄色，具有折光性。此色素为血红蛋白被吞噬细胞溶酶体分解而成，如巨噬细胞破裂，则色素逸出于间质中。正常的骨髓组织或脾内可有少量含铁血黄素出现，在全身溶血性疾病时，含铁血黄素可沉积在全身的单核巨噬细胞系统内，组织出血时含铁血黄素常出现在出血灶附近。当左心衰竭导致肺淤血时，红细胞自肺泡壁毛细血管漏出于肺泡中，被巨噬细胞吞噬，肺泡腔内可出现吞噬含铁血黄素的巨噬细胞，又称为心力衰竭细胞。

（2）胆红素（bilirubin）：也是在巨噬细胞内形成的一种血红蛋白衍生物，棕黄色或黄绿色。生理情况下，胆红素是衰老的红细胞被单核吞噬细胞分解后所形成。血中胆红素过多时，可将组织和体液染成黄色，称黄疸。因有血脑屏障，胆红素通常不能进入脑和脊髓，但在新生儿由于血脑屏障尚不完善，溶血性黄疸时，大量胆红素可进入脑细胞内，使其氧化磷酸化过程受损，能量产生受抑制，导致细胞变性，出现相应的神经症状。肉眼见豆状核、下丘脑、海马回等多处神经核明显黄染，故称之为核黄疸。胆红素一般呈溶解状态，但在胆道阻塞及某些肝脏疾病时也可为黄褐色折光性颗粒或团块，出现于肝细胞、Kupffer细胞、毛细胆管、小胆管等组织细胞内。

（3）脂褐素（lipofuscin）：为一种黄褐色细颗粒状色素。其组成成分的50%为脂质，其余为蛋白质及其他物质。脂褐素系细胞内自噬溶酶体中的细胞器碎片发生了某种理化改变，不能被溶酶体酶消化而形成的一种不溶性残存小体。老年人及一些慢性消耗性疾病患者的肝细胞、肾上腺皮质网状带细胞和心肌细胞核两端的胞浆中可见到脂褐素，故又有消耗性色素之称。

（4）黑色素（melanin）：为棕褐色或黑褐色的颗粒状色素，大小形状不一。正常人黑色素多存在于皮肤、毛发、虹膜及脉络膜的黑色素细胞内。它是由酪氨酸在黑色素细胞内的酪氨酸酶的作用下氧化、聚合而形成的一种不溶性聚合体。人脑垂体所分泌的ACTH能刺激黑色素细胞，促进黑色素形成。在肾上腺皮质功能低下时，对垂体的反馈抑制作用减弱，致使ACTH分泌增多，患者全身皮肤黑色素增多。局部黑色素增多常见于黑色素痣或恶性黑色素瘤等。

7. 病理性钙化　在病理情况下，骨和牙以外的组织内有固体钙盐的沉积，称为病理性钙化（pathologic calcification）。主要成分为磷酸钙、碳酸钙及少量铁镁等物质。肉眼观：少量钙盐沉积难以辨认，仅在刀切组织时有砂粒感；量多时表现为白色石灰样颗粒或团块，质地坚硬。镜下观：HE染色切片中，钙盐呈蓝色颗粒状。病理性钙化可分为两种类型：

（1）营养不良性钙化：指钙盐沉积于变性、坏死的组织中或异物内，如结核坏死灶、脂肪坏死灶、动脉粥样硬化斑块的变性坏死区（图1－12a），血栓、寄生虫体和虫卵。患者无全身钙、磷代谢障碍，血钙不高。这是一种较常见的病理性钙化，可能与局部碱性磷酸酶（来自坏死细胞及其周围组织内）升高有关。

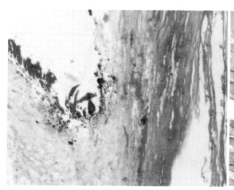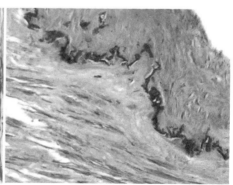

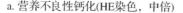

a. 营养不良性钙化（HE染色，中倍）　　　　b. 转移性钙化（HE染色，高倍）

图1－12　动脉壁钙化

（2）转移性钙化：较少见，是指由于全身钙、磷代谢障碍，血钙和（或）血磷升高，钙盐沉积于未受损的组织中。如甲状腺功能亢进或骨肿瘤造成骨组织破坏时，大量骨钙进入血液，使血钙升高，并沉积于肾小管、肺泡、胃黏膜和动脉壁中层（图1-12b）。接受超剂量维生素 D 时，由于肠道对钙磷吸收明显增加，也可引起钙化。

钙化对机体的影响视具体情况而异。坏死组织钙化常是病灶愈合的表现，而血管壁的钙化则使管壁失去弹性、变硬、变脆，容易破裂出血。转移性钙化的危害性主要决定于原发病。

（二）不可逆性损伤—细胞死亡

当细胞发生不可逆性代谢、结构和功能障碍，则引起细胞死亡（cell death）。细胞死亡是病理学核心问题，其表现有两种方式：坏死与凋亡。坏死是细胞受到严重损伤时的病理性死亡过程，而凋亡多属生理性情况下发生的死亡，由细胞基因编程调控，在某些病理情况下，细胞死亡也可以凋亡形式出现。

1. 坏死　坏死（necrosis）是细胞受到严重损伤，以酶溶性变化为特点的活体内局部组织细胞的死亡。坏死可迅速发生，但在多数情况下由可逆性损伤逐渐发展而来。基本表现为细胞肿胀、细胞器崩解和蛋白质变性。

（1）坏死的基本病变

1）细胞核的改变：这是细胞坏死在形态学上的主要标志，表现为：① 核浓缩（pyknosis），由于核脱水使染色质浓缩，嗜碱性染色增强，核体积缩小。② 核碎裂（karyorrhexis），核染色质崩解为小碎片，核膜破裂，染色质碎片分散在胞质中。③ 核溶解（karyolysis），在 DNA 酶的作用下，染色质 DNA 分解，核乃失去对碱性染料的亲和力，因而染色变淡，仅见核轮廓，最后核消失（图1-13）。

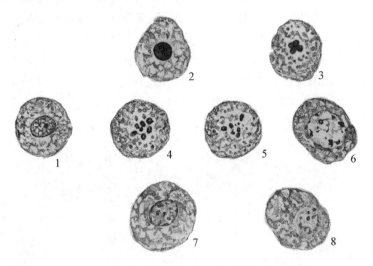

1.正常核；2,3.核浓缩；4,5,6.核碎裂；7,8.核溶解

图1-13　细胞坏死时核的变化

2）细胞浆的改变：由于细胞浆内嗜碱性核蛋白体减少或丧失，胞质变性蛋白质增多、糖原颗粒减少，使胞质对碱性染料苏木素的亲和力减少，而与酸性染料伊红的亲和力增强，致

胞浆红染,坏死后期细胞浆崩解。

3) 间质的改变:在实质细胞坏死后一段时间内,间质常无改变,以后在溶解酶的作用下,基质崩解,胶原纤维肿胀、断裂,继而崩解、液化。最后坏死的实质细胞和间质融合成一片无结构的颗粒状、红染物质,其内有时可见少量淡染的细胞核碎片。

由于坏死时细胞膜通透性增加,细胞内乳酸脱氢酶、琥珀酸脱氢酶、肌酸激酶、门冬氨酸氨基转移酶、丙氨酸氨基转移酶等被释放入血,造成细胞内酶活性降低而血浆中相应的酶活性升高,分别可作为诊断某些细胞(如肝、心肌、胰)坏死的参考指标。细胞内和血浆中酶活性的变化在坏死初即可检出,有助于细胞损伤早期诊断。

(2) 坏死的病理类型:组织坏死后,由于酶的分解和蛋白质变性等因素综合作用的结果,使坏死组织出现不同的形态学变化,总体上可分为凝固性坏死、液化性坏死和特殊类型坏死等三个基本类型。

1) 凝固性坏死(coagulation necrosis):组织坏死后,蛋白质变性凝固且溶酶体酶水解作用较弱时,坏死区呈灰黄、干燥、质实状态,称为凝固性坏死。这种坏死多由缺血引起,常在心、肾、脾等器官的缺血性坏死时出现。坏死灶周围常有暗红色出血带,与健康组织分界(图 1-14a)。镜下特点:早期坏死灶细胞微细结构消失,但细胞组织的结构轮廓仍可保留一段时间(图 1-14b)。最终坏死细胞崩解成碎片,被吞噬细胞吞噬或被游走进入的白细胞释放的溶解酶溶解。凝固性坏死的发生机制仍不很清楚,可能是组织坏死后蛋白变性过程占优势,而水解酶的作用较少。

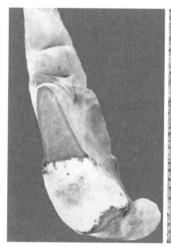
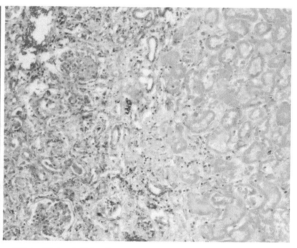

a. 脾凝固性坏死灶　　b. 肾坏死灶细胞结构消失, 组织结构轮廓仍保存; 坏死灶周
　　肉眼观(白色区域)　　　边的肾组织充血, 出血, 炎细胞浸润(HE染色, 低倍)

图 1-14　凝固性坏死

2) 液化性坏死(liquefaction necrosis):组织坏死后分解、液化而呈液体状,有时还形成含有液体的腔。如脑组织,坏死后分解成半流体状物质,又称为脑软化。这种变化与脑组织水分和磷脂含量多,蛋白质含量少有关,故组织坏死后不易凝固而液化。在某些病原体如化脓性细菌或溶组织阿米巴原虫能释放或产生蛋白溶解酶,可使组织发生液化性坏死。

3）特殊类型坏死

①干酪样坏死（caseous necrosis）：结核病时，坏死区内脂质较多，颜色带黄，质地松软，状似干酪，故称为干酪样坏死。镜下观：坏死组织分解比较彻底，原有组织轮廓消失，呈现为一片红染、无定形的颗粒状物质（图1-15）。梅毒性的坏死组织具有相似的形态，但其中的弹力纤维及血管结构仍可保留，致使坏死组织质地坚韧如树胶，故名树胶肿。干酪样坏死不易吸收，一旦形成将存留较长时间。

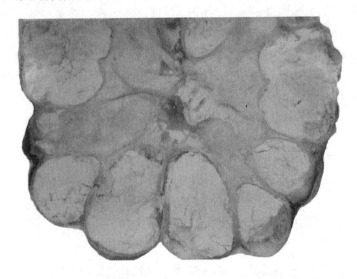

图1-15　肾干酪样坏死

肾剖面可见多个黄白色干酪样坏死灶。

②纤维素样坏死（fibrinoid necrosis）：旧称纤维素样变性（fibrinoid degeneration）为发生于结缔组织胶原纤维和小血管壁的一种坏死。病变部位组织结构逐渐消失，变为一片境界不清的颗粒状、小条状或小块状无结构物质，经伊红染成深红色，由于其与纤维素染色性质相似，故名。常见于风湿病、结节性多动脉炎、新月体性肾小球肾炎、系统性红斑性狼疮等变态反应性疾病（图1-16）。也可见于恶性高血压病时的细动脉和胃溃疡底部动脉壁。其发生机制与抗原—抗体复合物引发的胶原纤维肿胀崩解、结缔组织免疫球蛋白沉积或血液纤维蛋白渗出变性有关。

③脂肪坏死（fatty necrosis）：为液化性坏死的一种特殊类型，又可分为酶解性脂肪坏死和外伤性脂肪坏死。前者常见于急性胰腺炎，由于胰脂酶外逸并被激活，对胰腺自身及腹腔的脂肪组织发生分解作用，形成的脂肪酸与组织内钙盐结合，在大网膜、后腹壁及肠系膜表面形成灰白色、质硬的不透明斑点或斑块，称为皂钙。外伤性脂肪坏死常发生于富于脂肪组织的部位，乳腺尤其多见，有外伤史，局部表现为增大的肿块。镜下为大量的泡沫细胞及异物巨细胞。

④坏疽（gangrene）：大块组织坏死后继发腐败菌感染，出现不同程度的腐败性变化。腐败菌在分解坏死组织的过程中产生大量的硫化氢，并与血红蛋白分解释出的铁离子结合，形成硫化亚铁，致使坏死组织臭而发黑。根据坏疽发生的部位、原因及形态特征不同，可分

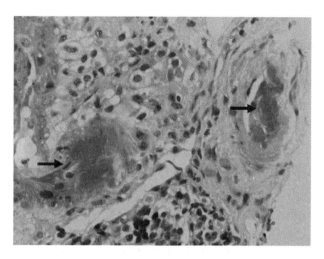

图 1‑16　肾小动脉壁纤维素样坏死(HE 染色,高倍)
箭头所示深伊红染区为小动脉壁纤维素样坏死。

为干性、湿性、气性等类型。干性坏疽(dry gangrene)多发生于动脉阻塞而静脉回流仍然通畅的四肢末梢,坏死局部干燥、皱缩,呈黑色,与周围组织分界清楚(图 1‑17),腐败性变化较轻。湿性坏疽(moist gangrene)常发生于与体外相连的内脏,如肠、阑尾等器官,也可发生于四肢。形成的原因除动脉阻塞外,同时伴有局部淤血,坏死组织含水量多,适合腐败菌生长。坏死区局部明显肿胀,呈深黄、暗绿或污黑,与周围组织无明显分界线,可引起严重的全身中毒症状。气性坏疽(gas gangrene)也属于湿性坏疽。系深达肌肉的开放性创伤合并产气荚膜杆菌、腐败弧菌等厌氧菌感染。细菌在分解液化组织的过程中产生大量气体,使坏死组织呈蜂窝状,压之有捻发感。病变发展迅猛,沿肌束迅速蔓延。由于大量毒素被吸收,患者中毒症状十分严重,常需要紧急处理。

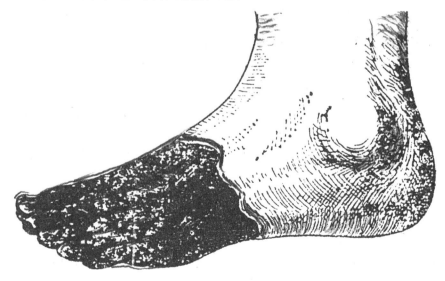

图 1‑17　足(干性)坏疽

（3）坏死的结局：组织坏死后成了机体的异物，刺激周围组织，引起局部反应。不同的坏死组织结局不尽相同。

1）溶解吸收：坏死细胞自身或周围的炎细胞释放的溶解酶将坏死组织分解、液化，然后由淋巴管或小血管吸收，未被完全分解的组织碎片由吞噬细胞吞噬清除。坏死范围较大可形成囊腔。留下的组织缺损通过再生修复，这是机体处理坏死组织的基本方式。

2）分离排出：较大的坏死灶不易完全吸收，由于其周围发生炎症反应，其中的白细胞释放的溶解酶加速周边坏死组织溶解、吸收，使坏死灶与健康组织分离。位于皮肤、黏膜的坏死组织分离后脱落，留下局部缺损，浅者称为糜烂，深者称为溃疡。肾和肺脏的坏死组织分离后经自然管道排出，留下的空腔称为空洞。

3）机化与纤维包裹：坏死组织如不能被溶解吸收或分离排出，则由周围新生的毛细血管和成纤维细胞（合称肉芽组织）逐渐长入，取代坏死组织，最后形成瘢痕组织。这种由肉芽组织取代坏死组织（或其他异物、血凝块、血栓及渗出物等）的过程称为机化（organization）。如果坏死灶较大，难以吸收、机化，周边部增生的肉芽组织可将坏死灶包围，尔后肉芽组织转变为纤维组织，称为纤维包裹。机化和包裹的肉芽组织最终形成纤维瘢痕。

4）钙化：坏死组织和细胞碎片若未被及时清除，则日后易发生钙盐及其他矿物质沉积，引起营养不良性钙化。陈旧性干酪样坏死病灶或坏死的脂肪组织常有明显的钙化。

2. 细胞凋亡　细胞凋亡（apoptosis）也称程序性细胞死亡，是真核细胞在一定条件下通过启动其自身内部机制，主要是激活内源性核酸内切酶而发生的细胞主动性死亡方式。与细胞坏死不同，凋亡是一种主动过程，通常为单个细胞或小灶性细胞死亡，而不是大片实质细胞同时死亡。凋亡细胞周围无炎症反应，故有人借用希腊词"apoptosis"来形容其像秋天枯萎的树叶，从树干上悄无声息地飘零下来。

（1）形态特征：凋亡细胞有独特的形态特征。早期表现为细胞变圆，微绒毛及细胞突起消失，同时胞质浓缩，内质网扩张呈泡状，并与细胞膜融合形成细胞质小泡，向外隆起但无膜破裂；核染色质浓缩、凝聚于核膜下呈半月形。而后细胞膜内陷，自行分割为数个由胞膜包裹的、表面光滑的凋亡小体，其中含有大小不等的染色质片断、结构尚保持完整的细胞器和胞质成分（图1-18）。凋亡小体可与周围细胞分离，很快被邻近的细胞或巨噬细胞吞噬，在胞质溶酶体内迅速降解。

（2）发生机制：细胞凋亡的发生机制十分复杂，它是一种由某些刺激因子启动、内在基因调控，并依赖能源的连锁分子事件，其中有信号传导、特异性调节分子作用、共同蛋白酶（caspases，半胱氨酸天冬氨酸蛋白酶，亦称胱冬肽酶）家族活化及死亡细胞的被噬和移去等过程，故曾有程序性死亡（programmed cell death）之称。

刺激因子不同，其信号通路、调节分子种类不尽相同。目前已知，在人体各种病理过程中，发生细胞凋亡的主要通路有两条（图1-19）：一是线粒体通路或内源通路；二是死亡受体通路或外源通路。

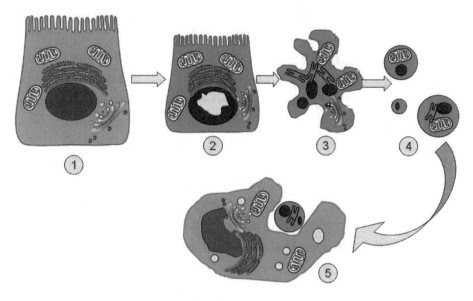

1. 正常细胞；2. 细胞凋亡早期；3. 细胞凋亡后期；
4. 凋亡小体形成；5. 凋亡小体被邻近细胞摄入

图 1-18　凋亡示意图

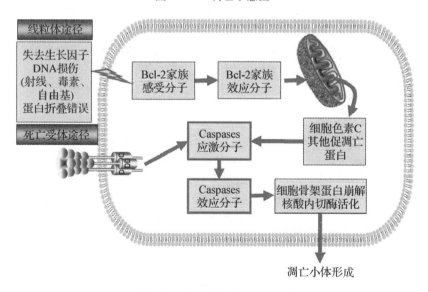

图 1-19　细胞凋亡机制示意图

　　线粒体通透性决定细胞是否凋亡，而通透性受控于含 20 个以上蛋白成员的 Bcl-2 家族。当细胞失去生长因子或生存信号、暴露于 DNA 损伤因子（如紫外线、放射线、活性氧和细胞毒药物等）以及细胞内堆积过多的错误折叠蛋白时，Bcl-2 家族感应分子即被活化，继之活化该家族另外两个成员（效应分子）-Bax 和 Bak，它们形成二聚体并插入线粒体膜，使后者通透性增加，细胞色素 C 和其他蛋白分子逸出线粒体进入胞浆，令激发性胱冬肽酶（caspase 9）活化，后者再使效应性胱冬肽酶（caspase 3、6、7）活化，最终导致细胞骨架蛋白崩解、核酸内切酶活化和凋亡小体形成。Bcl-2、Bcl-x$_L$抑制Bax和Bak活化,故可阻断凋亡。

细胞凋亡的死亡受体通路涉及肿瘤坏死因子(TNF)及其受体(TNFR)、FAS—FAS配体作用等。受体的胞内段为死亡功能区(dead domain)。一旦受体配体结合,死亡信号即通过死亡功能区和相关的适配蛋白(adapter protein)传递至激发性胱冬肽酶(caspase 8),并使之活化。后续反应与线粒体通路相同。

(3)细胞凋亡与坏死的区别:细胞凋亡的发生机制与前述的坏死不同,有相关基因调节。其中Fas、Bax、P53等基因有促进作用,Bcl-2、Bcl-x$_L$等有抑制凋亡作用。凋亡细胞内源性Ca^{2+}、Mg^{2+}依赖DNA内切酶的激活,从而切割核小体间DNA,形成不连续的180～200 bp或其倍数的DNA片断。被切割的DNA片断在琼脂糖凝胶电泳时表现为阶梯状电泳条带,这种现象被认为是细胞凋亡的可靠指标。凋亡的细胞质膜完整,无细胞内容物溢出,不引起细胞周围炎症反应,也不诱发周围细胞的增生修复。细胞凋亡和细胞坏死的区别见表1-1。

表1-1　细胞凋亡和细胞坏死的区别

	细胞凋亡	细胞坏死
形态特征	细胞固缩,核染色质边集、细胞膜及各细胞器膜完整,膜可发泡出芽,形成凋亡小体	细胞显著肿胀,核染色质絮状或边集,细胞膜及各细胞器膜溶解破裂,溶酶体释放,细胞溶解
生化特征	核酸内切酶活化,半胱氨酸蛋白酶活化,谷氨酰转移酶活性增高	核酸内切酶无活化,半胱氨酸蛋白酶、谷氨酰转移酶活性无变化
DNA电泳	阶梯状条带	弥散分布的电泳拖带
炎症反应	无	有
机制	由凋亡相关基因调控主动进行(自杀性)	与基因调控无关被动进行(他杀性)
发生条件	多为生理性	病理性

(4)细胞凋亡的生理、病理意义:细胞凋亡是最基本的生物现象,是机体生存和发育的基础。大量研究材料显示它涉及生命活动中的许多领域,包括发育、生长、造血、免疫、肿瘤发生等。通过凋亡可以清除多余的、无用的细胞。胚胎发育过程中,一些遗迹如人胚的尾芽和鳃随发育定期消亡,就是通过凋亡的方式进行的。细胞凋亡也可作为机体的自身保护机制,以清除发育不正常及对机体有害的细胞,畸胎瘤就是未彻底凋亡的残留胚层结构存留所致。B和T细胞发育成熟过程中本该发生凋亡的细胞保留下来将形成自身抗原,导致自身免疫病;细胞凋亡的异常改变包括凋亡不足或凋亡过度都可引起一些疾病。T辅助细胞(CD_4^+)在人类免疫缺陷病毒(HIV)感染后,发生凋亡,从而导致获得性免疫缺陷病。细胞凋亡的调控失常与肿瘤的发生关系密切,当机体某个基因发生突变而导致凋亡信号下调凋亡不足时,可引起细胞异常增生而发生肿瘤。目前临床上已开始用药物或放射线来诱导肿瘤细胞凋亡以达到治疗肿瘤的目的。

知 识 链 接

　　自噬(autophagy)是细胞对自身细胞器或胞内聚集的变性蛋白等大分子物质进行包裹以及降解消化的现象。近年发现自噬不足或过度均可导致细胞死亡,所以被称为第三种细胞死亡方式。

　　生理状态下,细胞通过自噬来清除受损、衰老和失去功能的细胞器及各种大分子物质,最终降解产物再循环利用,为细胞重建和再生提供原料。病理状态下,自噬不仅能保护细胞免受毒物损伤,而且能抵御病原体的侵害。在机体的免疫、感染、炎症、肿瘤、心血管病和神经退行性疾病的发生发展过程中均发挥重要作用。自噬和凋亡有相似之处,如二者共享某些调节蛋白,如胱冬肽酶。某些刺激因素既可诱导自噬亦可引起凋亡。

　　总之,疾病源于组织细胞的损伤,内外因子的刺激强度不同,损伤程度不同(图 1-20)。若刺激在细胞能承受范围内,则表现为适应,属轻度损伤,细胞可出现萎缩、增生、肥大和化生等形态学改变。若刺激时间长强度大,细胞将发生显著损伤,出现细胞内外异常物质沉积,甚至坏死;若刺激因素激活特殊信号系统,细胞可发生凋亡。

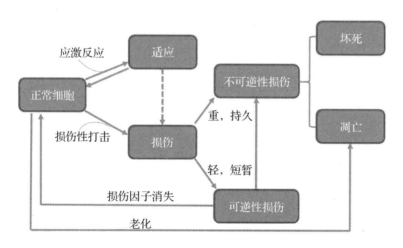

图 1-20　组织细胞适应、损伤概览

复习与思考

一、名词解释

适应　萎缩　肠上皮化生　细胞水肿　脂肪变性　虎斑心　病理性钙化　凝固性坏死　干酪样坏死　液化性坏死　脑软化　坏疽　细胞凋亡

二、问答题

1. 机体组织细胞可出现哪几种适应性改变?

2. 久病卧床后肢体变细属于哪种类型的萎缩？为什么？

3. 试述肝脂变的原因和病变。

4. 何谓玻璃样变？好发于哪些部位？

5. 体内常见的色素有哪些？光镜下的特点是什么？

6. 试述坏死的镜下特点及结局。

7. 细胞的坏死和凋亡如何区别？

（陈平圣）

第 二 章　　　　　损伤的修复

本章主要介绍机体组织损伤后的修复过程，要求掌握修复、再生、纤维性修复、肉芽组织的概念，不同类型细胞的再生能力，肉芽组织的构成及其在修复过程中的作用，熟悉常见组织的再生过程，瘢痕组织的形态及对机体的影响，创伤愈合的基本过程和皮肤的创伤愈合，了解细胞再生的影响因素，骨折愈合过程和影响创伤愈合的因素。

▶ 案例 2－1

【病例摘要】

患者，男，65 岁，因意识不清，突发倒地入院。CT 检查示右侧基底节出血灶，外科行血肿清除术后，生命体征平稳，但患者仍无自主意识，长期卧床。术后 20 天，患者左侧肩胛部见一压疮灶，直径约 4 cm，深部组织坏死明显，清创术后数日，见压疮灶内有红色颗粒状组织覆盖。

【问题】

(1) 该压疮灶内红色颗粒状组织是什么？ 由哪些成分构成？

(2) 该红色颗粒状组织有何功能？

机体对损伤所造成的缺损进行修补恢复的过程，称为修复（repair）。修复过程可包括两种不同的形式：由损伤周围邻近的同种细胞来修复，称为再生（regeneration）；由纤维结缔组织来修复，最后局部纤维化，形成瘢痕，称为纤维性修复。

第一节　再　　生

一、再生的类型

1. 生理性再生　生理过程中，许多组织细胞不断衰老、死亡，同时又由同种细胞通过分裂增生补充，这种再生称为生理性再生。例如皮肤表层角化细胞经常脱落，表皮基底层细胞不断增生分化，予以补充，胃黏膜上皮三天左右更新一次，血细胞也在不断更新等，皆属生理性再生。

2. 病理性再生　在病理状态下，组织细胞坏死或缺损后，通过周围同种细胞增生来恢复原有的结构和功能，称为病理性再生。如皮肤表皮损伤后，基底层以上各层细胞坏死，由基底层细胞增生、分化，恢复表皮的结构和功能。

二、不同类型细胞的再生能力

按再生能力不同,将人体组织细胞分为三类。

1. 不稳定细胞(Labile cells) 这类细胞再生能力强,在生理状态下经常进行周期活动,不断分裂增生,以补充衰老死亡的细胞,在病理状态下也具有强大的再生能力。例如全身的上皮细胞、淋巴造血细胞。上皮细胞包括皮肤表皮、胃肠道和呼吸道的黏膜上皮、泌尿道的移行上皮以及腺体的导管上皮等。

2. 稳定细胞(stable cells) 这类细胞在生理状态下增生现象不明显,处于细胞增殖周期的静止期(G_0期),但具有潜在的再生能力,在损伤的刺激下,则进入 DNA 合成前期(G_1期),表现出较强的再生能力。属于这类细胞的有各种腺体及腺样器官的实质细胞,如肝、胰、内分泌腺、汗腺、皮脂腺及肾小管的上皮细胞等;还包括间叶细胞及其衍生的各种细胞,例如成纤维细胞、骨、软骨、脂肪、平滑肌细胞等。

3. 永久性细胞(permanent cells) 这类细胞在生理状态下较为恒定,基本上无再生能力,故不能分裂增生,一旦遭受损伤则成为永久性缺失。属于这类的细胞有神经细胞、心肌细胞及骨骼肌细胞。心肌细胞和骨骼肌细胞虽有微弱的再生能力,但因速度极慢,以至损伤处被快速增生的纤维结缔组织替代,通过瘢痕修复。

三、常见组织的再生过程

1. 上皮组织的再生

(1) 被覆上皮再生:皮肤的复层鳞状上皮受损伤时,创缘或基底部残存的基底细胞则分裂、增生,向缺损中心移动。初起为单层,完全覆盖缺损后,细胞开始分化,形成多层,以后角化。黏膜上皮也以同样的方式再生,新生的黏膜上皮细胞初起为立方形,以后增高变为柱状。

(2) 腺上皮再生:腺体受损伤后,若基底膜未被破坏,残存的腺上皮分裂增生,可恢复原有的结构和功能。若腺体(包括基底膜)完全破坏,则难以再生。肝细胞有活跃的再生能力,但如肝内网状支架塌陷,再生的肝细胞则形成结构紊乱的肝细胞结节。

2. 血管的再生 毛细血管多以出芽方式再生。原有毛细血管内皮细胞肥大、分裂增生,形成向血管外突起的幼芽。开始幼芽为实心的细胞条索,在血流冲击下形成管腔,并有血液通过,进而互相吻合构成毛细血管网(图 2-1)。为适应功能需要,毛细血管不断改建,部分管腔关闭消失,部分管壁增厚,成为小动脉、小静脉,其平滑肌等成分可由血管外未分化的间叶细胞分化而来。

大血管离断后需手术吻合,吻合处两侧的内皮细胞分裂增生,互相连接,恢复原来的内膜结构。离断处的肌层难以再生,由结缔组织连接,通过瘢痕修复。

3. 纤维组织再生 纤维组织普遍分布于机体各部位,再生能力很强,是病理性再生中最常见的现象。在损伤的刺激下,局部静止状态的纤维细胞,或未分化的间叶细胞分化形成幼稚的纤维母细胞。幼稚的纤维母细胞胞体大、胞浆丰富略嗜碱性,两端常有突起。电镜下胞浆内有丰富的粗面内质网和高尔基器,提示其合成蛋白的功能活跃。当纤维母细胞停止分裂后,开始合成并分泌原胶原蛋白,在细胞周围形成胶原纤维。随着细胞的成熟,周围胶原纤维逐渐增多,于是胞体大、有突起的纤维母细胞则变成长梭形的半静止状态的纤维细胞(图 2-2)。

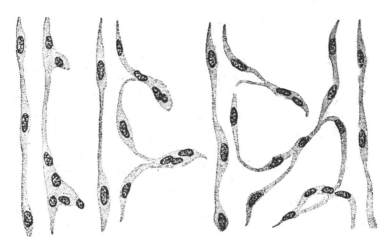

图 2 - 1　毛细血管再生模式图

毛细血管内皮细胞增生;增生的内皮细胞形成条索,并出现管腔;新生的毛
细血管相互连接、沟通

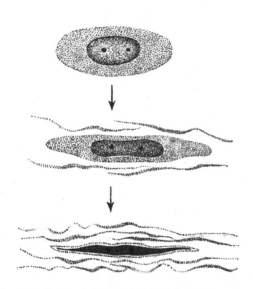

图 2 - 2　纤维母细胞产生胶原纤维并转变为纤维细胞的模式图

4. 神经组织的再生　脑和脊髓内的神经细胞破坏后不能再生,由再生能力较强的胶质
细胞形成胶质纤维填补,形成胶质瘢痕。但神经纤维断离后,如果与其相连的神经细胞仍
然存活,则可再生。首先断处远侧端的神经髓鞘及轴突崩解吸收,断处近侧一小段神经纤
维亦发生同样变化。然后两端的神经膜细胞增生,将断端连接,并产生髓磷脂将轴突包绕,
形成髓鞘。近端新生的轴突伸向远端髓鞘内,最终达到该神经末稍,可以完全恢复其功能。
由于神经轴突生长缓慢(每天延长 1~2 mm),再生过程常需数月以上才能完成。如果近端
再生的神经轴突未能向远端髓鞘内伸展,只在断裂处长出很多细支,与周围增生的纤维组
织缠绕在一起,可形成瘤状物,即创伤性神经瘤(traumatic neuroma),可引起顽固性疼痛。
为防止上述情况发生,临床上常施行神经吻合术或对截肢神经断端作适当处理。

第二节　纤维性修复

纤维性修复开始于肉芽组织增生,填补组织缺损,以后肉芽组织经过纤维化的过程,转化为胶原纤维为主的瘢痕组织,这种修复便告完成。

一、肉芽组织

肉芽组织(granulation tissue)由新生的毛细血管、增生的纤维母细胞及多少不等的炎细胞组成,在创伤表面常呈鲜红色,颗粒状,柔软湿润,似新鲜肉芽(图2-3),故此得名。组织损伤后24小时内,血管内皮细胞及纤维母细胞开始增生,新生的毛细血管管壁的基底膜和胶原纤维尚不完整,故血管通透性大,富有蛋白的液体甚至红细胞漏出到血管外间隙,使肉芽组织呈水肿样外观。新生的毛细血管常呈平行排列,与创面垂直生长,近伤口表面处互相吻合,形成弓状突起。与此同时,局部组织的纤维母细胞受刺激,分裂增生,并产生胶原纤维(图2-4)。毛细血管与血管之间增生的纤维母细胞一起构成小团块,均匀分布,突起于创面,呈颗粒状。肉芽组织中有些细胞外形似纤维母细胞,除能产生胶原纤维外,胞浆中还含有丰富的肌动蛋白和肌凝蛋白,电镜下胞浆内具有丰富的肌微丝,具有类似平滑肌的收缩能力,这种变异的细胞被称为肌纤维母细胞,在创伤收缩中起重要作用。肌纤维母细胞的起源不明,可能来自未分化的间叶细胞,也可能是一种特殊分化的纤维母细胞。炎细胞中以巨噬细胞为主,也可有中性粒细胞及淋巴细胞。巨噬细胞和中性粒细胞具有吞噬细菌和组织碎片的作用,这些细胞坏死后释放的蛋白水解酶能分解坏死组织及纤维蛋白。

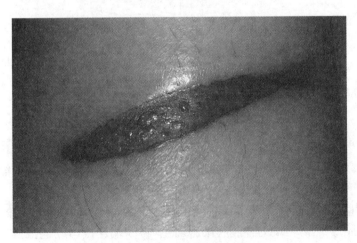

图2-3　创口表面颗粒状肉芽组织

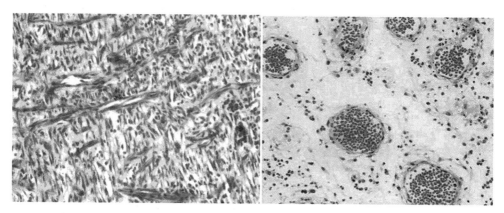

见毛细血管纵切面和大量纤维母 细胞和
炎细胞(HE染色，低倍)

见毛细血管横切面，组织疏松、水肿
(HE染色，高倍)

图 2-4 肉芽组织镜下观

肉芽组织在修复过程中有抗感染及保护创面,机化血凝块、坏死组织及其他异物,填补伤口或其他组织缺损等作用。

二、瘢痕组织

肉芽组织形成的初期呈鲜红色、颗粒状,如嫩芽,以后细胞间水分逐渐减少,纤维母细胞合成胶原纤维,并逐渐转变为纤维细胞。随着细胞外胶原纤维增多,多数毛细血管逐渐关闭、退化、消失,少数改建为小动脉、小静脉。肉芽组织中的炎细胞也先后消失。经过上述纤维化过程,肉芽组织转变为血管稀少,主要由胶原纤维组成的瘢痕组织(图 2-5)。肉眼观:呈灰白色,质硬,缺乏弹性。瘢痕组织中胶原纤维经过不断的溶解、形成和改建,最终排列方向与创面平行,以适应伤口修复后的强度需要。

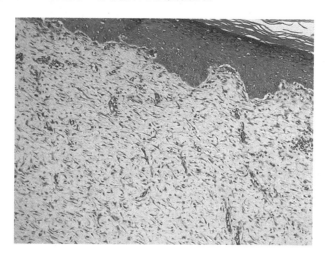

图 2-5 肉芽组织转变为瘢痕组织镜下观(HE 染色,低倍)
毛细血管明显减少,胶原纤维沉积增多

瘢痕组织中血管少,细胞少,胶原纤维较多较粗,常有玻璃样变性。由于瘢痕组织内肌纤维母细胞的收缩及后期瘢痕内水分明显减少,引起病灶体积缩小,此即瘢痕收缩。瘢痕收缩可引起组织、器官表面凹陷或器官变形,还可造成腔道狭窄。关节附近的瘢痕可致关节运动障碍。瘢痕愈大,影响愈甚。发生在重要器官的瘢痕收缩后将造成严重后果。例如,心瓣膜上的瘢痕可引起瓣膜闭锁不全或瓣膜口狭窄,造成血流动力学的改变,严重者可导致心力衰竭。一般情况下,瘢痕中的胶原纤维在胶原酶的作用下逐渐降解吸收,瘢痕缓慢变小、变软,偶尔瘢痕中胶原纤维形成过多,可成为大而不规则的硬结。少数"瘢痕体质"者,轻微创伤后就可形成明显的瘢痕,过度的瘢痕形成称为瘢痕疙瘩。

第三节 创伤愈合

创伤愈合(wound healing)是机体组织遭受创伤后进行再生修复的过程,它包括创伤周围特异性组织细胞再生,以及肉芽组织形成、纤维化,最后形成瘢痕组织的复杂过程。

一、创伤愈合的基本过程

1. 伤口的早期变化 伤口局部有不同程度的组织损伤、出血及炎症反应。血液和炎性渗出物中的纤维蛋白凝固成血凝块充满缺口,血凝块表面脱水、干燥形成痂皮。血凝块和痂皮对伤口起填充和保护作用,血凝块中的血小板及单核细胞等具有促进局部细胞再生的作用。

2. 伤口收缩 2～3 天后,伤口边缘的皮肤和皮下组织向中心移动,创面缩小。动物实验证明,有些部位的创面在 15 天内可缩小 80%,对愈合十分有利。创面缩小与肉芽组织中肌纤维母细胞收缩有关。

3. 肉芽组织增生及瘢痕形成 大约从第 3 天开始,自创缘长出肉芽组织,并向伤口中的血凝块内延伸,机化血凝块。第 5～6 天起,纤维母细胞产生胶原纤维,其后一周胶原纤维形成极为活跃,以后逐渐缓慢下来。随胶原纤维增多,形成瘢痕组织,大约在伤后一个月瘢痕完全形成。瘢痕组织抗拉力的强度只有正常皮肤的 70%～80%,因此腹壁和心脏等部位的较大瘢痕,在内压的作用下可膨出形成腹壁疝或室壁瘤。

4. 表皮及其他组织再生 表皮再生经过细胞移动、细胞增生及细胞分化三个连续过程。受伤后 24 小时内,创缘上皮基底层细胞,开始在血凝块下面向伤口中心移动、增生,伤后 48 小时连接成片,形成菲薄的单层上皮,然后分化。伤后 5 天内就可恢复原有上皮层厚度并具有角化层的正常表皮结构。

如伤口过大(直径＞20 cm)再生表皮难以将创口完全覆盖,往往需要植皮。毛囊、汗腺、皮脂腺等组织若完全破坏,则不能再生,由瘢痕修复。

二、皮肤的创伤愈合

根据创伤程度及有无感染可分为三种类型。

1. 一期愈合（healing by first intention）　见于组织缺损少、创缘整齐、创面对合好、无感染、炎症反应轻微的伤口。例如手术切口，切口内只有少量血凝块，创缘炎症反应轻微，第二天表皮再生，在48小时内形成连续的上皮细胞层，覆盖创面，将之与炎性渗出物及血凝块分开。第三天肉芽组织从创缘长出并很快填满伤口，5～6天胶原形成（此时可拆线），2～3周完全愈合，留下一条线状瘢痕（图2-6）。

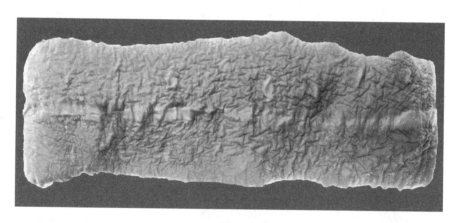

图2-6　皮肤一期愈合

2. 二期愈合（healing by second intention）　见于创伤组织缺损大，创缘不整齐，伴有感染，炎症反应明显的伤口。愈合由创伤底部向上进行，由于创伤大，需要较多的肉芽组织才能填补缺损，这类创伤坏死组织出血多，并有感染，影响上皮细胞增生移行及肉芽组织的生长，需要清除坏死组织，控制感染，创伤才能愈合。二期愈合和一期愈合的基本过程相同，但需时较长。由于二期愈合肉芽组织增生明显，愈合后形成的瘢痕较大（图2-7），常影响脏器的外形和功能。若条件允许，可行清创术以达到一期愈合的目的。

3. 痂下愈合（healing under scar）　创伤表面的血液、渗出液及坏死组织凝固干燥，形成黑褐色硬痂，在痂下进行上述的愈合过程（图2-8），待上皮再生完成后，硬痂脱落。其愈合时间通常较无痂者长。如痂下有较多的渗出液，易继发感染，不利于愈合。

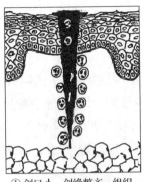
① 创口小、创缘整齐、组织破坏少、炎症反应轻

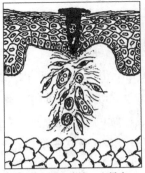
② 表皮再生连接，少量肉芽组织长入创口内

一期愈合

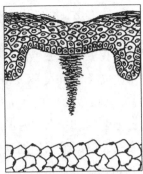
③ 愈合后瘢痕小

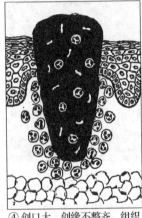
④ 创口大、创缘不整齐、组织破坏过多、炎症反应重

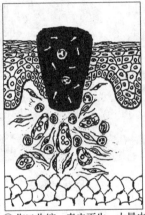
⑤ 伤口收缩，表皮再生，大量肉芽组织长入创口并将其填平

二期愈合

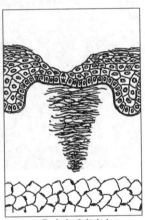
⑥ 愈合后瘢痕大

图 2-7　创伤愈合

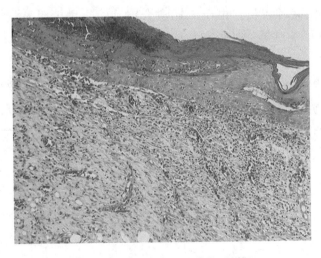

图 2-8　痂下愈合(HE 染色,低倍)

皮肤创面有血痂形成,上皮已经再生完成,肉芽组织内仍有较多的炎细胞浸润

三、骨折愈合

骨折通常可分为外伤性骨折和病理性骨折两大类。骨的再生能力很强,骨折后大都能完全恢复,其愈合基础是骨膜细胞再生。因其结构和功能的特殊性,愈合过程较复杂,可分为以下几个阶段(图2-9)。

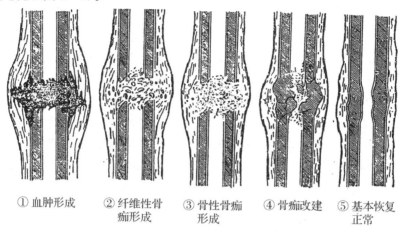

①血肿形成　②纤维性骨痂形成　③骨性骨痂形成　④骨痂改建　⑤基本恢复正常

图 2-9　骨折愈合过程

1. 血肿形成　骨折时,局部骨和软组织受损伤,血管破裂出血,填充在骨折两端及其周围组织间,形成血肿。骨折局部还可见轻度的炎症反应。

2. 纤维性骨痂形成　骨折2~3天后,血肿开始由肉芽组织取代而机化,增生的肉芽组织填充和桥接骨折断端,使局部呈梭形膨大,继而纤维化,称为纤维性骨痂,起到初步固定作用。

3. 骨性骨痂形成　骨折愈合过程进一步发展,纤维性骨痂逐渐分化出骨母细胞及软骨母细胞。骨母细胞分泌基质,逐渐成熟为骨细胞,形成类骨组织,类骨组织经钙盐沉着后变为骨组织,即骨性骨痂。此过程约需几周。骨性骨痂中骨小梁排列紊乱,结构不够致密,仍达不到正常功能需要。软骨母细胞也可经过软骨内化骨形成骨性骨痂,但所需时间较长。软骨的形成与骨折后断端固定不良有关。

4. 骨痂改建或再塑　上述骨痂形成后,骨折断端被幼稚的、排列不规则的编织骨连接起来,属临床愈合。为了适应生理要求,还需要进一步改建为成熟的板状骨,并重新恢复皮质骨和骨髓腔的正常关系。改建是在破骨细胞的骨质吸收及骨母细胞新骨形成协调作用下进行的。改建后新骨的排列将适应该骨活动时承受压力的方向。骨痂的改建过程在儿童需1~2年,成人需要更长时间。

四、影响创伤愈合的因素

影响创伤愈合的因素多种多样,了解的目的是为了避免不利因素,创造有利条件,加速组织再生修复。

（一）全身因素

1. 年龄　儿童和青少年较老年人组织再生能力强,愈合快。这可能与老年人常有动脉粥样硬化、血液供应减少、代谢减慢、免疫力降低等有关。

2. 营养 营养物质缺乏,特别是蛋白质和维生素 C,对愈合有很大影响。长期蛋白质缺乏,其中含硫氨基酸蛋氨酸、胱氨酸缺乏时影响前胶原分子形成,不仅使创面愈合速度减慢,而且抗张力强度减低。锌缺乏时将影响 DNA 和 RNA 的合成,细胞增生缓慢,延缓创伤愈合。

3. 疾病 某些疾病,如糖尿病、尿毒症、肿瘤恶病质及一些免疫缺陷病等均可影响再生修复。糖尿病患者白细胞功能降低,对细菌微生物的易感性增加。此外,凡引起小血管闭塞及神经的病变都将影响愈合。

4. 激素 特别是皮质醇类激素能抑制炎症的渗出反应。临床上用皮质醇处理的病人,创伤处巨噬细胞稀少,影响肉芽组织的形成和创伤收缩。因此,在炎症修复过程中皮质醇类激素的使用要慎重。

（二）局部因素

1. 感染和异物 感染使渗出物增多,从而增加局部创口的张力,甚至引起伤口裂开。许多化脓菌产生的毒素和酶能引起组织坏死,基质和胶原纤维溶解,加重局部损伤,因此只有当创伤局部感染被控制后,修复才能顺利进行。异物（如丝线等）可对局部组织有刺激作用,引起异物反应,妨碍修复。

2. 局部血循环障碍 血液供应对创伤愈合很重要,凡是引起动脉血供应不足,或静脉血流不畅的疾病都将影响局部创伤的愈合。如下肢静脉曲张患者,小腿发生溃疡后,常迁延不愈,变为慢性溃疡。X 线长期照射的部位,小动脉壁增厚,管腔变窄,局部组织供血不良,损伤后修复缓慢。

3. 神经支配 正常的神经支配对维持组织结构及功能极为重要,失去神经支配的组织就失去了对损伤的反应。正常的神经功能与再生修复亦有一定关系,例如麻风病引起的溃疡不易愈合,这与麻风病患者肢体神经受累有关。

第四节 再生修复的机制

组织损伤修复的机制极为复杂,涉及损伤局部的炎症反应、各种化学因子的释放、干细胞和纤维母细胞的激活和增殖、细胞外基质的产生以及与细胞之间的相互作用、增生程度的控制、修复后重塑等（图 2-10）。

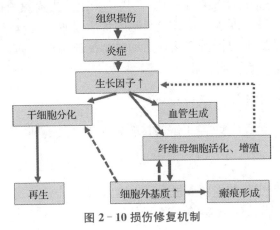

图 2-10 损伤修复机制

（一）干细胞

干细胞（stem cell）是一类未充分分化且具有自我复制能力（self-renewing）的多潜能细胞。在一定条件下，它可以分化成多种功能细胞。根据干细胞所处的发育阶段分为胚胎干细胞（embryonic stem cell，ES细胞）和成体干细胞（somatic stem cell），近年科学家还在实验室用基因工程方法构建了诱导型多能干细胞。根据干细胞的发育潜能分为三类：全能干细胞（totipotent stem cell，TSC）、多能干细胞（pluripotent stem cell）和单能干细胞（unipotent stem cell）（专能干细胞）。干细胞具有再生各种组织器官和人体的潜在功能。

组织损伤后，干细胞激活，可向特定方向分化、增殖，修复组织缺损。

（二）生长因子

细胞受到损伤因素刺激后，可通过释放多种生长因子（growth factor），刺激同类细胞或同一胚层发育来的细胞增生，促进修复过程。生长因子在细胞移动、收缩和分化中也发挥重要作用。常见的有以下几种：

1. 血管内皮生长因子（vascular endothelial growth factor，VEGF）　是至今发现的最强的血管通透促进剂，可促进内皮细胞增殖，在胚胎发育、创伤愈合等生理及病理过程中具有明显的促血管增生作用。

2. 纤维母细胞生长因子（fibroblast growth factor，FGF）　具有广泛的生物学活性，能影响多种细胞（血管内皮细胞、平滑肌细胞、纤维母细胞等）的生长、分化及功能。FGF可使血管内皮细胞分裂并诱导其产生蛋白溶解酶，后者溶解基膜，便于内皮细胞穿越生芽。

3. 血小板源性生长因子（platelet derived growth factor，PDGF）　主要由黏附于血管损伤处血小板的α颗粒释放，能刺激血管平滑肌细胞、纤维母细胞和胶质细胞等的分裂、增殖，通过刺激胶原合成和胶原酶的活化作用，调节细胞外基质的更新。

4. 表皮生长因子（epidermal growth factor，EGF）　通过作用于靶细胞膜上的特异性受体而发挥多种生物学效应，是一种强有力的促细胞分裂、分化和增殖的因子，对上皮细胞、纤维母细胞、平滑肌细胞都有促进增殖的作用。

5. 转化生长因子（transforming growth factor，TGF）　TGF-α可与EGF受体结合，与EGF具有类似作用。TGF-β具有复杂的生物学功能，对纤维母细胞和平滑肌细胞增生的作用依其浓度而异，高浓度可抑制PDGF受体表达，使其生长受到抑制，低浓度诱导PDGF合成、分泌。

6. 肿瘤坏死因子（tumor necrosis factor，TNF）　是多功能的多肽，可促进内皮细胞分化，诱导基质产生，也可间接刺激其他细胞产生血管生长因子。在体内可促进内皮细胞形成血管，在体外可刺激培养的内皮细胞形成管样结构。

（三）细胞外基质及其受体

人体各种组织均由细胞外基质（extracellular matrix，ECM）构成支架，它的主要作用是把细胞连接在一起，借以支撑和维持组织的生理结构和功能。ECM能影响细胞的形态、分化、迁移、增殖和生物学功能，在调控胚胎发育、创伤修复及肿瘤浸润转移等方面都起着重要作用。研究表明，尽管不稳定细胞和稳定细胞都具有完全再生能力，但能否重新构建为正常结构尚依赖ECM。

ECM 的主要成分如下：

1. 胶原蛋白和弹力蛋白　胶原蛋白（collagen）是 ECM 的主要组成成分，几乎分布于所有组织中，为多细胞生物提供细胞外支架。目前发现的胶原类型达 18 种之多，其中Ⅰ~Ⅳ型含量较多。Ⅰ、Ⅱ、Ⅲ型胶原为纤维性胶原，Ⅰ和Ⅲ型主要分布于间质结缔组织中，Ⅱ型胶原则主要分布于软骨；Ⅳ型胶原为基底膜胶原，在基底膜主要基质蛋白成分中占 60%。弹力蛋白（elastin）分子结构与胶原蛋白相似，但分子间交联较少。主要存在于血管、皮肤、韧带、肺等组织中，分子量约 70kD，对维持组织的弹性与张力起重要作用。

2. 蛋白多糖　蛋白多糖（proteoglycans）是 ECM 的另一重要成分，其结构包括核心蛋白及与其相连接的多糖或多个多糖聚合形成的氨基多糖（glycosaminoglycans）。常见的蛋白多糖有硫酸肝素、硫酸软骨素、硫酸皮肤素、硫酸角质素和透明质酸等，其功能主要是通过介导一系列生物大分子之间的信息传递参与组织的发育和维持正常的生理功能。透明质酸是大分子蛋白多糖复合物的骨架，与调节细胞增殖和迁移有关。

3. 黏附性糖蛋白　黏附性糖蛋白（adhesive glycoproteins）既能与其他细胞外基质结合，又能与特异性的细胞表面蛋白结合，将不同的细胞外基质与细胞之间联系起来。纤维连接蛋白（fibronectin）作为一种多功能的黏附性糖蛋白，能使细胞与各种基质成分发生粘连，与细胞黏附、细胞迁移等功能直接相关。层黏连蛋白（laminin）可与细胞表面的特异性受体结合，也可与基质成分如 Ⅳ 型胶原和硫酸肝素结合，还可介导细胞与结缔组织基质黏附。

4. 整合素　整合素（integrins）是位于细胞膜上的细胞外基质受体，对细胞和细胞外基质的黏附起介导作用，可将来自细胞外基质之信号传入细胞。其特殊类型在白细胞黏附过程中还可诱导细胞与细胞间相互作用。

（四）抑素与接触抑制

抑素（chalon）具有组织特异性，似乎任何组织都可以产生一种抑素抑制本身的增殖。如已分化的表皮细胞能分泌表皮抑素，抑制基底细胞增殖。当已分化的表皮细胞丧失时，抑素分泌终止，基底细胞分裂增生，直到增生分化的细胞达到足够数量或抑制达到足够浓度为止。TGF-β 虽然对某些间叶细胞增殖起促进作用，但对上皮细胞则是一种抑素。此外干扰素-α、前列腺素 E2 和肝素在组织培养中对成纤维细胞及平滑肌细胞的增生都有抑素样作用。

皮肤创伤，缺损部周围上皮细胞移动，分裂增生，将创伤面覆盖而相互接触时，或部分切除后的肝脏，当肝细胞增生达到原有大小时，细胞停止生长，不至堆积起来。这种现象称为接触抑制（contact inhibition）。细胞缝隙连接（可能还有桥粒）也许参与接触抑制的调控。

知 识 链 接

　　生物敷料可以与伤口密切贴合,保持愈合环境湿润,减轻疼痛,辅助局部使用药物和内源性分子促进伤口愈合。胶原、透明质酸等材料制备的生物敷料不仅具有止血促凝作用,还可影响生长因子(VEGF、FGF、TGF)分泌,诱导多种细胞增殖分化,有利于伤口愈合。

【附】与创伤愈合有关的生长因子

对单核细胞具有趋化作用:PDGF、FGF、TGF - β

纤维母细胞迁移:PDGF、EGF、FGF、TGF - β、TNF

纤维母细胞增殖:PDGF、CTGF、EGF、FGF、TNF

血管生成:VEGF、FGF

胶原合成:TGF - β、PDGF、TNF

分泌胶原酶:PDGF、FGF、EGF、TNF 、TGF - β抑制物

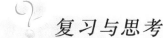 复习与思考

一、名词解释

修复　再生　纤维性修复　稳定性细胞　永久性细胞　肉芽组织　一期愈合

二、问答题

1. 试述肉芽组织的结构及其在修复过程中的作用。

2. 影响细胞再生的因素有哪些?

3. 影响创伤愈合的因素有哪些?

4. 试述骨折愈合的基本过程。

(卜晓东)

第三章 局部血液循环障碍

> 本章主要介绍局部血液循环障碍的类型、成因和主要病理变化。要求掌握淤血的概念和病理变化,血栓形成的概念、条件、血栓的形态特点以及血栓栓塞的后果;熟悉淤血的原因和后果,血栓的结局和对机体的影响,栓塞的概念、栓子运行的途径和脂肪栓塞的后果,梗死的概念、形成的条件、类型及病理变化;了解充血、出血的概念及病变特点,血栓形成的机制和过程。

血液循环障碍分为全身性和局部性两种。全身性血液循环障碍发生于整个心血管系统,如休克、心力衰竭等。局部血液循环障碍发生于个别器官或局部组织,主要表现为局部血液量的异常(如充血、淤血和缺血)、血液性状和血管内容物的异常(如血栓形成、栓塞和梗死)和血管壁通透性与完整性异常(如水肿、积液和出血)。局部血液循环障碍及其所引起的病变是许多疾病过程中的基本病理改变,本章主要介绍充血、出血、血栓形成、栓塞和梗死等。

第一节 充 血

局部组织和器官的血管内血液含量增多称为充血(hyperemia)。充血按其发生原因及机制不同,可分为动脉性充血和静脉性充血两类。

一、动脉性充血

局部组织和器官由于动脉血输入增多而发生的充血,称为动脉性充血(arterial hyperemia),又称主动性充血(active hyperemia),简称充血。

(一) 原因及类型

充血可以是生理性的,也可以是病理性的。当血管舒张神经兴奋性增高或血管收缩神经兴奋性减弱时,血管就发生扩张引起充血。

1. 生理性充血 为适应器官和组织生理需要和代谢功能增强所发生的充血,称为生理性充血,如进食后的胃肠黏膜充血,体力活动时的骨骼肌充血,情绪冲动时的面颈部充血以及妊娠时的子宫充血等。

2. 病理性充血 指各种病理状态下的充血,主要有以下几种类型。

(1)炎症性充血:炎症早期,由于致炎因子刺激通过神经轴索反射使血管舒张神经兴奋,以及一些炎症介质的作用而引起的充血,称为炎性充血。

(2)减压后充血:局部器官或组织长期受压而缺血时,一旦压力突然解除,细动脉发生反射性扩张而引起充血,称为减压后充血。如绷带包扎肢体或腹水压迫腹腔内器官,组织内的血管张力降低,若迅速解开绷带或抽出大量腹水,局部受压组织的细动脉发生反射性扩张,导致局部充血。

（二）病理变化

充血局部组织或器官的小动脉和毛细血管扩张,血量增多,体积轻度增大。如发生在体表,可见局部组织颜色鲜红。由于局部细动脉扩张,血流加快,代谢旺盛,故温度升高。功能活动增强时,发生于黏膜的充血可伴有腺体或黏膜的分泌增多。

（三）后果

动脉性充血通常是暂时性的血管反应,原因消除后,可恢复正常,一般对机体无重要影响。炎症早期的充血,一般对机体有利,仅有少数患者,可在原有血管病变（如动脉粥样硬化、脑内小动脉瘤形成等）的基础上发生血管破裂出血。

二、静脉性充血

器官或组织静脉血液回流受阻,血液淤积于小静脉和毛细血管内引起的充血,称静脉性充血（venous hyperemia）或被动性充血（passive hyperemia）,简称淤血（congestion）。

静脉性充血可分为全身性和局部性两种,均为病理性的,具有重要的临床意义。

（一）原因

1. 静脉受压　因压迫使静脉管腔狭窄或闭塞,血液回流障碍,导致器官或组织淤血。如肿瘤压迫局部静脉引起相应组织淤血;妊娠后期增大的子宫,压迫髂静脉,可引起下肢淤血;肠扭转、肠套叠和肠疝时,肠系膜静脉受压可致肠淤血;肝硬化时增生的肝细胞结节压迫肝内静脉分支,也是引起门静脉系统器官淤血的原因之一。

2. 静脉腔阻塞　静脉血栓形成及栓塞,可阻塞静脉血液回流,局部发生淤血。但由于静脉的分支多,只有在侧支循环不能有效建立时,静脉腔的阻塞才会发生淤血。

3. 心力衰竭　由于心收缩力减弱,不能将心腔内的血液充分搏出,导致静脉回流受阻,引起淤血。如慢性风湿性心瓣膜病变、高血压病等引起左心衰竭,可导致肺静脉回流受阻,引起肺淤血。肺源性心脏病等引起右心衰竭,使腔静脉回流受阻,导致体循环淤血。全心衰竭时,则肺循环和体循环皆出现淤血。

（二）病理变化

1. 基本病变　肉眼观,淤血的器官体积增大,重量增加,质地变实,暗紫红色。切开器官时,可流出多量的暗红色血液。发生于体表时,由于微循环的灌注量减少,血液内氧合血红蛋白含量减少而还原血红蛋白含量增加,局部皮肤和黏膜呈紫蓝色,称发绀。由于局部血流淤滞,血管扩张,散热增加,故体表温度下降。镜下见局部细静脉和毛细血管明显扩张,充满血液。有时伴有水肿或漏出性出血。

▶ **案例 3 - 1**

【病例摘要】

患者,女,41 岁,因心慌、胸闷 2 年,咳嗽、气急 30 天入院。既往有风湿病史,二尖瓣狭窄。近一个月来症状加重,夜间不能平卧,起初痰中带血,现在痰呈铁锈色。体检:体温 37 ℃ 、脉搏 105 次/分,呼吸 31 次/分,血压 140/90 mmHg ,肝、脾未超肋缘,腹部无移动性浊音,双下肢无水肿。X 线检查:双肺纹理增粗,心界扩大。

【问题】

(1) 该患者肺部可能有哪些病理变化?

(2) 试分析肺部病变形成机制。

2. 重要器官的淤血

(1) **肺淤血**:多见于慢性风湿性心脏病二尖瓣狭窄的病人。当左心室舒张时,二尖瓣不能完全开放,血液淤积于左心房内,左心房压力升高,肺静脉回流受阻,引起肺淤血。肉眼观,肺体积增大,重量增加,呈暗红色。切开时,可流出较多的淡红或暗红色泡沫状液体。镜下,肺泡壁毛细血管明显扩张,充满血液,肺泡间隔增宽。肺泡腔内可有淡红色的水肿液、少量红细胞和巨噬细胞(图 3-1)。

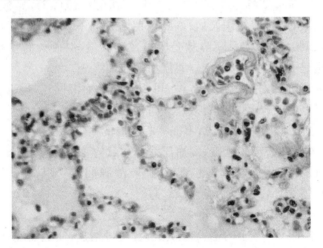

图 3 - 1 急性肺淤血(HE 染色,高倍)
肺泡壁毛细血管扩张充血,肺泡腔内出现大量水肿液

漏出的红细胞被巨噬细胞吞噬后,在胞浆内形成棕黄色颗粒状的含铁血黄素,这种细胞在心力衰竭时常见,故称为心衰细胞(heart failure cell)(图 3 - 2)。长期肺淤血时,间质纤维组织增生,肺质地变硬,且伴有含铁血黄素广泛沉着,使肺组织呈现棕褐色,称之为肺褐色硬化(brown induration)。

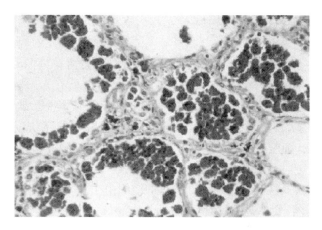

图 3 - 2　慢性肺淤血(HE 染色,高倍)

肺泡壁增厚纤维化,肺泡腔内见多量心衰细胞

　　(2)肝淤血:常由右心衰竭引起,少数也可由下腔静脉或肝静脉阻塞引起。肉眼观,肝体积增大,重量增加。切面,呈现红黄相间的花纹状结构,状似槟榔的切面,故称槟榔肝(nutmeg liver)(图 3 - 3)。镜下,肝小叶中央静脉及附近肝窦高度扩张淤血,淤血处的肝细胞受压萎缩,甚至消失。小叶周边部的肝细胞,因缺氧而发生脂肪变性。临床上,病人可因肝肿大,包膜紧张,刺激感觉神经末梢引起肝区疼痛或压痛;肝细胞损害可引起相应的肝功能障碍。长期肝淤血时,由于缺氧引起肝内纤维组织增生,最终导致淤血性肝硬化(congestive liver cirrhosis)。

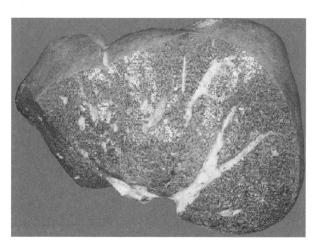

图 3 - 3　慢性肝淤血(槟榔肝)

肝切面呈红黄相间的花纹状结构,似槟榔的切面

　　(3)脾淤血:常见于肝硬化或心力衰竭时,亦可在脾静脉和门静脉血栓形成时发生。肉眼观,脾脏体积增大,重量增加。切面呈暗红色,脾小体明显可见。近包膜处可见散在针头大小黄褐色结节,称之为含铁结节(siderotic nodules)。镜下,脾窦扩张淤血,窦壁增厚,脾索纤维化及增粗。脾髓内巨噬细胞增多,胞浆内多有含铁血黄素。含铁结节由游离的含铁

血黄素与钙盐、铁盐结合在结缔组织中灶性沉积形成。

（三）后果

淤血的后果取决于静脉阻塞发生的速度、程度、部位、淤血持续的时间以及侧支循环建立的情况等因素。

1. 淤血性水肿和出血　淤血持续时间较长时,由于血流缓慢及缺氧,使毛细血管壁通透性升高,毛细血管内流体静压升高,血液的液体成分漏出增多,形成淤血性水肿。这种水肿液的蛋白质含量低,细胞数少,称为漏出液。严重时,红细胞亦可漏出,引起点状或斑状出血。

2. 实质细胞萎缩、变性和坏死　长期淤血的组织由于缺氧,组织中氧化不全产物堆积,可引起实质细胞的萎缩、变性,甚至坏死。

3. 淤血性硬化　由于长期淤血,间质内纤维组织增生,组织内原有的网状纤维融合变成胶原纤维,使器官变硬,称为无细胞性硬化。常见于肺、肝及脾的慢性淤血。

4. 侧支循环开放　肝硬化时,由于门静脉慢性淤血,部分血液可经过开放的静脉吻合支回流至上、下腔静脉,导致食管下段静脉曲张、脐周腹壁静脉曲张和痔静脉丛曲张。侧支循环开放虽然有代偿静脉回流的作用,但因侧支静脉过度曲张,有时可发生破裂,甚至引起大出血。

第二节　出　　血

血液从心腔或血管逸出,称为出血(hemorrhage)。逸出的血液进入组织间隙或体腔,称为内出血。血液流出到体外,称为外出血。

一、原因和发病机制

按血液逸出的机制可分为破裂性出血和漏出性出血。

（一）破裂性出血

心脏或血管破裂引起的出血,称破裂性出血。多见于外伤或心脏、血管壁病变。如动脉粥样硬化、心肌梗死的室壁瘤等。此外,如结核病变对血管壁的损伤,恶性肿瘤侵犯血管壁等,均可引起破裂性出血。

（二）漏出性出血

毛细血管与细静脉的通透性升高,血液通过增大的内皮细胞间隙及损伤的基底膜缓慢地漏出血管外,称漏出性出血。临床上称之为"渗血"。其相关因素有:

1. 血管壁的损害　常由于淤血、缺氧、感染、中毒等因素的损害引起。如淤血和缺氧时,毛细血管内皮细胞因缺氧发生变性,酸性代谢产物损伤基底膜和毛细血管内流体静压升高等可引起出血;败血症、流行性出血热、钩端螺旋体病、蛇毒及有机磷中毒等均可致毛细血管壁损伤,通透性增强,引起出血;维生素C缺乏时毛细血管内皮细胞接合处的基质和血管外的胶原基质形成降低,使血管脆性和通透性增加而引起出血;某些药物或食物可使机体产生过敏反应而损伤毛细血管,使血管壁通透性增高引起出血等。

2. 血小板减少或功能障碍　如血小板减少性紫癜、血小板功能缺陷、脾功能亢进、再生障碍性贫血、急性白血病等,均可致漏出性出血。

3. 凝血因子缺乏　如凝血因子Ⅷ(血友病 A)、Ⅸ(血友病 B)、von Willebrand 因子缺乏、纤维蛋白原、凝血酶原等因子的先天性缺乏;维生素 K 缺乏、严重肝脏疾病等,引起凝血因子合成减少;弥散性血管内凝血(DIC)时,凝血因子消耗过多等,均可引起继发性广泛出血。

二、病理变化

内出血可见于体内任何部位,发生在体腔称积血,如胸腔积血、腹腔积血、心包积血、蛛网膜下腔出血等(图 3 - 4)。体腔内可见血液与凝血块。出血发生在组织间隙时,可见多少不等的红细胞散在其中,如多量血液聚集形成局限性肿块,则称为血肿,如脑硬膜下血肿、皮下血肿、脑实质血肿等。皮肤、黏膜、浆膜等处有微小出血时,在局部形成淤点或淤斑。

外出血时,在伤口处可见血液外流或形成血凝块。鼻黏膜出血排出体外称鼻衄;支气管或肺出血经口排出到体外称为咯血;食管或胃出血经口排出到体外称为呕血;结肠、胃出血经肛门排出称便血;泌尿道出血经尿道排出称尿血。

三、后果

出血的后果主要取决于出血类型、出血量、出血速度和出血部位。人体具有止血的功能,缓慢而少量的出血,多可自行止血。局部组织或体腔内的血液,可通过吸收、机化或纤维包裹而阻止继续出血。一般少量内出血可被巨噬细胞清除不留痕迹;如出血量较多,则多量血色素被巨噬细胞吞噬,分解为含铁血黄素或橙色血质,长期留存组织内,缓慢吸收、转运。少量漏出性出血一般不引起严重后果,但如范围广泛,亦可造成严重影响。破裂性出血如发生在较大血管,短时间内出血量达到总血量的 20%～25%,可致出血性休克;如发生在重要器官如脑,常可造成严重后果;少量慢性反复出血可引起缺血性贫血。

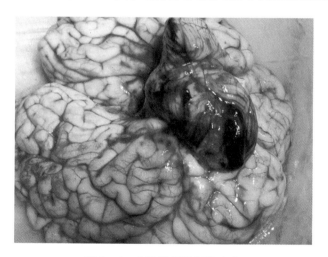

图 3 - 4　小脑蛛网膜下腔出血

第三节　血栓形成

在活体的心脏和血管内,血液发生凝固或血液中某些有形成分析出凝集形成固体质块的过程,称为血栓形成(thrombosis),所形成的固体质块称为血栓(thrombus)。

血液中存在着相互拮抗的凝血系统和纤维蛋白溶解系统。在生理状态下,血液中的凝血因子不断被激活,从而产生凝血酶,形成微量纤维蛋白,沉着于血管内膜。这些纤维蛋白又不断地被激活了的纤维蛋白溶解系统所溶解。同时被激活的凝血因子也不断地被单核巨噬细胞系统所吞噬。这种凝血系统与纤维蛋白溶解系统的动态平衡,既保证了血液有潜在的可凝固性,又始终保证了血液的流体状态。上述动态平衡一旦被打破,触发了凝血过程,血液便可以在心血管腔内凝固,进而形成血栓。

一、血栓形成的条件和机制

血栓形成是血液在心血管内流动情况下所发生的血液凝固。它是在一定条件下通过血小板的析出、黏集和血液凝固几个基本过程形成的。其形成条件主要有以下三个方面:

(一) 心血管内膜损伤

心血管内膜的内皮细胞具有抗凝和促凝的两种特性,在正常情况下,以抗凝作用为主,从而使心血管内血液保持流体状态。心血管内膜损伤是血栓形成最重要和最常见的条件。内皮细胞损伤后,暴露出内皮下胶原,激活血小板和凝血因子Ⅻ,启动内源性凝血系统。同时,损伤的内皮细胞释放组织因子,激活血小板因子Ⅶ,启动外源性凝血系统。

血小板活化在促发凝血和血栓形成过程中的作用极其重要,主要表现为以下三项反应:

1. 黏附反应(adhesion)　血小板经过变形,由细胞骨架微丝和微管形成伪足,黏附于暴露出的内皮下胶原。毛细血管基底膜、纤维母细胞和平滑肌细胞均有黏附血小板的作用,但以胶原的黏附作用最强。

2. 释放反应(release reaction)　黏附后的血小板可以释放 ADP、5 - HT、血小板生长因子、血栓素 A2(thromboxane A2,TXA2)等促凝物质。其中 ADP 和 TXA2 与血栓形成关系最为密切。

3. 黏集反应(aggregation)　血小板除了与内皮下胶原黏附外,还可与纤维蛋白和纤维连接蛋白黏附,促使血小板彼此黏集成堆,称为血小板黏集堆。最初血小板黏集是可逆的,随着内源性和外源性凝血系统的激活、凝血酶的形成,使血小板黏集堆变成不可逆性,成为血栓形成的起始点。

心血管内膜损伤的原因主要有细菌、病毒感染、内毒素、酸中毒、免疫复合物和理化因素等。其引起血栓形成,多见于风湿性或感染性心内膜炎病变的心瓣膜上、动脉硬化之粥瘤性溃疡、心肌梗死区域的心内膜、动脉或静脉内膜炎及创伤性血管损伤部位等。

(二) 血流状态的改变

血流状态的改变主要指血流缓慢及产生涡流等改变,有利于血栓形成。正常情况下,血流速度较快,血液中的有形成分如红细胞、白细胞及血小板,均在血流的中轴部流动,构成轴流,其外周为血浆,构成边流。当血流缓慢或产生涡流时,则轴流消失,使血小板易与受损的血管内膜接触而发生黏集。而且血流缓慢时,被激活的凝血因子和凝血酶易在局部积聚而浓度增高,激发凝血过程。因此,血栓多发生于血流较缓慢的静脉内。据统计,发生于静脉内的血栓,约比动脉内的多4倍;下肢静脉内的血流受重力的影响较上肢大,血栓形成的机会比上肢静脉多3倍。静脉血栓常发生于心力衰竭、久病卧床的病人,因全身血流缓慢等因素,易致血栓形成。心脏和动脉的血流快,不易形成血栓,但在血流较缓和出现涡流时,也会有血栓形成。如二尖瓣狭窄时的左心房、动脉瘤内管腔膨出产生涡流,有利于血小板析出和黏集,容易形成血栓。

（三）血液凝固性增加

血液凝固性增加主要是指血液中血小板和凝血因子增多,或纤维蛋白溶解系统活性降低,导致血液的高凝状态。可见于一些遗传性和获得性疾病。在遗传性高凝状态的原因中,第Ⅴ因子和凝血酶原的基因突变最为常见。有报道在复发性深静脉血栓形成的病人中,第Ⅴ因子基因突变出现率高达60%。患有原发性高凝状态的病人,也可能与遗传性凝血酶Ⅲ、蛋白C或蛋白S的缺乏有关。在获得性高凝状态疾病中,如胃肠道、胰腺、肺和卵巢等器官的黏液癌发生广泛转移时,由于癌细胞释放出促凝因子入血,引起弥散性血管内凝血(DIC)。在大面积烧伤、严重创伤、产后或大手术后,由于严重失血,血液浓缩,血液中纤维蛋白原、凝血酶原、凝血因子Ⅷ、凝血因子Ⅶ等含量增多,以及血中补充大量幼稚的血小板,具有较高的黏性,易发生黏集形成血栓。血小板增多或黏性增高还可见于妊娠中毒症、高脂血症、冠状动脉粥样硬化以及吸烟和肥胖症等。

血栓形成往往是多种因素综合作用的结果(图3-5)。上述三种条件,常常同时存在,相互影响,协同作用,或是其中某一条件起主要作用。如心力衰竭病人,除血流缓慢外,还可因缺氧使血管内皮细胞发生损伤,受损伤的血管内皮细胞又可释放组织凝血因子,使血液凝固性增高。再如,某些外伤或手术后病人,除血管内膜损伤外,还伴有血流状态改变及血液性质变化,易致血栓形成。

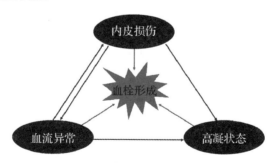

图3-5　多因素综合作用导致血栓形成

二、血栓形成的过程及血栓的形态

血栓形成的过程主要包括血小板黏附、凝集和血液成分凝固几个阶段(图3-6)。无论心脏或血管的血栓,其形成过程都是以血小板黏附于内膜裸露的胶原开始。因此,血小板黏集堆的形成是血栓形成的第一步,嗣后血栓形成的过程及血栓的组成、形态、大小都取决于血栓发生的部位和局部血流速度。血栓的类型可分为以下四种：

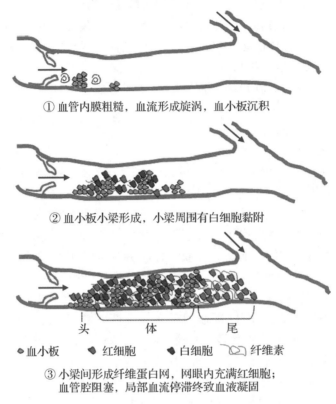

① 血管内膜粗糙，血流形成旋涡，血小板沉积

② 血小板小梁形成，小梁周围有白细胞黏附

头 体 尾

⊛ 血小板 ⬦ 红细胞 ◆ 白细胞 ⟆ 纤维素

③ 小梁间形成纤维蛋白网，网眼内充满红细胞；
血管腔阻塞，局部血流停滞终致血液凝固

图 3-6 静脉内血栓形成过程示意图

（一）白色血栓

白色血栓(pale thrombus)是由血小板黏附、黏集形成的附着于心血管壁损伤处的血栓。多发生于血流较快的心瓣膜、心腔内、动脉内或静脉性血栓的起始部，即延续性血栓的头部。肉眼观，呈灰白色小结节或赘生物状，表面粗糙、质较坚实，与心血管壁紧密黏着，不易脱落。镜下，主要由血小板及少量纤维素构成，又称血小板血栓或析出性血栓。

（二）混合血栓

静脉血栓在形成血栓头部后，其下游的血流进一步减缓并形成涡流，在血管腔内形成新的血小板小梁的黏集堆。在血小板小梁之间的血液发生凝固，纤维蛋白形成网状结构，网内充满大量的红细胞。这一过程反复交替进行，致使形成的血栓在肉眼观时呈灰白色和红褐色层状交替结构，称为层状血栓，即混合血栓(mixed thrombus)。构成静脉内延续性血栓的体部。肉眼观，混合血栓呈粗糙干燥圆柱状，与血管壁粘连，有时可辨认出不规则的灰白和褐色相间的条纹状结构。发生于心腔内、动脉粥样硬化溃疡部位或动脉瘤内的混合血栓，可称为附壁血栓。镜下，混合血栓主要由淡红色无结构的不规则分枝状或珊瑚状的血小板小梁和小梁间充满红细胞的纤维素网所构成，并见血小板小梁边缘有较多中性粒细胞黏附(图 3-7)。

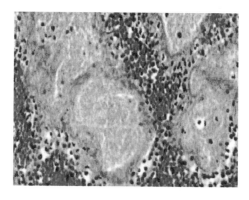

图 3 - 7 混合血栓镜下结构(HE 染色,高倍)

珊瑚状血小板小梁边缘有白细胞黏附,小梁之间为纤维蛋白网和红细胞

（三）红色血栓

红色血栓(red thrombus)主要见于静脉,随着静脉血栓逐渐增大并阻塞管腔,使血流下游局部血流停止,血液迅速发生凝固,形成红色血栓,常构成延续性血栓的尾部。红色血栓的形成过程与血管外凝血过程相同。肉眼观,呈暗红色、湿润、有弹性、与血管壁无粘连,与死后血凝块相似。陈旧的红色血栓由于水分被吸收而变得干燥、无弹性、质脆易碎,可脱落造成栓塞。镜下,在纤维素网眼内充满如正常血液分布的血细胞。

（四）透明血栓

透明血栓(hyaline thrombus)发生于微循环的血管内,主要在毛细血管,因其只能在显微镜下见到,故又称微血栓。透明血栓主要由嗜酸性同质性的纤维蛋白构成,又称为纤维素性血栓。这种血栓为多发性,最常见于弥散性血管内凝血(DIC)时的微循环内。微血栓形成后,还会继发性激活纤维蛋白溶解系统,使微血栓溶解,故后期在病理切片中有时又难以见到微血栓。

各种类型血栓的常见部位及其形态特点见表 3 - 1。

表 3 - 1 各种血栓的常见部位及形态特点

血栓类型	常见部位	肉眼特点	镜下特点
白色血栓	心瓣膜、动脉内、延续性血栓头部	灰白色,表面粗糙、质坚实,与心血管壁紧密粘着	主要成分为血小板及少量纤维蛋白
混合血栓	心腔内、动脉内、延续性血栓体部	质较实,干燥,呈红白相间条纹状,与血管壁黏连较紧密	血小板小梁上附有中性粒细胞与纤维蛋白网罗大量红细胞交错排列
红色血栓	静脉内、延续性血栓尾部	新鲜时,暗红、湿润、有弹性、与血管壁无粘连;陈旧时,暗红、干燥、无弹性、质脆易碎	纤维素网眼内充满如正常血液分布的血细胞
透明血栓	微循环小血管内	肉眼观察不到	主要由纤维蛋白构成,有少量血小板,呈均质红染状态

三、血栓的结局

（一）软化、溶解与吸收

血栓形成后,由于纤维蛋白溶解系统的作用,以及血栓内白细胞崩解后释放溶蛋白酶,使血栓发生软化、溶解,变成细小颗粒或液体。它可被血流冲走,或被吞噬细胞吞噬。较小的血栓,可被完全溶解吸收而不留痕迹。较大的血栓多发生部分软化和溶解,在血流的冲击作用下,整个血栓或血栓的一部分,可脱落成为血栓性栓子,随血流运行至组织器官中,引起该部位血管腔的阻塞,造成血栓栓塞。

（二）机化与再通

在血栓形成后的1~2天,已开始有内皮细胞、纤维母细胞和肌纤维母细胞从血管壁长入血栓并逐渐取代血栓。这种由肉芽组织逐渐取代血栓的过程,称为血栓机化。中等大小的血栓经两周左右即可完成机化,此时血栓与血管壁紧密粘连不再脱落。在血栓机化的同时,由于水分被吸收,血栓干燥而出现裂隙,血管内皮细胞可以生长覆盖于裂隙的表面而形成新的血管,管腔之间可以相互吻合沟通,使被阻断的血流部分地恢复重建。这一过程称为再通(recanalization)(图3-8)。

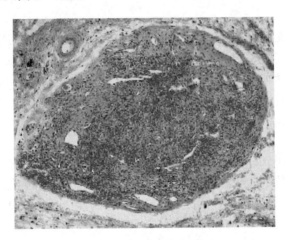

图3-8　血栓机化与再通(HE染色,低倍)

血管内血栓被肉芽组织取代,并再通

（三）钙化

如血栓未发生软化或机化,则钙盐可在血栓内沉积,使血栓部分或全部钙化成坚硬的质块。此种情况如发生在静脉内,称为静脉石。

四、血栓对机体的影响

血栓形成对破裂的血管起阻塞裂口和止血作用,这是对机体有利的一面。在某些病理情况下,如肺结核空洞壁和慢性消化性溃疡底部的血管,在病变侵蚀前常已形成血栓,避免了因这些血管损伤而造成大出血的可能性。又如,炎症灶小血管内有血栓形成,可以防止病原体经血管蔓延扩散。因此,在一定条件下,血栓形成可看做是机体的一种防御性措施。但多数情况下血栓形成对机体则造成不利的影响。

（一）阻塞血管

血栓形成对机体的危害主要是阻塞血管,引起血液循环障碍。其影响的大小,取决于血栓发生的部位、阻塞血管供血的范围、阻塞的程度以及能否有效地建立侧支循环等因素。

当动脉管腔因闭塞性血栓而完全被阻塞,同时又缺乏有效的侧支循环代偿时,则局部组织可因缺血而坏死(梗死)。如脑动脉血栓引起脑梗死,心冠状动脉血栓引起心肌梗死,以及股动脉闭塞性脉管炎引起足趾坏疽等。静脉血栓形成,若未能建立有效的侧支循环,则因静脉回流障碍引起局部组织器官淤血、水肿、出血,甚至坏死。如肠系膜静脉血栓可引起肠的出血性梗死等。

（二）栓塞

血栓的整体或部分脱落形成栓子,随血流运行可引起栓塞。若栓子内含有细菌,可引起败血性梗死或脓肿形成。

（三）心瓣膜病

血栓引起的心瓣膜病见于心内膜炎。心瓣膜上反复发作的血栓形成及机化,可使瓣膜瓣叶粘连增厚变硬,腱索增粗缩短,引起瓣口狭窄或关闭不全,导致慢性心瓣膜病。严重时,可致心力衰竭并导致全身血液循环障碍。

（四）出血

血栓引起的出血见于 DIC 时,微循环内广泛性透明血栓形成,可引起全身广泛性出血和休克。

第四节　栓　　塞

在循环血液中出现不溶于血液的异常物质,随血流运行阻塞血管腔的现象,称为栓塞(embolism)。阻塞血管腔的异常物质称为栓子(embolus)。栓子可为固体、液体或气体。最常见的是血栓栓子,其他还有脂肪滴、气体、羊水、细菌以及肿瘤细胞栓子等。

一、栓子运行的途径

栓子一般随血流方向运行(图 3-9)。

1. 来自体静脉系统及右心的栓子　随血流进入肺动脉主干及其分支,可引起肺栓塞。某些体积小的脂肪、气体或羊水栓子,因为具有一定的弹性,可通过肺循环进入体循环系统,继而引起动脉分支的栓塞。

2. 来自左心或主动脉系统的栓子　随动脉血流运行,阻塞于各器官的小动脉内引起栓塞。常见于脑、脾、肾等器官。

3. 来自肠系膜静脉等门静脉系统的栓子　常在肝内门静脉的分支形成栓塞。

4. 交叉性栓塞　在先天性房、室间隔缺损或

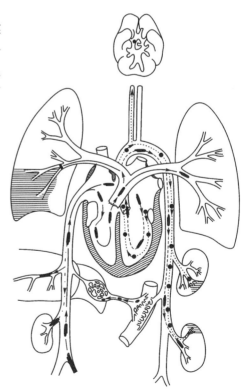

图 3-9　栓子运行途径与栓塞模式图

动、静脉瘘的患者,栓子可通过缺损处,由压力高的一侧进入压力低的一侧,产生动、静脉系统栓子的交叉运行,形成交叉性栓塞。

5. 逆行性栓塞 极罕见于下腔静脉内的栓子,在胸、腹腔压力急剧升高(如咳嗽等)时,可逆血流方向运行,在肝静脉、肾静脉等分支内形成逆行性栓塞。

二、栓塞的类型和对机体的影响

栓塞有以下几种类型,其对机体的影响,取决于栓子的类型与大小、栓塞的部位以及侧支循环建立的状况等。

(一)血栓栓塞

由血栓或血栓的一部分脱落造成的栓塞,称为血栓栓塞(thromboembolism)。血栓栓塞是栓塞最常见的原因,占全部栓塞的99%以上。由于血栓栓子的来源、大小和栓塞部位的不同,对机体的影响也有所不同。

▶ 案例 3-2

【病例摘要】

患者,男性,67岁,因前列腺癌住院手术治疗。术后第6天下床活动,步行去洗手间回来,刚刚走到病床边,便突然晕倒,继而呼吸、心跳停止,经抢救无效死亡。

[尸检摘要]

在肺动脉分叉处见一枚长约15 cm的条状固体质块骑跨于左右肺动脉口,两端暗红色,中间部分可见多数灰白色条纹。镜下观:肺动脉腔内的固体质块主要为崩解的血小板构成的小梁,小梁间为纤维蛋白网和红细胞,小梁边缘见较多白细胞附着。

【问题】

(1)本例的病理诊断是什么?

(2)阻塞肺动脉的固体质块最可能来源于何处?

(3)造成病人死亡的可能机制是什么?

1. 肺动脉栓塞 造成肺动脉栓塞的血栓栓子95%以上来自下肢深部静脉,尤其是腘静脉、股静脉和髂静脉,偶可来自盆腔静脉或右心附壁血栓。根据栓子的大小和数量,其引起栓塞的后果不同:①中小栓子仅阻塞肺动脉的少数小分支,一般不产生严重后果。因为肺具有双重血循环,特别是支气管动脉和肺动脉之间有丰富的吻合支,肺动脉可从支气管动脉得到血液供应。但在肺严重淤血时,支气管动脉侧支循环不能充分发挥作用,则可引起肺出血性梗死。②大的血栓栓子栓塞于肺动脉主干或大分支,较长的栓子可栓塞左右肺动脉干,形成骑跨性栓塞,可引起病人突然出现呼吸困难、发绀、休克等症状。严重者可因呼吸循环衰竭死亡(猝死),称为肺动脉栓塞症或肺卒中。③若栓子小但数目多,可广泛栓塞于肺动脉多数小分支,也可引起右心衰竭、猝死。

知　识　链　接

肺动脉栓塞引起猝死的原因尚未完全阐明。一般认为,较大栓子栓塞肺动脉主干或大分支时,肺动脉阻力急剧增加,造成急性右心衰竭;同时肺缺血缺氧,左心回心血量减少,冠状动脉灌流不足导致心肌缺血;血栓栓子刺激肺动脉管壁引起迷走神经反射,导致肺动脉、支气管动脉、冠状动脉广泛性痉挛和支气管平滑肌痉挛,进而导致急性右心衰竭和窒息;血栓栓子中的血小板释放出大量 5 - HT 及 TXA2 亦可引起肺动脉的痉挛,故新鲜的血栓栓子比陈旧性血栓栓子危害性更大。

2. 体循环动脉栓塞　栓子 80％来自左心及动脉系统的附壁血栓,如感染性心内膜炎时瓣膜上的赘生物、心肌梗死区心内膜上的附壁血栓,其余来自动脉粥样硬化粥瘤性溃疡或动脉瘤内的附壁血栓,极少数来自腔静脉的栓子,通过房室间隔缺损进入左心,引起交叉性栓塞。动脉栓塞的主要部位为下肢和脑,亦可累及肠、肾和脾。动脉栓塞的后果取决于栓子的大小、栓塞的部位和局部侧支循环情况以及组织对缺氧的耐受性。栓塞动脉分支小,又能建立有效的侧支循环,可无严重后果;若栓塞的动脉分支大,又不能建立有效的侧支循环,局部组织可发生梗死。若栓塞发生于冠状动脉或脑动脉分支,常可造成严重后果,甚至危及生命。

（二）脂肪栓塞

在循环血流中出现脂肪滴阻塞于小血管,称脂肪栓塞(fat embolism)。栓子来源常见于长骨骨折、脂肪组织严重挫伤和烧伤时,骨髓或脂肪组织的脂肪细胞受损破裂,脂肪游离成无数脂肪滴,通过破裂的小静脉进入血流。脂肪滴也可出现在非创伤性患者血流中,如脂肪肝、酗酒、血脂过高、急性胰腺炎患者,或在一次进食大量脂肪餐后,血中可出现游离脂肪滴,引起脂肪栓塞。

脂肪栓塞常见于肺、脑等器官,其后果取决于脂肪滴的大小及数量。直径大于 20 μm 的脂肪滴,可引起肺动脉分支、肺小动脉(图 3 - 10)或毛细血管的栓塞。若大量脂滴短期内进入肺循环,可出现突发性的呼吸急促、心动过速,患者可因窒息或急性右心衰竭而死亡。直径小于 20 μm 的脂肪滴可通过肺泡壁毛细血管经肺静脉到左心进入体循环的分支,还可通过心脏未闭合的卵圆孔或动脉导管及室间隔缺损,进入体循环动脉,引起脑、肾、皮肤等全身多器官栓塞,最常见为脑血管的栓塞,引起脑水肿和血管周围点状出血,甚至发生脑梗死,患者可出现烦躁不安、谵妄和昏迷等。

（三）气体栓塞

大量气体迅速进入血循环或原溶于血中的气体迅速游离,形成气泡阻塞于心血管腔所引起的栓塞,称为气体栓塞(gas embolism)。前者为空气栓塞(air embolism),后者称减压病。

空气栓塞多因静脉损伤破裂,外界空气通过破裂口进入血流所致。如头颈手术、胸壁和肺创伤损伤静脉、使用静脉输液、人工气胸或气腹误伤静脉时,空气可在吸气时因静脉腔内的负压吸引,由损伤口进入静脉。亦可见于分娩或流产时,子宫强烈收缩,将空气挤入子宫壁破裂的静脉窦内。

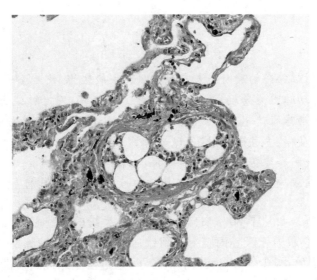

图 3 - 10　骨折后肺小动脉分支脂肪栓塞（HE 染色，中倍）
血管腔内见脂滴空泡和骨髓造血细胞

　　空气进入血循环的后果取决于进入的速度和气体量。少量空气进入血流，可很快被吸收或溶解于血液内，不引起栓塞。若大量气体（＞100 ml）迅速进入静脉，随血流到右心后，因心脏搏动和血流冲击将空气与血液搅拌形成大量气泡，这种泡沫状血液有很高的弹性，可随心脏的收缩、舒张而压缩或膨胀，从而阻止了静脉血的回流和向肺动脉的输出，造成严重的循环障碍。患者可出现严重发绀和呼吸困难，甚至猝死。进入右心的部分气泡可进入肺动脉，阻塞小的肺动脉分支，引起肺小动脉气体栓塞（图 3 - 11）。小气泡也可通过毛细血管到左心进入动脉系统，引起体循环一些器官的栓塞。

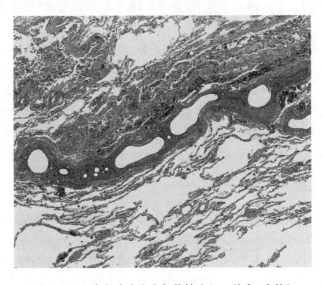

图 3 - 11　肺小动脉分支气体栓塞（HE 染色，中倍）
血管腔内见串珠状气泡

减压病(decompression sickness)又称沉箱病,是指人体从高气压环境急速转到低气压环境的减压过程中发生的气体栓塞。如潜水员由海底迅速上升到水面或飞行员由低空迅速飞入高空时,由于体外大气压骤然降低,原来溶解于血液、组织液和脂肪组织的气体,包括氧气、二氧化碳和氮气,迅速游离形成气泡。其中氧和二氧化碳很快被再溶解吸收,而氮气溶解较慢,导致在血液和组织内形成多量气泡,继而造成广泛性栓塞。若阻塞于心冠状动脉时常引起迅速死亡。

(四)羊水栓塞

羊水栓塞(amniotic fluid embolism)是分娩过程中一种罕见的严重并发症,多发生在高龄经产妇,死亡率极高。其发病机制尚未阐明。一般认为,在分娩或胎盘早期剥离时,虽然羊膜已破,但胎头塞入宫颈,阻碍了羊水流出。同时因子宫强烈收缩,宫腔内压升高,将羊水挤入破裂的子宫静脉窦内,随血流进入母体右心,在肺动脉分支、肺小动脉及毛细血管内引起羊水栓塞。少量羊水可通过肺循环到达左心,引起心、肾、脑等体循环器官栓塞。镜下,可见肺的小动脉及毛细血管内有羊水的成分,包括角化鳞状上皮、胎毛、胎脂、胎粪和黏液等。亦可在母体血液涂片中找到羊水的成分。本病发病急,后果严重,患者常在分娩过程中或产后突然出现呼吸困难、发绀、抽搐、休克、昏迷至死亡。

羊水栓塞引起猝死,除肺循环的机械性阻塞外,羊水中的胎儿代谢产物入血引起过敏性休克和反射性血管痉挛,同时羊水具有凝血致活酶样的作用,引起 DIC,从而导致患者死亡。

(五)其他栓塞

包括细菌、寄生虫和肿瘤细胞等。含大量细菌的血栓或细菌集团,进入血管或淋巴管时,不仅阻塞管腔而且能引起炎症的扩散,如感染性心内膜炎及脓毒血症;血吸虫及其虫卵常栓塞于门静脉小分支;肿瘤细胞栓塞常常可形成恶性肿瘤的转移。

第五节　梗　死

器官或局部组织由于血管阻塞、血流中断导致缺氧而发生的坏死,称为梗死(infarction)。梗死一般是由动脉阻塞而引起的局部组织缺血坏死,但静脉阻塞,使局部组织内血流停滞缺氧,亦可引起梗死。

一、梗死形成的原因和条件

(一)血管阻塞

血管阻塞是梗死发生最重要的原因。绝大多数是由血栓形成和动脉栓塞引起的。如冠状动脉或脑动脉粥样硬化继发血栓形成,可引起心肌梗死或脑梗死;动脉血栓栓塞可引起脾、肾、肺和脑的梗死。

(二)血管受压闭塞

血管受压闭塞见于血管外肿瘤的压迫,肠扭转、肠套叠和嵌顿疝时肠系膜静脉和动脉受压,卵巢囊肿扭转及睾丸扭转导致血管受压等引起的坏死。

（三）动脉痉挛

如冠状动脉粥样硬化时,冠状血管发生持续性痉挛,可引起心肌梗死。

（四）未建立有效的侧支循环

大多数器官的动脉都有吻合支相互连接,如肺和肝具有双重血液供应,其间又有丰富的吻合支,肠系膜上动脉的远端形成许多弓形动脉与肠系膜下动脉相吻合。除非这些血管阻塞的数量较多,或阻塞于近端主干部,一般不易发生梗死。有些动脉吻合支较少,如脾、肾及脑等,当这些动脉迅速阻塞,由于侧支循环不能建立,常易导致梗死发生。如果这些动脉的阻塞是缓慢发生的,则缺血区内毛细血管与邻近正常组织的毛细血管之间,有可能建立有效的侧支循环而得到完全或部分代偿。

（五）局部组织对缺血的耐受性和全身血液循环状态

各种组织对缺血的耐受性有所不同,如心肌与脑组织对缺血缺氧比较敏感,短暂的缺血也可引起梗死。全身血液循环在贫血或心功能不全的情况下,可促进梗死的发生。

二、梗死的病理变化及类型

（一）梗死的一般形态特征

梗死是局限性组织坏死。梗死灶的形状取决于该器官的血管分布方式。多数器官的血管呈锥形分支,如脾、肾、肺等,故梗死灶也呈锥形,切面呈楔形或三角形,其尖端位于血管阻塞处,底部为器官表面(图3-12)。心冠状动脉分支不规则,故心肌梗死灶呈地图状或不规则形。肠系膜血管呈扇形分支,故肠梗死灶呈节段形。心、肾、脾和肝等器官梗死为凝固性坏死,坏死组织较干燥、质硬、表面下陷。脑梗死为液化性坏死,新鲜时质软疏松,日久后可液化成囊。梗死的颜色取决于梗死灶内的含血量,含血少时颜色灰白,称为贫血性梗死;含血量多时,颜色暗红,称为出血性梗死。

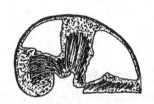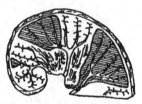

图3-12　肾动脉分支阻塞及贫血性梗死示意图

（二）梗死的类型

根据梗死区内含血量的多少,可将梗死分为贫血性梗死及出血性梗死。

1. 贫血性梗死(anemic infarct)　多发生于侧支循环不充分,且组织结构较致密的实质性器官,如心、肾、脾,有时也可发生于脑。当梗死形成时,该供血区内及邻近的动脉分支发生反射性痉挛,使该区内原有的血液被排挤到周围组织中呈贫血状态。缺血区的组织坏死呈灰白或灰黄色,故贫血性梗死亦称为白色梗死。

发生于脾、肾的梗死灶多呈锥形,切面呈楔形,尖端指向血管阻塞的部位,底部位于脏器的表面,浆膜面常有纤维素性渗出物覆盖。发生于心肌的梗死灶呈不规则地图状。梗死的早期,在梗死灶边缘因炎症反应常可见一充血出血带围绕,数日后因血红蛋白分解转变为含铁血黄素而变成一棕黄色带。陈旧性梗死灶由于机化和瘢痕收缩,病灶表面下陷,质地变坚实,充血出血带消失。镜下,梗死组织呈凝固性坏死,早期仍可见到组织结构的模糊轮廓,但细胞结构消失。梗死灶周围与正常组织交界处除可见充血、出血带外,还有较多中性粒细胞浸润(图3-13)。晚期,充血出血带消失,梗死灶内有肉芽组织长入,最后形成瘢痕。

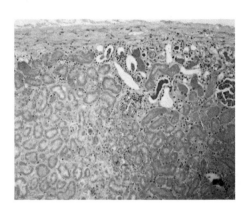

图3-13 肾贫血性梗死(HE染色,低倍)
左下方梗死灶呈凝固性坏死

脑梗死一般为贫血性梗死,坏死的脑组织因含脂质及水分较多,不易凝固,常软化、液化而后形成囊腔,或被胶质细胞及其纤维所代替,最后形成胶质瘢痕。

2. 出血性梗死(hemorrhagic infarct) 多发生于肺、肠等具有双重血液循环、组织结构疏松的器官,且伴有严重淤血的情况下,因在梗死灶内常有明显的出血,故称为出血性梗死,亦称红色梗死。

出血性梗死的形成,除动脉血流阻断这一基本原因外,还与严重的静脉淤血、具有双重血液循环或侧支循环丰富及组织结构疏松等条件有关。如肺和肠,在正常情况下,即使其中一支动脉被阻塞,另一支动脉尚可维持血液供应,不致发生梗死。但当脏器发生严重淤血时,由于整个器官的静脉和毛细血管内压增高,阻碍了吻合支中动脉血液的流入,因此,不能建立有效的侧支循环,引起局部组织器官的缺血、缺氧而发生梗死。同时,由于严重的淤血及组织结构疏松,梗死发生后,梗死区的血管破坏,可导致弥漫性出血。

(1) 肺出血性梗死:多发生于已有严重肺淤血(如风湿性心脏病二尖瓣病变)的基础上再有肺动脉栓塞。栓子多来自下肢静脉、右心或子宫静脉的血栓。多发生于肺下叶外周部,尤以肋膈角处多见。肉眼观,梗死部隆起,呈暗紫红色,质较实,呈锥体形。切面为楔形,尖端指向肺门或血管阻塞处,基底位于胸膜面。胸膜表面常有纤维素渗出。镜下,梗死区肺泡间隔结构模糊不清,肺泡腔内和组织间隙充满红细胞,周围肺组织多有慢性淤血及水肿(图3-14)。

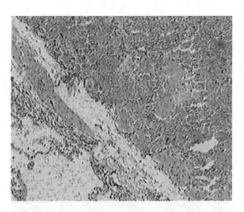

图 3 - 14　肺出血性梗死(HE 染色,低倍)

右上方梗死区肺组织出血、坏死

肺梗死的结局因梗死区的大小及数目多少而异。较小的梗死,病人可出现胸痛及咯血等症状;较大区域的梗死可引起呼吸困难。因肺组织借支气管与外界相通,故在梗死的基础上易继发感染。

(2)肠出血性梗死:多发生于肠扭转、肠套叠、绞窄性肠疝等情况下。这时,因静脉首先受压而发生高度淤血,继而,动脉亦受压阻断而造成出血性梗死。肠梗死多发生于小肠,通常只累及小肠的某一肠段,长短不等,梗死的肠壁因弥漫性出血而呈紫红或红黑色。因有显著淤血、水肿及出血,使肠壁肿胀增厚,质脆弱,易破裂。肠腔内充满混浊的暗红色液体,在浆膜面可有纤维素性渗出物。

梗死早期,由于组织缺血,肠壁肌肉发生痉挛性收缩,可致剧烈腹痛。梗死后,肠蠕动消失,可引起腹胀、呕吐等肠梗阻症状。此时如不及时处理,肠道内的内容物及细菌等可经坏死的肠壁进入腹腔,引起弥漫性腹膜炎,造成严重后果。

贫血性梗死和出血性梗死的区别见表 3 - 2。

表 3 - 2　贫血性梗死和出血性梗死的区别

区别要点	贫血性梗死	出血性梗死
病　　因	动脉阻塞	高度淤血基础上的动脉阻塞
好发器官	肾、脾、心脏等	肺、肠等
血供情况	血管吻合支少	双重血供或血管吻合支丰富
肉眼形态	灰白色,梗死灶内无出血	暗红色,梗死灶内明显出血
组织结构	实质性,比较致密,组织轮廓可见;周围充血出血带明显	比较疏松,组织轮廓不清;周围充血出血带不明显

此外,尚可根据梗死灶内有无合并细菌感染而将梗死分为单纯性梗死和败血性梗死。若在梗死灶内有大量细菌生长繁殖,引起急性炎症反应,称为败血性梗死。主要由含有细菌的栓子阻塞血管所致,常见于急性感染性心内膜炎时,心脏瓣膜上含有细菌的赘生物脱落引起栓塞所致的梗死。如为化脓菌感染,则可有脓肿形成。

三、梗死对机体的影响和结局

梗死对机体的影响,取决于发生梗死的器官、梗死的大小和部位。肾、脾的梗死一般影响小。肾梗死通常出现腰痛和血尿,不影响肾功能;肺梗死有胸痛和咯血;肠梗死常出现剧烈腹痛、血便和腹膜炎的症状;心肌梗死影响心脏功能,严重者可导致心力衰竭甚至猝死;脑梗死出现相应部位功能障碍,梗死灶大者可致死。

梗死是局部组织由于血流阻断而发生的坏死,因此,梗死的结局如同坏死的结局,即梗死灶周围发生急性炎症反应,小的梗死灶可被肉芽组织完全取代而机化,日久形成瘢痕。大的梗死灶不能完全机化时,则由肉芽组织和瘢痕组织加以包裹,病灶内可发生钙化。

复习与思考

一、名词解释

淤血　心衰细胞　槟榔肝　肺褐色硬化　血栓形成　附壁血栓　再通　栓塞　减压病　梗死

二、问答题

1. 淤血有哪些主要后果?

2. 试述血栓形成的条件。

3. 试述各种类型血栓的形态特点。

4. 栓子有哪些类型? 其中哪一种最常见? 说明栓子的运行途径。

5. 试述梗死主要类型的形态特点。

6. 试述血栓形成、栓塞及梗死之间的联系。

三、临床病理讨论

病史摘要:女性患者,52 岁,农民,患风湿性心脏病二尖瓣狭窄 10 余年。近年来心功能一直不好。半年前出现右侧肢体偏瘫。近日呼吸困难加重,咳嗽,咳粉红色泡沫样痰,咯血,肝脾肿大,全身水肿,胸腹腔积液。经住院治疗无效死亡。

尸检所见:(主要脏器改变)

肉眼观:右肺下叶可见暗红色实性病灶,切面呈楔形,病灶底部靠近胸膜,尖端朝向肺门,边界清楚。左肺动脉大分支有两支血管内见暗红色固形物阻塞。心脏体积明显增大,重量增加,左心房、右心室和右心房明显扩张,左心房后壁局部粗糙,有凝血块样物附着。二尖瓣瓣膜增厚、变硬、变形,瓣口狭窄。左侧大脑内囊部脑组织灶性软化。

镜下:肺组织实性病灶内有明显的出血坏死,坏死灶内肺组织轮廓尚依稀可见。病灶周围肺组织高度淤血。左肺动脉分支内固形物为红色血栓成分。左心房后壁凝血块样物为附壁血栓。内囊部灶性软化的脑组织为液化性坏死。

讨论题:

1. 本例的病理诊断是什么?

2. 试分析其主要疾病的发生发展过程。

3. 右侧肢体偏瘫和肺出血坏死分别是如何形成的?

4. 试分析本例的死亡原因和可能机制。

(李国利　王成海)

第 四 章 炎　症

本章主要介绍炎症局部的基本病理变化、急性炎症、慢性炎症、炎症的临床表现和结局。要求掌握炎症的概念,炎症局部的基本病变(变质、渗出和增生),急性炎症渗出性病变的反应过程包括血管反应、液体渗出和细胞渗出,液体渗出和白细胞对机体的防御作用,炎症介质的分类和主要作用,急性炎症的形态学类型及病变特点,慢性炎症的分类及病变特点;熟悉炎症的局部表现和全身反应,炎症的结局。

第一节　概　述

一、炎症的概念

炎症(inflammation)是一种极常见又十分重要的病理过程,如疖、阑尾炎、肝炎、肺炎、肾炎、外伤感染等。当活组织被各种致病因子损伤时,损伤区域及周围组织发生以血管反应为中心的一系列变化,以便消除和局限病原因子,清除和吸收坏死的组织和细胞,随后过渡到修复,机体这种复杂的、以防御为主的反应称为炎症。炎症始于损伤又以修复告终,故损伤、炎症、修复三个病理过程是连续的有时相伴交叠进行,没有严格界限。

炎症的本质不是疾病,而是致炎因子引起的机体防御反应,是生物进化过程中获得并不断完善的抗病能力。炎症过程既保留了单细胞包围吞噬异物的自卫方式(白细胞具有此功能),又表现出由血管、神经、体液及白细胞共同参与的各种复杂的局部反应。当损伤因子刺激强烈、组织损伤严重时,常出现程度不等的全身反应。然而炎症不总是有益于机体,有时存在潜在的危害性,如过分剧烈的变态反应性炎症危及病人生命,心包、胸膜、肝、肾、脑和脑膜的重度炎症均可造成严重后果。正确认识炎症的发生、发展规律,对于防治炎症性疾病具有重要的意义。

二、炎症形成的原因

凡能引起机体组织和细胞损伤而诱发炎症的因素,统称为致炎因子。致炎因子种类繁多,一般可归纳为以下几类:

1. 生物性因子　如细菌、病毒、立克次体、真菌、螺旋体、寄生虫等。这是一组最常见、也是最重要的致炎因子,它们引起的炎症称为感染(infection)。若感染病原体数量多、机体抵抗力低下,病原生物不仅引起局部的损伤,而且能在人体内繁殖、扩散。它们引起炎症的机制各不相同。例如,细菌主要通过内、外毒素作用;病毒则在机体细胞内生长并破坏细胞的正常代谢,导致细胞死亡引起炎症;也可因病原体通过其抗原诱发免疫反应,造成组织、细胞的损伤而发生炎症。

2. 理化因子 物理性损伤,如高温、低温、放射线、激光、微波以及切割伤、挤压伤等。化学性损伤,如强酸、强碱、引起组织细胞损伤的药物,以及在病理条件下堆积于体内的代谢产物如尿酸、尿素等。

3. 组织坏死 缺血或缺氧等原因可引起组织坏死,坏死组织是潜在的致炎因子。在新鲜梗死灶边缘出现的充血出血带和炎症细胞浸润都是炎症的表现。

4. 变态反应 各型变态反应都可造成组织细胞损伤而引起变态反应性炎症,例如链球菌感染后肾小球肾炎。某些自身免疫性疾病也表现为炎症,例如结节性多动脉炎、溃疡性结肠炎等。

上述致炎因子是引起炎症的重要条件,但是否诱发炎症和引起炎症的程度如何,还取决于机体的抵抗力、免疫力、耐受性、组织特性等内在因素。例如,尽管新生儿神经系统尚未发育完善,但由于从母体获得了一定的抗体,所以新生儿对麻疹病毒和白喉杆菌有免疫作用,不易感染麻疹和白喉。先天性或后天性免疫缺陷患者,易发生正常人不易发生的某些细菌、真菌或寄生虫的机会感染。由此可见,机体的内在因素在炎症发生、发展中同样起了重要作用。

第二节 炎症的基本病理变化

炎症的基本病理变化包括变质(alteration)、渗出(exudation)和增生(proliferation)。在同一病变部位,这三者常按一定次序发生、发展,但往往有重叠,或以某种病变为主,有时也可互相转化。

一、变质

炎症局部组织发生的各种变性和坏死,统称变质。变质主要是由致炎因子的直接作用和炎症过程中出现的局部血液循环障碍引起。此时,局部组织细胞的代谢、功能也出现不同程度的障碍。组织细胞变性、坏死后,细胞的溶酶体膜崩解,释出多量水解酶,如蛋白酶、脂酶和磷酸酯酶,可进一步引起周围组织细胞的变性、坏死。

1. 形态变化 炎症局部实质细胞的变性,包括细胞水肿、脂肪变等,坏死包括凝固性坏死、液化性坏死和干酪性坏死。间质常表现为黏液样变性、纤维素样坏死等。

2. 代谢变化 主要表现为分解代谢增强,耗氧量增加。但由于酶系统受损和局部血液循环障碍,因此局部氧化代谢降低,产生许多氧化不全产物,如乳酸、脂肪酸、酮体、氨基酸等,在局部组织堆积,最后碱贮备消耗殆尽,引起局部酸中毒。一般说来,局部酸中毒在炎症灶中心最明显,炎症愈急剧,酸中毒愈明显。局部酸中毒一方面不利于病原微生物的生长,另一方面又给中性粒细胞的活动带来不利影响。此外还可使小血管受损,血管壁通透性增高。组织和细胞的酸中毒,还可使溶酶体膜受损,释放出多种炎症介质。

二、渗出

炎症局部组织血管内的液体和细胞成分通过血管壁进入组织间质、体腔、黏膜表面和体表的过程,称为渗出。渗出的血浆和细胞成分称为渗出物或渗出液(exudate)。渗出液在组织间隙中积聚引起水肿。当渗出液积聚在胸腔、腹腔、关节腔等浆膜腔内,称为炎性积液。炎症是以防御为主的病理过程,其中抗体和白细胞是两种最主要的防御成分。通过血管反应,抗体和白细胞得以渗出,并在局部消除致炎因子和有害物质。因此,血管反应是炎症中最重要的抗损伤过程。急性炎症反应的特征是血管变化和渗出性改变。

三、增生

炎症时增生是指在致炎因子或组织崩解产物等刺激下,病灶内巨噬细胞、纤维母细胞、内皮细胞、上皮细胞等增生和分化。在炎症早期,增生反应较轻微,在炎症后期较为明显。但某些急性炎症,例如急性弥漫性毛细血管内增生性肾小球肾炎和伤寒,则以增生性反应为主。炎症初期,来自血液和局部组织增生的巨噬细胞,具有吞噬病原微生物和清除组织崩解产物的作用。在炎症后期,纤维母细胞和血管内皮细胞增生明显,形成胶原和新生毛细血管,与浸润的炎细胞共同构成肉芽组织。出现肉芽组织,标志着炎症向愈复方向发展。

综上所述,任何致炎因子引起的炎症都具有变质、渗出和增生三种基本病理变化,只是不同类型的炎症以其中某一种基本病变为主。正如红、绿、蓝三原色的不同组合方式可混合出所有的颜色,变质、渗出、增生三种基本病理变化不同的比例,并且三者之间互相影响和转化,构成了不同类型的炎症反应。一般说来,变质反映了组织的损伤过程,而渗出和增生则反映了机体的抗损伤过程。急性炎症或炎症的早期,往往渗出性和变质性病变较显著,而慢性炎症或炎症的后期,则增生性病变较突出。但在炎症发展过程中,变质可以促进渗出和增生,渗出又可以加重变质。过度的增生不仅达不到修复的目的,还可能使疾病长期不愈或导致不良后果。因此,既要积极预防炎症性疾病的发生和发展,又要运用病理学知识,正确认识和区别损伤与抗损伤反应及其转化规律,采取适当的医疗措施,增强机体的防御能力,消除致炎因子,减少组织损伤,促进病变愈复。

第三节　急性炎症

炎症依其病程经过分为两大类:急性炎症(acute inflammation)和慢性炎症(chronic inflammation)。急性炎症反应迅速,持续时间短,常常仅几天,一般不超过一个月,病变以渗出性病变为主,炎症细胞浸润以中性粒细胞为主。慢性炎症持续时间较长,为数月到数年,病变以增生性变化为主,炎症细胞浸润以淋巴细胞和单核细胞为主。

急性炎症的主要特点是以血管反应为中心的渗出性变化,导致血管内的抗体和白细胞等透过血管壁进入炎症反应部位,消灭病原体,稀释并中和毒素,为炎症修复创造良好的条件。急性炎症时渗出性病变的反应过程包括血管反应、液体渗出和细胞渗出。

一、血管反应

急性炎症过程中组织发生损伤后,很快发生血流动力学变化,即血流量和血管口径的改变。血流动力学变化的速率取决于损伤的严重程度。血流动力学变化按如下顺序发生:

1. 细动脉短暂收缩　致炎因子作用于局部组织,细动脉反射性短暂痉挛,持续数秒到数分钟。

2. 血管扩张、血流加速　细动脉短暂收缩后随即扩张,毛细血管前括约肌开放,小动脉间交通支开放,局部血流加快,血灌注量增多,形成动脉性充血。局部组织因而发红、温度升高、代谢增强,持续数分钟到几小时不等。血管扩张机制早期是由于轴突反射和血管运动神经兴奋,持久性扩张是由于炎症介质的作用。

3. 血流速度减慢、血流停滞　由于炎症介质的作用,使血管壁通透性升高,血浆蛋白和液体在毛细血管静脉端和微静脉渗出,引起血液浓缩,黏滞性增加,导致血流缓慢,形成静脉淤血。同时,毛细血管及微静脉内的流体静压增高,以致大量血浆漏出,使局部组织水肿,血液的黏稠性更加增大。随血流速度减慢,红细胞聚集成团,边流消失,白细胞靠边和逸出。当血流几乎停止或只是晃动时称为淤滞(stasis),局部呈紫红色。严重时还可发生血栓形成或出血(图 4-1)。

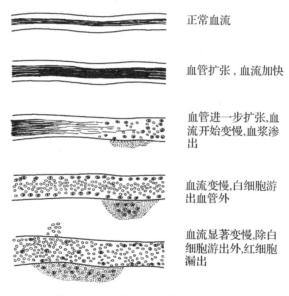

正常血流

血管扩张,血流加快

血管进一步扩张,血流开始变慢,血浆渗出

血流变慢,白细胞游出血管外

血流显著变慢,除白细胞游出外,红细胞漏出

图 4-1　急性炎症血管反应模式图

上述血管反应发展的速度与致炎因子性质和损伤的严重程度相关。极轻微的损伤仅引起血流加速,持续 10～15 分钟,迅速恢复正常,不出现渗出和血流减慢的改变。轻度损伤表现为持续血流加快数小时,血量增加,然后进展至血流缓慢,最后淤滞。重度损伤仅短暂的动脉性充血,血量增加,几分钟内就发生淤滞。此外,炎症局部的不同区域,血管反应也不一致,如烫伤中心区呈现淤滞时,周边区尚表现为血管扩张、血流量增加。

二、液体渗出

由于血管壁受损的程度不同,液体渗出的成分也有差别。血管壁受损轻微时,渗出液中仅含盐类和小分子白蛋白。当血管壁受损严重时,分子量较大的球蛋白甚至纤维蛋白也能渗出。

炎性渗出液与单纯因流体静压升高形成的漏出液不同,两者的区别见表 4-1。

表 4-1　渗出液与漏出液的鉴别

	渗出液	漏出液
蛋白质	>30 g/L	<25 g/L
比重	>1.018	<1.018
细胞数	>5×10⁸/L	<1×10⁸/L
Rivalta 试验	阳性	阴性
凝固	能自凝	不能自凝
透明度	混浊	澄清

液体渗出的原因和机制十分复杂,其中有些尚未完全阐明,主要归纳为三个方面,即血管壁通透性升高、毛细血管内流体静压增高和炎症区域内组织渗透压升高。一般而言,液体渗出是这三方面因素共同作用的结果。

1. 血管壁通透性升高　这是液体渗出最主要的原因,主要发生于微静脉和静脉端毛细血管。正常的微循环,血管通透性主要依赖于内皮细胞的完整性。在炎症过程中,下列机制可引起血管通透性升高:

(1)内皮细胞收缩:内皮细胞收缩是由速发短暂反应和内皮细胞骨架重构两种机制引起。组织胺、缓激肽和其他炎症介质与内皮细胞受体结合以后,可迅速引起内皮细胞收缩,细胞间隙增宽。由于这些炎症介质的半寿期较短,仅 15～30 分钟,故这种反应被称为速发短暂反应。此反应累及微静脉,而细动脉和毛细血管不受累。抗组织胺药物能抑制此反应。内皮细胞收缩的另一个机制是内皮细胞骨架重构。

(2)直接内皮损伤:如严重烧伤和化脓性细菌感染等严重刺激可直接造成内皮细胞损伤,使之坏死和脱落,迅速出现血管壁通透性升高,并在高水平上持续几小时到几天,直至受损血管内形成血栓,此过程称为速发持续反应。微循环各级血管均可累及。

(3)迟发持续性渗漏:轻度和中度热损伤、X 线和紫外线损伤以及某些细菌毒素引起的内皮细胞直接损伤或Ⅳ型变态反应等发生较晚,常在 2～12 小时之后,但可持续几小时到几天,称为迟发持续反应。此反应仅累及毛细血管和小静脉,其形成机制可能与内皮细胞凋亡或细胞因子作用有关。

(4)白细胞介导的内皮损伤:在炎症的早期,白细胞附壁并与内皮细胞黏附,引起白细胞激活,释放具有生物活性的氧自由基和蛋白水解酶,引起内皮细胞的损伤或脱落,使血管壁通透性增加。

(5)新生毛细血管壁的高通透性:在修复过程中所形成的新生毛细血管芽,其内皮细胞连接发育不成熟,使液体外渗和水肿。

2. 微循环内流体静压升高　由于炎症区域内的细动脉和毛细血管扩张,静脉淤血、血流缓慢,使毛细血管内流体静压升高,血管内液体渗出增多。

3. 组织渗透压升高　炎症时,组织变质,使局部组织中许多大分子物质分解为小分子物质,因而胶体渗透压升高;组织的分解代谢增强,钾离子、磷酸根离子及其他离子浓度升高,因而晶体渗透压也升高。这些均促进了液体的渗出。

液体的渗出对机体具有重要防御意义：①稀释和中和毒素，减轻毒素对局部的损伤作用。因为大量的渗出液能稀释毒素，带走炎症灶内的有害物质；②渗出液中有丰富的抗体和补体，有利于消灭病原微生物；③渗出的纤维素交织成网，可以阻止病原菌的扩散，并有利于白细胞发挥吞噬作用；④渗出物中的病原微生物和毒素随淋巴液被带到局部淋巴结，有利于细胞和体液免疫的产生。

但若渗出液过多，也可压迫周围的组织和器官，造成不良后果，例如心包或胸腔积液分别压迫心脏和肺脏，严重喉头水肿可引起窒息；纤维素渗出若不能被完全溶解吸收，则会发生机化，引起器官和组织的粘连，例如肺肉质变和缩窄性心包炎。

三、白细胞的渗出和吞噬作用

炎症过程中不仅有液体渗出，而且还有白细胞渗出。各种白细胞由血管内渗出到组织间隙的现象，称为炎细胞浸润（inflammatory cell infiltration）。白细胞，特别是中性粒细胞和巨噬细胞，能吞噬病原微生物、异物和坏死组织碎片。渗出的白细胞也称为炎细胞（inflammatory cell）。白细胞渗出与液体渗出的机制不同，是主动过程，包括靠边、附壁、游出、趋化和吞噬。

1. 白细胞靠边、附壁和黏着　炎症时，随着血流速度减慢，轴流变宽，白细胞进入边流，向管壁靠拢，称白细胞靠边（leukocytic margination）。白细胞与内皮细胞相接触，初时尚可缓慢滚动，以后则与内皮细胞附着，形成白细胞的附壁黏着。

虽然多种因素影响着内皮细胞与白细胞的附壁黏着，诸如内皮细胞和白细胞表面负电荷被中和而相互排斥力下降，二价阳离子桥接内皮细胞与白细胞而促进黏着等，但目前认为这种黏着是内皮细胞和白细胞表面的黏附分子介导的，包括免疫球蛋白超家族分子和整合蛋白类分子。炎症可诱导内皮细胞和炎症细胞表达新的黏附分子，增加黏附分子的数目和增强彼此的亲和性。

2. 白细胞游出　白细胞通过血管壁进入周围组织的过程，称为白细胞的游出（emigration）。白细胞附壁后以阿米巴样方式运动，先伸出伪足插入内皮细胞间连接，穿过变宽的连接间隙，通过变形运动，整个细胞游出到内皮细胞与基底膜之间，最后穿过基底膜到达血管外。这种游出过程依靠白细胞胞浆反复从凝胶状态转变为溶胶状态而完成。当细胞一部分变为溶胶状态就形成伪足，向前伸展，接着这部分胞浆转化为凝胶状态，胞体收缩并同时向前移动，在游出过程中，内皮细胞收缩使细胞间隙增宽。还有学者发现炎症时内皮细胞胞突伸长将白细胞包围，以协助白细胞游出，同时限制血浆渗出（图4-2）。中性粒细胞游出血管壁需2~8分钟。

游出的白细胞最初围绕血管周围，随后沿

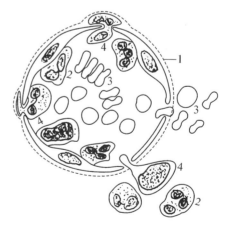

1. 内皮细胞；2. 附壁和已游出的白细胞；3. 红细胞；4. 正在游出的白细胞

图4-2　白细胞游出示意图

组织间隙以 15~20 μm/min 的速度作阿米巴样定向游走,向炎症灶中心区聚集。白细胞一旦游出血管就不再返回血流。有时红细胞也可随白细胞透出,这是由于血管内流体静压将它从白细胞游出的微小缺口挤出。内皮受损严重时,红细胞会大量漏出,构成出血性炎症。

急性炎症时,一般中性粒细胞首先游出,单核细胞和淋巴细胞稍后游出,但伤寒以单核细胞游出为主。病毒感染或免疫反应时,以淋巴细胞游出和积聚为显著。一些过敏反应中则以嗜酸性粒细胞浸润为主。研究结果表明,在急性炎症的最初几日,中性粒细胞的游出最多。以后,单核细胞逐渐增多,超过中性粒细胞,且持续时间亦长。这可能与中性粒细胞的溶酶体酶能趋化单核细胞有关。中性粒细胞游出血管后仅存活 24~48 小时,在酸性环境中容易死亡。而巨噬细胞寿命长,且能在组织中进行分裂。值得注意的是,白细胞是主动游出,故与血管壁通透性升高不成平行关系。

白细胞血管内皮细胞间黏附分子、血管内皮细胞间黏附分子在白细胞游出中具有重要作用,此外,还与炎区组织中产生的一些具有趋化作用的化学物质有关。

3. 趋化作用 白细胞从血管内游出到血管周围后,朝化学刺激物所在部位作定向游走,称为趋化作用(chemotaxis)。能吸引白细胞作趋化游走的化学物质称为趋化因子。

白细胞的趋化因子有多种,如 IgG 的衍化物白细胞游出素(leukoegresin),可特异地趋化中性粒细胞;中性粒细胞释出的阳离子蛋白和淋巴细胞产生的淋巴因子对单核细胞有趋化作用;肥大细胞释放的嗜酸性粒细胞趋化因子(ECF-A)对嗜酸性粒细胞有很强的趋化作用;补体片段,特别是 C_{5a} 对中性粒细胞、单核细胞、嗜酸性粒细胞均有趋化作用。此外,纤维素、胶原、组织崩解产物、细菌毒素及其代谢产物、病毒感染的细胞等,多通过激活补体而发挥趋化作用。

趋化作用是个十分复杂的生物学现象,确切机制尚未阐明。近年研究表明,趋化因子是通过靶细胞表面的特异性受体而发挥作用的。

4. 吞噬作用 白细胞在炎症灶内对病原体和崩解的组织碎片进行识别、吞噬、杀灭和分解的过程,称为吞噬作用(phagocytosis)。人体的吞噬细胞主要有两种,即中性粒细胞(小吞噬细胞)和巨噬细胞(大吞噬细胞)。其他白细胞的吞噬能力均很弱。吞噬过程包括识别和黏着、吞入、杀灭和降解三个阶段(图 4-3)。

(1) 识别和黏着:血清中存在着调理素(opsonin),所谓调理素是指一类能增强吞噬细胞吞噬功能的蛋白质,包括 IgG 的 Fc 段、补体 C_{3b} 等。它们覆盖在病原体的表面,可被吞噬细胞膜上的特异性免疫球蛋白 Fc 受体(FcγR)、补体受体(CR_1、CR_2、CR_3)识别。

(2) 吞入:识别附着后,吞噬细胞即形成伪足,并且伸长、包绕、融合,将病原体包围吞噬,形成吞噬体(phagosome)。

(3) 杀灭和降解:吞噬体与溶酶体融合,形成吞噬溶酶体(phagolysosome),病原体在溶酶体水解酶的作用下被杀灭和降解。含有已被降解和消化了的异物残渣的溶酶体称为残体。

通过吞噬细胞的杀灭作用,大多数病原微生物被杀灭。但有些细菌在白细胞内处于静止状态,依然具有生命力和繁殖力,如结核杆菌。一旦机体抵抗力下降,这些病原体又能繁殖,并可随吞噬细胞的游走而在体内播散。生活在吞噬细胞内的细菌难以受到抗生素和机体防御机制的影响,故不易被消灭。

杀灭和降解病原体的机制包括依赖氧的杀伤机制和不依赖氧的杀伤机制两种。

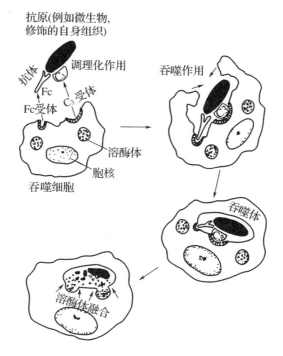

图 4-3 吞噬过程示意图

吞噬细胞的识别、吞噬和降解

白细胞在局部还具有免疫作用。发挥免疫作用的细胞主要为单核细胞、淋巴细胞和浆细胞。抗原进入机体后,巨噬细胞将其吞噬处理,再把抗原呈递给 T 和 B 细胞,免疫活化的淋巴细胞分别产生淋巴因子或抗体,发挥杀伤病原微生物的作用。

白细胞在吞噬过程中不仅可向吞噬溶酶体内释放产物,而且还可将产物释放到细胞外间质中。中性粒细胞释放的产物包括溶酶体酶、活性氧自由基、前列腺素和白细胞三烯,这些产物可引起内皮细胞和组织损伤,加重最初致炎因子的损伤作用。由此可见,如能控制白细胞一定程度的渗出才是更有益的。

四、炎细胞的种类

常见的炎细胞(图 4-4)有以下几种:

1. 中性粒细胞 是化脓性炎或急性炎症中最常见的炎细胞,亦可见于慢性炎症急性发作时。

2. 单核细胞及巨噬细胞 血液中的单核细胞进入组织后则转化为巨噬细胞,它具有很强的吞噬功能。常见于急性炎症后期或慢性炎症。

3. 淋巴细胞和浆细胞 多见于慢性炎症、病毒所致炎症以及与免疫反应有关的炎症。

4. 嗜酸性粒细胞 多见于各种慢性炎症,尤其是寄生虫引起的炎症和 I 型变态反应性炎症。

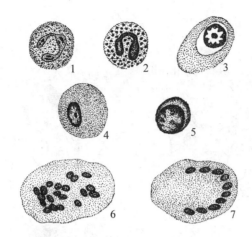

1. 中性粒细胞；2. 嗜酸性粒细胞；3. 浆细胞；4. 巨噬细胞；
5. 淋巴细胞；6. 异物巨细胞；7. 朗汉斯巨细胞

图 4 - 4　几种常见的炎细胞

知 识 链 接

中性粒细胞在局部抗感染中发挥十分重要的作用。当机体遭受病原微生物，特别是化脓性细菌感染时，中性粒细胞即发挥其防御功能。近年研究表明，当病原微生物引起感染时，中性粒细胞可释放中性粒细胞胞外诱捕网（neutrophil extracellular traps NETs），网罗、杀伤病原体从而参与机体自身免疫应答。NETs 由 DNA 纤维网、组蛋白、髓过氧化物酶、中性粒细胞弹性蛋白酶、组织蛋白酶和抗菌肽等构成。

中性粒细胞胞外诱捕网也是把双刃剑，在局部感染期间由于能捕捉和杀灭病原体对机体是有利的，但在系统性感染时由于对肺泡上皮细胞的毒性可造成急性肺损伤，以及对内皮细胞和凝血系统的影响可诱发 DIC，都可能增加脓毒症患者的病死率。NETs 也参与了系统性红斑狼疮、类风湿关节炎、小血管炎等自身免疫性疾病的发生和发展，这些都是对机体不利的影响。

5. 嗜碱性粒细胞和肥大细胞　常见于变态反应性炎症。

五、炎症介质

炎症反应中除早期有神经介导作用外，都是通过化学介质发挥作用的，尤其是急性炎症时，局部反应的每个阶段都与化学介质的作用密切相关。炎症过程中参与介导炎症反应的化学因子称为炎症介质（inflammatory mediator）。炎症介质有内源性和外源性两种，内源性炎症介质又可分为细胞释放的炎症介质和体液中产生的炎症介质两种。

（一）细胞释放的炎症介质

1. 血管活性胺　包括组织胺和 5-羟色胺。组织胺存在于肥大细胞、嗜碱性粒细胞和血小板中。组织胺可使细动脉和毛细血管扩张、微静脉内皮收缩,导致血管壁通透性增高。组织胺对嗜酸性粒细胞还有趋化作用。5-羟色胺在人类炎症中的作用不很明显。

2. 花生四烯酸代谢产物 包括前列腺素和白细胞三烯两大类产物。体内几乎所有细胞都能合成前列腺素。前列腺素除了有强烈的扩血管作用及使血管壁通透性增高的作用外,还具有致热和致痛作用。白细胞三烯主要由白细胞和肥大细胞合成,具有强烈的增高血管壁通透性的作用(为组织胺的 $200\sim1\,000$ 倍),白细胞三烯中的 B_4 成分还具有白细胞趋化作用。

知 识 链 接

一个多世纪以来,人们发现阿司匹林有较强的消炎、解热和镇痛作用,但具体机制并不明确。英国药理学家 John Robert Vane 揭开了这一谜团,因此他获得了 1982 年诺贝尔医学奖。原来花生四烯酸通过环氧化酶(cyclooxygenase COX)合成前列腺素,后者作为重要的炎症介质,参与了多种炎症反应,可引起血管扩张、组织水肿、发热和疼痛。COX 共有 3 种亚型,其中 COX-2 和 COX-3 参与炎症反应,而 COX-1 则对胃黏膜起保护作用。阿司匹林可同时抑制这三种 COX,在消炎镇痛的同时却造成了胃黏膜的损伤,引起胃肠道反应、胃炎甚至胃溃疡。使用阿司匹林肠溶片,以及特异性 COX-2 抑制剂则可减轻这些副作用。

---

3. 白细胞产物 主要为中性粒细胞、单核巨噬细胞释放的氧自由基和溶酶体酶成分。

(1)氧自由基:为吞噬细胞吞噬后的依赖氧杀菌机制产生。氧自由基可以与细胞膜上的脂质发生过氧化反应,破坏细胞膜的稳定性,除了杀菌作用以外也可导致细胞、组织的损伤(如内皮细胞的损伤可引起血管壁通透性增高)。氧自由基还可灭活一些抗蛋白酶类(如 α_1-抗胰蛋白酶),导致炎症时细胞释放的蛋白酶活性过高,使周围正常组织遭到破坏,引起扩大的组织损伤。

(2)中性粒细胞溶酶体成分:包括酶与非酶两类成分,在中性粒细胞吞噬时外逸或中性粒细胞死亡时释放。酶类中的中性蛋白酶(包括弹力蛋白酶、胶原酶等)、酸性蛋白酶(包括组织蛋白酶 A、B、C、D、E 等)可介导细胞、组织的损伤。非酶类的阳离子蛋白能刺激肥大细胞,使其脱颗粒释放组织胺,直接或间接地引起血管扩张、通透性增高及趋化白细胞和杀菌作用,阳离子蛋白还具有致热源的作用,可引起机体发热。

4. 细胞因子 主要由激活的淋巴细胞、单核巨噬细胞产生。细胞因子可调节其他炎症细胞的功能,特别是细胞免疫反应的发生和发展,在介导炎症反应中也有重要作用。在炎症中起重要作用的细胞因子有:

(1)白细胞介素(interleukin,IL)与肿瘤坏死因子(tumor necrotic factor,TNF):IL-1 和 TNF 可促进内皮细胞表达黏附分子,有利于白细胞游出过程中的黏附作用。两者都有致热源的作用,可引起机体发热。IL-1 还有促进纤维母细胞、内皮细胞增生的作用。IL-8、TNF 具有强烈的中性粒细胞趋化和激活作用(TNF 还可促使溶酶体酶释放,引起组织损伤)。

(2)淋巴因子(lymphokine):如巨噬细胞游走抑制因子、活化因子、趋化因子(MIF、

MAF、MCF)，白细胞趋化因子、游走抑制因子(LCF、LIF)等。

5. 血小板激活因子(platelet activating factor，PAF)　目前已知 PAF 来源于活化的嗜碱性粒细胞、肥大细胞、中性粒细胞、单核巨噬细胞、血管内皮细胞及血小板本身。PAF 作用于血小板，使之激活、聚集，影响血流动力学改变；增加血管通透性，促使白细胞与内皮细胞黏着，以及影响趋化作用和促使白细胞脱颗粒；PAF 还有刺激白细胞和其他细胞合成前列腺素和白细胞三烯的作用。

6. 一氧化氮(NO)　主要是由内皮细胞、巨噬细胞和一些特定神经细胞在一氧化氮合酶(NOS)作用下生成的。NO 参与炎症过程，主要是作用于血管平滑肌，使血管扩张；抑制血小板黏着和聚集、抑制肥大细胞引起的炎症反应；调节、控制白细胞向炎症灶的集中。细胞内大量 NO 可减少微生物复制，但也可造成组织细胞的损伤。

7. 神经肽　如 P 物质，存在于肺和胃肠道的神经纤维，有传递疼痛信号、调节血压、刺激免疫细胞和内分泌细胞分泌的作用。P 物质是增加血管通透性的强有力的介质。

(二) 体液源性的炎症介质

血浆中存在相互关联的四大炎症介质系统。

1. 激肽系统　激肽系统被激活后可产生一系列中间产物，其最终产物为缓激肽。缓激肽的作用主要为扩张细动脉、增强血管壁通透性(其作用强度相当于组织胺的 800 倍)和强烈的致痛作用。

2. 补体系统　与炎症有关的补体片段主要为 C_{3a}、C_{5a} 和 C_{567}。C_{3a}、C_{5a} 又称过敏毒素，能促使肥大细胞和血小板释放组织胺；C_{5a}、C_{567} 对吞噬细胞有强烈的趋化作用；C_{3b} 具有调理素作用，可增强吞噬作用。

3. 凝血系统　在凝血系统激活过程中，凝血酶激活纤维蛋白原时产生酶解片段纤维蛋白和纤维蛋白多肽，后者可使血管壁通透性增高，并具有白细胞趋化作用。

4. 纤溶系统　纤溶系统激活后产生的纤维蛋白降解产物也具有增高血管壁通透性和白细胞趋化作用。

(三) 炎症介质的作用特点

综上所述，炎症介质具有如下一些共同特点：

1. 很多炎症介质通常是以其"前体"或"非活性"状态存在于体液或细胞之中，经多步骤的激活后才能发挥作用，其活性状态的半衰期往往较短，一旦释放或激活，即被迅速灭活破坏，从而维持动态平衡。

2. 炎症介质的释放可同时激活起反作用的拮抗物，起到负反馈调节作用。

3. 各种炎症介质的致炎效应不尽相同，某些炎症介质可表现为多种致炎效应，而不同的炎症介质也可表现出相同的致炎效应。

4. 不同的炎症介质系统之间有着密切的联系，如激肽、补体、凝血和纤溶系统的激活产物在炎症反应中是重要的炎症介质。组织损伤时激活的Ⅻ因子(hageman factor)可启动上述四大系统的激活，各系统激活过程中的中间产物也可激活其他系统。

主要炎症介质的种类及其生物学作用归纳如表 4-2。

表 4-2 炎症中的主要介质及其作用

作 用	主要炎症介质
扩张血管	组胺、缓激肽、前列腺素、NO
增加血管壁通透性	组胺、缓激肽、C_{3a} 和 C_{5a}、白细胞三烯、PAF、P 物质
趋化作用	白细胞三烯、C_{5a}、细菌产物、阳离子蛋白、化学因子
发热	IL-1、IL-2、TNF-α、前列腺素
疼痛	前列腺素、缓激肽
组织损伤	氧自由基、溶酶体酶、NO

六、急性炎症的形态学类型

炎症反应的发生发展过程复杂多样,由于致炎因子和组织防御反应的不同,急性炎症的形态学类型也有所差异。炎症包括变质、渗出和增生三种基本病理变化,因而根据不同的病理变化将急性炎症分为变质性炎、渗出性炎和增生性炎三种类型。

(一)变质性炎

变质性炎(alterative inflammation)是以局部组织的变性和坏死为主要病变,常见于感染、中毒和变态反应,主要发生于肝、肾、心和脑等实质器官。例如急性病毒性肝炎,肝细胞可出现细胞水肿、溶解性坏死等病变;流行性乙型脑炎,神经细胞变性、坏死以及脑软化灶形成;阿米巴感染造成肝细胞大量坏死形成阿米巴脓肿。由于病变器官的实质细胞变性、坏死,变质性炎常导致器官的功能障碍。

(二)渗出性炎

渗出性炎(exudative inflammation)在急性炎症中最为常见,病变以渗出性改变为主,病灶内形成大量渗出物。由于致炎因子和机体反应的不同,渗出物的成分也有所不同。根据渗出物的主要成分,通常将渗出性炎分为浆液性炎、纤维素性炎、化脓性炎和出血性炎等几种类型。

1. 浆液性炎　浆液性炎(serous inflammation)以浆液渗出为其特征,浆液性渗出物以血浆成分为主,也可由浆膜的间皮细胞分泌,含有 3%~5% 的小分子蛋白质(主要是白蛋白)、少量白细胞和纤维素。浆液性炎主要发生于浆膜、黏膜和疏松结缔组织等处,如感冒初期的鼻炎、皮肤Ⅱ度烧伤所形成水泡(图 4-5)、风湿性关节炎的关节腔积液等都是属于浆液性炎的表现。

浆液性炎组织损伤较小,病因消除后渗出的成分易于吸收消散,由于组织没有明显的破坏,因此愈后一般不留痕迹。炎症过程中如果渗出过多则可导致严重后果,如心包腔内过多的浆液性渗出可影响心肺的功能,喉头浆液性炎造成的喉头水肿可引起窒息。

2. 纤维素性炎　纤维素性炎(fibrinous inflammation)是以大量纤维蛋白原渗出为主,并在炎症灶内形成纤维素为特征的炎症。此时血管壁的损伤较重,通透性较浆液性炎时增高更为明显,以至于大分子的纤维蛋白原大量渗出。

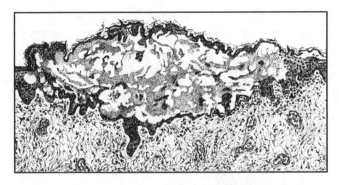

图4-5 皮肤浆液性炎(疱疹)

表皮层内有一大水泡形成,其中含多量浆液

纤维素性炎常由细菌毒素(如白喉杆菌、痢疾杆菌、肺炎球菌毒素等)或有毒物质(如尿毒症时的尿素、汞中毒等)引起,常发生于黏膜、浆膜和肺。镜下(HE染色)观:纤维素为红染、网片状或细丝状物,夹杂有一定量的中性粒细胞。发生于黏膜的纤维素性炎(如白喉、细菌性痢疾)纤维素、白细胞和坏死的黏膜上皮常混杂在一起,形成灰白色的膜状物,覆盖在黏膜的表面,称为"假膜"(或伪膜)。因此,黏膜的纤维素性炎又称为"假膜性炎"(pseudomembranous inflammation)(图4-6)。发生于鳞状上皮的假膜附着力较牢,不易脱落(如咽白喉);而发生于柱状上皮的假膜附着力较弱,容易脱落(如气管白喉),气管白喉的假膜脱落后可阻塞支气管引起窒息(图4-7)。

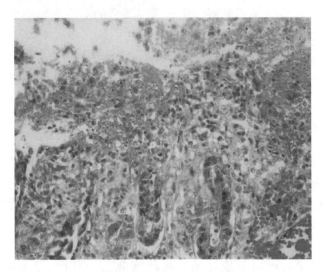

图4-6 结肠假膜性炎(HE染色,高倍)

肠黏膜上皮变性坏死,与渗出的纤维素及白细胞等混杂,形成假膜。黏膜充血水肿,炎细胞浸润

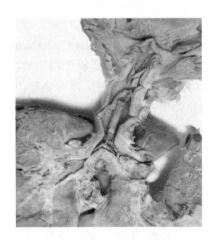

图4-7 白喉

气管及主支气管内可见剥脱的假膜

浆膜的纤维素性炎常见于胸膜腔和心包腔,如肺炎球菌引起的纤维素性胸膜炎,风湿及心肌梗死引发的纤维素性心外膜炎(图4-8),心外膜的纤维素性渗出物由于心脏的不停搏动而呈绒毛状,又称"绒毛心"。

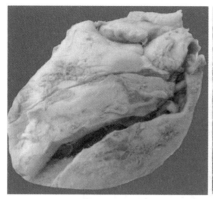
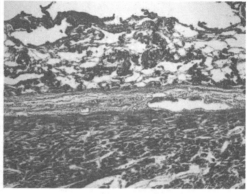

肉眼观 　　　　　　镜下观：见心外膜充血水肿，炎细胞浸润，
　　　　　　　　　　心外膜表面大量纤维素渗出(HE染色，低倍)

图4-8　纤维素性心外膜炎

纤维素性渗出物一般可通过中性粒细胞释放的蛋白溶解酶溶解吸收，但如果炎症时渗出的纤维素过多或中性粒细胞释放的蛋白溶解酶不足(如白细胞缺乏症、中性粒细胞蛋白溶解酶缺陷病人)，则渗出的纤维素不能全部被降解吸收，只能通过肉芽组织增生的方式发生机化，因此可造成器官、组织大量纤维结缔组织增生，功能受到严重影响。

3. 化脓性炎　　化脓性炎(suppurative or purulent inflammation)以大量中性粒细胞渗出为主，并伴有不同程度的组织坏死和脓液形成为特点。

化脓性炎多由葡萄球菌、链球菌、大肠埃希菌等化脓菌引起，也可由某些化学物质引起，如将松节油注入组织内引起的化脓。这种非细菌因素引起的化脓现象称为"无菌性化脓"。化脓性炎时，炎症灶中的细胞、组织在细菌和中性粒细胞释放的蛋白溶解酶的作用下发生液化坏死，加上血管的液体渗出，形成肉眼呈黄白色的浓稠液体，称为"脓液"(pus)。脓液中的中性粒细胞除极少数仍有吞噬能力外，大多数已发生变性和坏死，称为脓细胞。脓液中除含有脓细胞外，还含有大量的细菌、坏死组织碎片和少量浆液。视感染细菌种类的不同，脓液可呈不同的颜色、气味和黏稠度，借此特征常可大致判断感染细菌的种类。化脓性炎有以下三种主要的病理类型：

(1) 表面化脓和积脓：表面化脓是指浆膜或黏膜的化脓性炎，且炎症仅限于浆膜或黏膜的浅层，脓液主要向黏膜或浆膜表面渗出，深部组织的炎症不明显，如化脓性尿道炎、化脓性支气管炎等。如果表面化脓渗出的脓液积聚在浆膜腔或空腔脏器内(如胆囊、输卵管等)，则称为"积脓"(empyema)。

(2) 脓肿(abscess)：局限性化脓伴有脓腔形成的化脓性炎称为脓肿(图4-9)，常由金黄色葡萄球菌引起。金黄色葡萄球菌感染不仅使组织发生液化坏死，同时由于其血浆凝固酶的作用使渗出的纤维蛋白原转变为纤维素，使病变比较局限。早期脓肿边缘组织充血水肿、炎细胞浸润，以后肉芽组织逐渐增生，形成包绕脓腔的脓肿膜。脓肿膜具有限制病变扩散的作用，但过厚的脓肿膜也使脓液吸收困难，药物也不易进入，因此往往需要手术切开排脓或穿刺抽脓。脓液及坏死物清除干净后，由肉芽组织填补修复，最后形成结缔组织瘢痕。

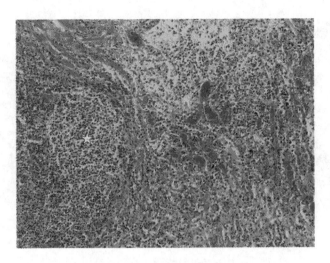

图 4 - 9　肾脓肿(HE 染色,低倍)

肾组织充血水肿,大量中性粒细胞浸润。白星号示脓肿灶,
局部肾组织完全坏死、液化,伴有大量脓细胞聚集

疖(furuncle)是毛囊、皮脂腺及其周围组织的脓肿。疖中心部分液化变软后,脓液便可破出。痈是多个疖的融合,在皮下脂肪和筋膜组织中形成许多相互的脓肿,必须及时切开排脓。

皮肤、黏膜浅部的脓肿可向表面破溃而形成较大的缺损,称为溃疡(ulcer)。深部组织的脓肿如向体表或自然管道穿破,可形成一端开口的盲管,称为窦道(sinus)。如果深部脓肿形成体表与有腔器官之间或两个有腔器官之间的有两个以上开口的病理性管道,则称为瘘管(fistula)。例如,肛门周围组织的脓肿可向皮肤穿破,形成窦道;也可以一端穿破皮肤,另一端穿入直肠肛管而形成两端连通的瘘管称为肛瘘(图 4 - 10)。由于窦道、瘘管不断排出脓液,因此病变较难愈合。

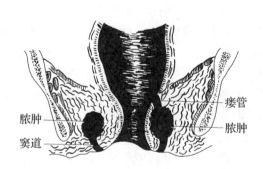

图 4 - 10　肛门周围脓肿
窦道、瘘管形成

案例 4-1

【病例摘要】

患者,男,75 岁,因颈部肿痛伴发热 2 周入院。患者 2 周前出现颈部皮肤肿胀、疼痛,范围逐渐扩大,疼痛加剧。体检:背部可见约 5 cm×4.5 cm 圆形皮肤隆起,暗红色,表面可见多个脓点,部分已破溃流脓,触痛明显,颈部可扪及多个肿大的淋巴结,有触痛。血常规:白细胞计数 $15.6×10^9/L$,中性粒细胞 87%。

【问题】

(1) 该患者颈部病变是什么?

(2) 该病变属于哪种类型的炎症?

(3) 蜂窝组织炎(phlegmonous inflammation):又称蜂窝织炎,是指疏松结缔组织内的弥漫性化脓性炎,常见于皮肤、肌肉和阑尾。蜂窝组织炎主要由溶血性链球菌引起,链球菌分泌的透明质酸酶和链激酶可降解组织间质中的基质成分(透明质酸和纤维素等),因此细菌很容易通过组织间隙蔓延扩散。病变的组织高度水肿,与正常组织分界不清晰,大量中性粒细胞浸润,但组织液化坏死不明显(图 4-11)。

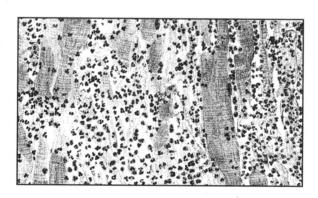

图 4-11 横纹肌蜂窝组织炎

组织水肿,肌纤维间大量中性粒细胞浸润,部分肌纤维变性坏死

4. 出血性炎 出血性炎(hemorrhagic inflammation)并非独立的一种炎症类型。当炎症过程中血管壁损伤严重,通透性极度增高时,导致大量红细胞的漏出,即可称出血性炎。常见于肾综合征出血热、钩端螺旋体病和鼠疫等。

上述几种炎症类型可单独发生,也可几种同时并存,如浆液纤维素性炎、纤维素性化脓性炎等。一种类型的炎症也可以转变为另一种类型的炎症。

(三) 增生性炎

大多数急性炎症局部的病变以变质和渗出为主,但也有少数急性炎症以增生性改变为主,这类炎症称为增生性炎(proliferative inflammation)。例如,急性弥漫性增生性肾小球肾炎,病理变化主要为肾小球毛细血管内皮细胞和系膜细胞增生;早期伤寒的病理变化则表现为单核巨噬细胞增生为主。

第四节 慢性炎症

慢性炎症一般起病较缓,病程较长(数月至数年)。慢性炎症除了缓慢起病、逐渐出现临床症状以外,也可以由急性炎症的病程延长、病变发生变化转变而来。部分病人甚至发病后没有明显的临床症状,等到出现临床表现时已属疾病的晚期。约有25%的慢性硬化性肾小球肾炎病人,起病缓慢,无自觉症状,无肾炎病史,发现时已为晚期,可出现各种严重的并发症。慢性炎症局部的病变以增生为主,浸润的炎细胞主要为淋巴细胞、浆细胞及巨噬细胞,血管扩张充血、渗出、变质性改变常不明显。

慢性炎症发病机制十分复杂,其发生原因主要为:病原微生物长期存在、理化因子长期刺激和自身免疫反应;淋巴细胞、巨噬细胞持续激活以及各种细胞因子不断释放可能是慢性炎症发展的关键机制。

根据形态学特点,慢性炎症可分为非特异性慢性炎和慢性肉芽肿性炎两大类。

一、非特异性慢性炎

非特异性慢性炎病变主要表现为纤维母细胞、血管内皮细胞和组织细胞增生,伴有淋巴细胞、浆细胞和巨噬细胞等慢性炎细胞浸润,同时局部的被覆上皮、腺上皮和实质细胞也可增生。慢性炎症还可伴有肉芽组织的形成。这类炎症常见于有较大组织缺损的病变,此时肉芽组织在慢性脓肿、瘘管和慢性黏膜溃疡的吸收和分解上起重要作用。

长期慢性炎症使局部黏膜上皮、腺体及间质增生,形成带蒂、向表面突起的肉样肿块,称为炎性息肉(inflammatory polyp),常见于鼻黏膜、肠黏膜及子宫颈黏膜(图4-12)。若炎性增生形成境界清楚的肿瘤样肿块,则称为炎性假瘤(inflammatory pseudotumor),常发生于眼眶和肺,须与真性肿瘤鉴别。

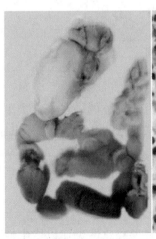
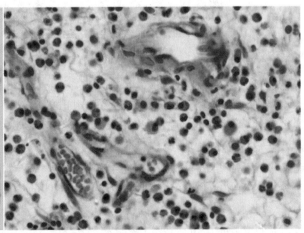

鼻黏膜组织增生形成息肉,息肉的间质高度水肿,呈半透明状

鼻息肉组织形态:间质水肿、充血;大量嗜酸性粒细胞以及少量浆细胞、巨噬细胞核中性粒细胞浸润(HE染色,高倍)

图4-12 慢性鼻炎

二、慢性肉芽肿性炎

以单核巨噬细胞增生为主,形成结节状、境界清楚的增生性病灶称为肉芽肿(granuloma),以肉芽肿形成为特征的慢性炎症称为慢性肉芽肿性炎(chronic granulomatous inflammtion)。肉芽肿的结节较小,一般直径为 0.5～2 mm。根据致炎因子的不同,肉芽肿可分为感染性肉芽肿和异物性肉芽肿。感染性肉芽肿由生物病原体如结核杆菌、伤寒杆菌、麻风杆菌、梅毒螺旋体、真菌和寄生虫等引起,异物性肉芽肿多由手术缝线、木刺、粉尘、滑石粉等异物引起。此外,有些自身免疫性疾病也可引起肉芽肿形成(如风湿病、Wegener's 肉芽肿)。

构成肉芽肿的基本成分为单核巨噬细胞,不同病因引起的肉芽肿形态不完全一致,根据典型肉芽肿的形态特征往往可以判断其病因。以结核杆菌引起的结核性肉芽肿(结核结节)为例(图 4 - 13),其形态结构由内向外依次为:

1. 干酪样坏死　有的结核结节中心为干酪样坏死,内含坏死的组织细胞、白细胞和结核杆菌,组织坏死彻底,镜下仅见一些无定形的颗粒状物质,这可能是细胞免疫介导免疫反应的结果。

2. 类上皮细胞　类上皮细胞是结核性肉芽肿中增生的单核巨噬细胞的主要类型。在巨噬细胞趋化因子(MCF)、巨噬细胞游走抑制因子(MIF)和巨噬细胞活化因子(MAF)等细胞因子的刺激下,巨噬细胞在炎症局部大量增生并活化,表现为细胞体积增大,细胞之间境界不清,细胞浆更加丰富,细胞器增多(特别是内浆网、溶酶体增多),胞核呈圆形或椭圆形,染色质少。因这种细胞形态与上皮细胞相似,故称为类上皮细胞或上皮样细胞(epithelioid cell)。

有人认为,活化的巨噬细胞杀菌能力大大加强的原因主要不是吞噬能力的增强(由于细胞表面 Fc 受体和 C_{3b} 受体的减少,其吞噬能力甚至是降低的),而是由于杀菌物质的细胞外分泌作用而杀伤细胞周围的细菌,同时在宿主健康组织与细菌之间形成一条隔离带。

3. 多核巨细胞　结核性肉芽肿的类上皮细胞之间还可见到一种体积大(40～50 μm)、胞浆丰富、多核(数十个核)的巨细胞。多核巨细胞是由类上皮细胞相互融合而成或细胞核有丝分裂而胞浆不分裂形成的。结核杆菌等感染时形成的多核巨细胞称为朗汉斯巨细胞(Langhans giant cell),其细胞核的排列很有特点,呈马蹄形或花环状排列在细胞的周边部。由异物(手术缝线、木刺等)引起的肉芽肿中也可见到多核巨细胞,但其细胞核往往排列杂乱无章,不像郎汉斯巨细胞那样有规律,此种细胞称为异物巨细胞(foreign body-type giant cell)。多核巨细胞的功能与类上皮细胞的功能相似。

4. 淋巴细胞　肉芽肿的周边部可见大量淋巴细胞浸润,说明结核肉芽肿的形成与细胞免疫关系密切。

5. 纤维母细胞　结核肉芽肿的周边部还可见到纤维母细胞及其产生的胶原纤维。随着病原体的杀灭及病变的发展,肉芽肿最终将由纤维母细胞产生的胶原纤维取代而形成纤维化的细小瘢痕。

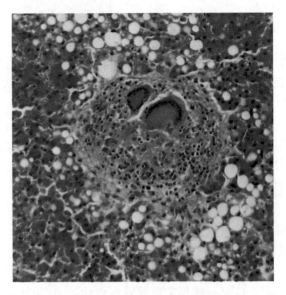

图 4 - 13   肝结核结节(HE 染色,高倍)
由类上皮细胞、朗汉斯巨细胞、淋巴细胞、纤维母细胞等组成

第五节   炎症的临床表现和结局

一、炎症的局部表现与全身反应

(一)炎症的局部表现

　　炎症的局部表现主要为红、肿、热、痛和功能障碍。炎症局部血管扩张、血流加快及代谢增强使炎症局部出现发红、发热现象。炎性水肿、炎细胞浸润(包括渗出和增生)可使炎症局部出现肿胀。致痛性炎症介质的直接作用和炎症局部的肿胀压迫神经末梢可引起疼痛。炎症灶中实质细胞的变性坏死和代谢障碍、炎性渗出时的机械性阻塞和压迫、疼痛性

保护性反射引起的活动受限等都可能导致组织和器官的功能障碍。

（二）炎症的全身反应

炎症引起的全身反应主要有发热、外周血白细胞计数增高，有时还可见全身单核巨噬细胞系统的增生。

1. 发热　发热在感染性炎症中十分常见，不同的病原体感染及感染的类型不同，发热的热型也不相同，如典型的伤寒病常表现为持续 39～40℃达数日或数周的"稽留热"，而结核杆菌感染表现出的发热常为午后低热。引起发热的原因是内源性和外源性致热原的作用，外源性致热原是通过内源性致热原的作用而间接起致热作用的。细菌代谢产物尤其内毒素是常见的外源性致热原，而细胞因子如 IL-2、TNF 以及前列腺素是常见的内源性致热原。适当增高的体温使机体的代谢加快，白细胞的吞噬作用和抗体的生成都会增强，有利于炎症的康复。

2. 外周血白细胞计数增高　特别是感染性炎症，有时白细胞计数可高达 $4×10^{10}$ 个/L。外周血白细胞增多主要是骨髓加速释放和在集落刺激因子（colony stimulating factor，CSF）的刺激作用下，骨髓造血干细胞增殖所致。白细胞的增多具有重要的防御意义，但在某些炎症如病毒性感染、伤寒、严重感染，以及机体抵抗力极度降低的情况下，外周血白细胞计数可无明显增高，甚至降低，其预后较差。

3. 单核巨噬细胞系统增生　有些炎症（如伤寒等），因为细菌或毒素进入血液，可刺激单核巨噬细胞系统增生，导致肝、脾、淋巴结肿大。

二、炎症的结局

（一）痊愈

通过机体的抗损伤反应和及时的治疗，大多数炎症可以痊愈。当坏死面积较小时，坏死组织在酶解作用下可以溶解吸收，通过完全性再生而痊愈。当炎症局部坏死范围较大时，只能通过机化、纤维包裹、钙化以及分离排出等方式痊愈，局部组织不能恢复原来的结构和功能，称为不完全痊愈。渗出性炎的液体成分在炎症恢复过程中常能完全吸收，但当纤维素渗出过多、中性粒细胞释放的蛋白溶解酶不足时，可发生机化，导致纤维结缔组织增生。慢性肉芽肿性炎恢复时，肉芽肿最终转变为纤维化的小结节，因为体积微小，一般不造成明显不良后果。但发生在特殊部位（如心脏）并反复发作的病变，由于纤维结缔组织逐渐增多，也会造成不良后果。慢性炎症由于实质细胞、间质细胞及结缔组织的大量增生，组织结构发生改变，因而即使炎症痊愈也多影响到器官的功能。

（二）迁延不愈

迁延不愈即急性炎症慢性化。急性炎症治疗不彻底或机体抵抗力时高时低，则致炎因子不能在短期内消除，炎症过程可迁延不愈，转化为慢性炎症。临床表现为病情时轻时重，常有慢性炎症急性发作。

（三）扩散

细菌等感染造成的炎症，当机体抵抗力低下，或病原体毒力强、数量多时，病原微生物可不断繁殖，向周围组织蔓延，或通过淋巴管、血管向全身扩散。

1. 局部蔓延　病原微生物沿组织间隙或器官的自然管道向周围组织扩散，如肾结核可沿泌尿道下行扩散,引起输尿管和膀胱结核。

2. 淋巴道扩散　病原体进入淋巴管,引起淋巴管和所属回流淋巴结的炎症,如上肢感染引起腋窝淋巴结肿大,下肢感染引起腹股沟淋巴结肿大等。淋巴结的反应可限制病原体的进一步扩散,但感染严重时,病原体也可通过淋巴液入血。

3. 血道扩散　炎症灶中的病原微生物或其毒性产物可进入血液,引起菌血症、毒血症、败血症和脓毒败血症。

(1) 菌血症(bacteremia):细菌由局部病灶入血,全身无中毒症状,但血液中可检测到细菌,称为菌血症。菌血症常发生在炎症的早期阶段,例如大叶性肺炎和流行性脑脊髓膜炎,肝、脾和骨髓的吞噬细胞可以清除细菌。

(2) 毒血症(toxemia):细菌的毒性产物或毒素被吸收入血称为毒血症。例如白喉杆菌一般不进入血液,而是释放大量白喉毒素进入血液,出现全身中毒症状,同时伴有心肌细胞的变性或坏死,严重时出现中毒性休克。

(3) 败血症(septicemia):毒力较强的细菌由局部病灶入血后,不仅没有被清除,而且还大量繁殖并产生毒素。此时不仅在血液可检测到细菌,更可引起高热、皮疹、肝脾肿大及全身淋巴结肿大等全身中毒表现和多系统多脏器的病理改变称为败血症。

(4) 脓毒败血症(pyemia):如果引起败血症的细菌是金黄色葡萄球菌等化脓菌,则临床上除了有败血症的表现以外,细菌栓子还可栓塞于毛细血管,引起肝、肾等全身多脏器散在均匀分布的多发性小脓肿形成,此时称为脓毒败血症。

案例 4-2

【病例摘要】

患儿,男,6岁,因发热、头痛、咽痛3天入院。患儿既往未按时接种百白破三联疫苗。体检:扁桃体中度红肿,其上可见乳白色或灰白色大片假膜,范围不超出扁桃体。入院后诊断为白喉,足量抗生素和对症治疗。入院后第2天突然出现呼吸困难、面部发绀,急行气管切开,纤维支气管镜从右主支气管中取出片状假膜状物,症状缓解。当晚患儿出现面色青紫,四肢厥冷、脉搏加快而弱、血压下降,呼吸急促,肺部大量湿啰音,咳粉红色泡沫样痰,心音低钝,抢救无效死亡。

【问题】

(1) 该患儿支气管黏膜上的假膜,主要组成成分是什么?

(2) 试分析抗生素疗效不佳和患儿死亡的原因。

复习与思考

一、名词解释

变质　渗出　增生　趋化作用　炎性息肉　假膜性炎　炎细胞浸润　化脓性炎　溃疡　炎症介质　炎性假瘤　脓肿　脓毒败血症　蜂窝织炎　窦道　瘘管　慢性肉芽肿性炎　绒毛心

二、问答题

1. 试述炎症的概念和炎症对机体的作用。

2. 举例说明变质、渗出、增生三者在炎症中的相互关系。

3. 举例说明常见的变质性炎、渗出性炎和增生性炎各自的特点。

4. 试述液体渗出的过程、机制及意义。

5. 试述白细胞渗出的过程、机制和意义。

6. 比较脓肿和蜂窝组织炎之间的异同。

7. 比较急性炎症和慢性炎症在组织病理学上的区别。

8. 何谓慢性肉芽肿性炎？常由哪些原因引起？其基本特征是什么？

9. 试述炎症的结局。

10. 试述炎症血道扩散的不同类型。

三、临床病例分析

患儿，男，12 岁，因发热、腿痛半个月入院。于入院前 15 天开始感右腿肿胀疼痛，次日即出现发热、食欲减退、精神不佳。

体格检查：体温 39.1 ℃，脉搏 107 次/分，呼吸 36 次/分，血压 108/74 mmHg(14.4/9.9 kPa)。

右大腿有一肿块，局部发红、发热，并有压痛。白细胞：10.5×10^9/L，中性粒细胞：92%，淋巴细胞：7%，单核细胞：1%。B 超检查发现肝、肺、肾及脑部均有多个肿块，其中脑部肿块约有 5 cm×3 cm×2 cm。入院后切开右大腿肿块，排出大量脓液。入院后第五天，病人感到剧烈头痛、呕吐、烦躁不安，经抢救无效，出现呼吸心跳停止而死亡。

讨论题：

1. 患儿患的是什么疾病？并写出诊断依据。

2. 试说明病变的发生发展过程。

3. 本例患儿的主要死亡原因是什么？

（丁贵鹏　冯振卿）

第五章

肿 瘤

本章着重介绍肿瘤的概念、肿瘤的异型性、肿瘤的生长扩散，良性肿瘤与恶性肿瘤的区别，癌与肉瘤的区别及常见良恶性肿瘤举例。要求重点掌握肿瘤异型性的概念和形态学表现；肿瘤的生长扩散方式；肿瘤的分级和分期；良性肿瘤与恶性肿瘤的区别及交界性肿瘤的概念；肿瘤的命名原则。熟悉肿瘤对机体的影响、常见肿瘤的临床病理特点和肿瘤生物学特征的相关基本概念。了解肿瘤的病因学和发病机制。

肿瘤(tumor, neoplasm)是一类常见病、多发病，其中恶性肿瘤是危害人类健康最严重的疾病之一，也是国内外医学、生物学领域的重要研究课题。全世界每年死于恶性肿瘤者约 700 万，中国约 150 万。目前肿瘤已成为我国城市人口死亡的第一位原因，农村则为第三位死亡原因。据近年流行病学资料表明，某些恶性肿瘤发病率有逐渐上升趋势。随着年龄的增加，其肿瘤发病率也增加，尤其是 40 岁以上的人群，恶性肿瘤发病率显著增加。

世界各国在肿瘤研究方面付出了巨大的人力和物力，取得了显著成绩，然而我们仍未完全搞清肿瘤的发生发展规律，所以需要进一步深入研究。胃癌、食管癌、大肠癌、肝癌、肺癌、鼻咽癌、乳腺癌、子宫颈癌、淋巴瘤和白血病在我国最常见，成为研究和防治的重点。对肿瘤的早期发现、早期诊断和治疗方法的改进，显著提高了肿瘤患者的疗效和生存期。

▶ 案例 5-1

【病例摘要】

李××，男，23 岁。上腹不适 3 年，入院前两月加重，并伴上腹疼痛、进行性黄疸、消瘦、贫血。CT 检查提示胰腺肿瘤。剖腹探查发现胰头部鸡蛋大肿块，质硬，术中快速冰冻切片，病理确诊为胰腺癌。术后半年死亡。

【问题】

1. 肿瘤是何种性质疾病？
2. 肿瘤以何面目出现？
3. 肿瘤为什么可怕？
4. 肿瘤是如何发生的？

第一节 肿瘤的概念

肿瘤是机体在各种致瘤因素作用下,局部组织的细胞在基因水平上失去对其生长的正常调控,导致其克隆性异常增生而形成的新生物,这种新生物常表现为局部肿块。一般认为,肿瘤细胞是单克隆性的。

肿瘤的异常增生主要表现为:

1. 肿瘤细胞的形态、结构、代谢和功能的异常 正常细胞转变为肿瘤细胞后,在不同程度上失去了分化成熟的能力,甚至接近幼稚的胚胎组织。在形态方面瘤细胞大小、形态不一,核染色质增多、深染,核浆比例增大,核分裂象增多。瘤细胞缺乏正常细胞的功能,例如白血病细胞失去了正常白细胞抵御微生物感染的能力。

2. 肿瘤生长的相对自主性 肿瘤细胞生长与机体不协调,丧失了正常细胞对生长抑制的反应,与生理性生长、炎性增生、再生、激素等引起的病理性增生不同。这些非肿瘤性增生的细胞在质和量方面均在正常生理范围之内,受一定限制,适应机体的需要。

3. 肿瘤生长的持续性 肿瘤细胞一旦形成,即使致瘤因素去除后,肿瘤仍继续生长。因为致瘤因素已使基因(DNA 分子结构)发生改变,并使这种改变的遗传物质代代相传。

第二节 肿瘤的命名与分类

一、肿瘤的命名

人体任何部位、组织和器官几乎都会发生肿瘤,因此肿瘤种类繁多,命名也较复杂。肿瘤的命名应能显示肿瘤的来源,又能反映肿瘤性质,便于国际间交流。

(一)肿瘤的一般命名原则

1. 良性肿瘤的命名 任何组织来源的良性肿瘤一般称为瘤。其命名方式为肿瘤的生长部位和来源组织名称后加"瘤"字(英文后缀为-oma),如背部纤维组织来源的良性肿瘤称背部纤维瘤,以此类推,如子宫平滑肌瘤、肠腺瘤。有时还结合肿瘤的形态特点来命名,如外耳道鳞状上皮乳头状瘤、卵巢囊腺瘤等。

2. 恶性肿瘤的命名 恶性肿瘤主要有两大类,即癌和肉瘤。人们一般所称的癌症(cancer)系泛指所有恶性肿瘤。

(1)癌(carcinoma):指来源于上皮组织的恶性肿瘤。其命名原则是肿瘤起源部位和来源组织名称后加上"癌"字,如膀胱移行上皮来源的恶性肿瘤称膀胱移行上皮癌,胃的腺上皮来源的恶性肿瘤称胃腺癌,食管鳞状上皮来源的恶性肿瘤称食管鳞状上皮癌。有时还加上肉眼或显微镜下形态性描述,如甲状腺乳头状癌。

(2)肉瘤(sarcoma):指来源于间叶组织的恶性肿瘤。间叶组织包括纤维、脂肪、横纹肌、脉管、骨、软骨组织等。其命名原则为肿瘤起源部位、来源组织名称之后加上"肉瘤"两字,如胃平滑肌肉瘤、股骨骨肉瘤、后腹膜脂肪肉瘤等。

（二）少数其他肿瘤的命名

有少数肿瘤命名同上述命名原则不符合，应格外注意。这类肿瘤主要有：

1. 以"母细胞瘤"（—blastoma）命名的肿瘤　该组肿瘤大部分为恶性肿瘤，细胞处于分化幼稚状态，类似胚胎发育时的母细胞，如肾母细胞瘤、视网膜母细胞瘤、髓母细胞瘤。但少数"母细胞瘤"为良性肿瘤，如肌母细胞瘤、软骨母细胞瘤。

2. 以"瘤"命名的恶性肿瘤　如精原细胞瘤、黑色素瘤等。

3. 以"病"命名的恶性肿瘤　如白血病。

4. 以"恶性"为字首命名的肿瘤　有的肿瘤与一般命名原则不符，为区分良恶性则在恶性肿瘤前加上"恶性"两字，如恶性神经鞘瘤、恶性畸胎瘤等。

5. 以人名命名的恶性肿瘤　如尤文（Ewing）瘤、霍奇金（Hodgkin）病等。

6. 以肿瘤细胞形态命名的肿瘤　如印戒细胞癌、骨巨细胞瘤、燕麦细胞癌等。

7. 癌肉瘤（carcinosarcoma）　指一个肿瘤中既有癌的成分，又有肉瘤成分。

二、肿瘤的分类

肿瘤的分类主要依组织来源将肿瘤分类，每一大类再依其分化程度和对机体影响的不同分为良性和恶性两大类。举例如表 5－1 所示：

表 5－1　肿瘤分类简表

组织来源	良性瘤	恶性瘤	好发部位
一、上皮组织			
鳞状上皮	鳞状细胞乳头状瘤	鳞状细胞癌	乳头状瘤见于皮肤、鼻、鼻窦、喉等处。鳞状细胞癌见于子宫颈、皮肤、食管、鼻咽、肺、喉、阴茎等处
皮肤及附件的基底细胞		基底细胞癌	头面部皮肤
尿路上皮	尿路上皮乳头状瘤	尿路上皮癌	膀胱、肾盂
腺上皮	腺瘤	腺癌（各种类型）	多见于乳腺、甲状腺、胃、肠等处
	黏液性或浆液性囊腺瘤	黏液性或浆液性囊腺癌	卵巢
	多形性腺瘤	恶性多形性腺瘤	涎腺
胎盘上皮	葡萄胎	恶性葡萄胎绒毛膜癌	子宫
二、间叶组织			
纤维组织	纤维瘤	纤维肉瘤	四肢皮下、筋膜、肌腱
纤维组织细胞	纤维组织细胞瘤	恶性纤维组织细胞瘤	四肢
脂肪组织	脂肪瘤	脂肪肉瘤	皮下、腹膜后

组织来源	良性瘤	恶性瘤	好发部位
平滑肌组织	平滑肌瘤	平滑肌肉瘤	子宫及胃肠
横纹肌组织	横纹肌瘤	横纹肌肉瘤	四肢、头颈
血管和淋巴管组织	血管瘤	血管肉瘤	皮肤、舌、唇等处
	淋巴管瘤	淋巴管肉瘤	皮肤、舌、唇等处
骨组织	骨瘤	骨肉瘤	骨瘤见于长骨、颅骨;骨肉瘤见于长骨两端,以膝关节上、下多见
软骨组织	软骨瘤	软骨肉瘤	软骨瘤见于手足短骨;软骨肉瘤见于盆骨、肋骨、股骨、肱骨等
滑膜组织	滑膜瘤	滑膜肉瘤	膝、踝、腕、肩、肘等关节附近
间皮	间皮瘤	恶性间皮瘤	胸膜、腹膜
三、淋巴造血组织			
淋巴组织		恶性淋巴瘤	颈部、纵隔、肠系膜和腹膜后淋巴结
造血组织		各种白血病	造血组织
		多发性骨髓瘤	椎骨、胸骨、肋骨、颅骨和长骨
四、神经组织			
神经鞘细胞	神经鞘瘤	恶性神经鞘瘤	头、颈、四肢皮神经
胶质细胞		胶质细胞瘤	大脑
原始神经细胞		髓母细胞瘤	小脑
脑膜组织	脑膜瘤	恶性脑膜瘤	脑膜
交感神经节	节细胞神经瘤	神经母细胞瘤	良性见于纵隔和腹膜后;恶性见于肾上腺髓质
五、其他肿瘤			
黑色素细胞	黑痣	黑色素瘤	皮肤等
生殖细胞		精原细胞瘤	睾丸
		无性细胞瘤	卵巢
		胚胎性癌	睾丸及卵巢
性索	支持细胞瘤	恶性支持细胞瘤	卵巢、睾丸
	间质细胞瘤	恶性间质细胞瘤	卵巢、睾丸
性腺或胚胎残件	畸胎瘤	恶性畸胎瘤	卵巢、睾丸、纵隔和骶尾部

为了便于统计和分析,WHO 国际疾病分类(International Classification of Diseases,ICD)的肿瘤学部分(ICD-O)对每一种肿瘤性疾病进行编码,用一个四位数组成的主码代表一个特定的肿瘤性疾病,同时,用一个斜线和一个附加的数码代表肿瘤的生物学行为,置于疾病主码之后。例如,肝细胞癌的完整编码为 8170/3。在这个编码系统中,/0 代表良性

肿瘤,/1 代表交界性或生物学行为未定或不确定的肿瘤,/2 代表原位癌,包括某些部位的Ⅲ级上皮内瘤变以及某些部位的非浸润性肿瘤,/3 代表恶性肿瘤。

确定肿瘤类型除了临床和病理形态学特点外,还需借助检测肿瘤细胞表面或细胞内的一些特定的分子,常通过免疫组化、原位杂交等方法确定肿瘤的来源、分化,估计生物学行为及预后,并为肿瘤治疗方案提供依据。免疫组织化学已成为多数病理科的重要辅助手段。表 5-2 列举了常见肿瘤的免疫组化标记。

表 5-2　常见肿瘤的免疫组织化标记

肿瘤	Keratin	EMA	HMB45	S-100	Desmin	LCA
癌	+	+	−	−		−
肉瘤	−/+	−/+	−/+	−/+	+/−	−
淋巴瘤	−	−	−	−	−	+
黑色素瘤	−	−	+	+	−	

第三节　肿瘤的基本特征

一、肿瘤的肉眼观形态

肿瘤的肉眼观形态多种多样,往往与肿瘤的发生部位、组织来源有关,并在一定程度上反映出肿瘤的良、恶性。

(一)肿瘤的形状

肿瘤的形状取决于肿瘤生长部位的深浅、生长方式和周围组织的性质。生长在皮肤、黏膜的肿瘤可呈息肉状、乳头状、蕈伞状、绒毛状或弥漫肥厚状(图 5-1)。瘤组织崩解坏死后可形成溃疡状。发生在深部和实质器官的良性肿瘤常呈结节状、分叶状、哑铃状或囊状等,边界清楚。恶性肿瘤多呈不规则结节状,并像树根样或蟹足样长入周围组织。

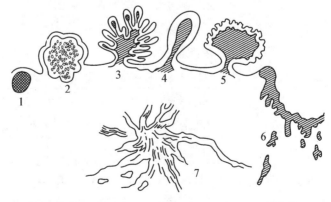

1. 结节状；2. 分叶状；3. 乳头状；4. 息肉状；5. 蕈伞状；
6. 溃疡状；7. 下蟹足状

图 5-1　肿瘤的大体(模式图)

（二）肿瘤的大小

肿瘤的大小相差悬殊，与其良恶性、生长时间、发生部位有一定关系。肿瘤早期往往体积较小，有的甚至在显微镜下才能发现。生长在体表、腹膜腔、盆腔的肿瘤可以长得较大，重达数千克，甚至几十千克，如背部脂肪瘤、盆腔的卵巢囊腺瘤。恶性肿瘤生长迅速，较早危及患者生命，因此，体积一般不会太大。生长在颅内、椎管内、声带等处的肿瘤，因发展空间有限，体积一般亦不会太大。长得特别大的肿瘤，多为生长在非要害部位的良性肿瘤。

（三）肿瘤的数目

肿瘤大多为单个，少数可呈多个，如子宫多发性平滑肌瘤。有时同一个体不同部位同时或先后出现两种或两种以上原发性恶性肿瘤，称为多原发癌。

（四）肿瘤的颜色

肿瘤一般与其起源组织颜色相同，多数呈灰白或灰红。富于血管的血管瘤或内分泌肿瘤呈灰红或暗红色，黑色素瘤呈棕褐色或黑色，脂肪瘤呈淡黄色，分泌黏液的肿瘤呈灰白半透明状。据此，有时可对肿瘤来源作一初步估计。

（五）肿瘤的硬度

肿瘤的硬度取决于来源组织、实质和间质的比例及有无变性坏死。肿瘤中如钙盐较多，骨质形成、纤维成分多则质硬。反之当这些成分少，肿瘤细胞多或有出血、囊性变者则质较软。

二、肿瘤的组织结构

肿瘤的组织结构多种多样，但任何肿瘤在显微镜下都由实质和间质组成，两者有密切的关系。

1. 肿瘤的实质（parenchyma） 肿瘤的实质是肿瘤细胞的总称，是肿瘤的主要成分，决定肿瘤的性质和起源。根据肿瘤的实质可作出肿瘤的命名、分类和病理诊断。一种肿瘤通常只有一种实质，少数肿瘤可含两种或多种实质成分。

2. 肿瘤的间质（mesenchyma, stroma） 主要由结缔组织（纤维、基质）和血管组成，有时可有淋巴管和少数残存的神经纤维。肿瘤间质在不同肿瘤中基本相同，无特异性，它对肿瘤细胞起着营养、支持作用。间质中纤维组织丰富的肿瘤质地较硬，反之则较软。血管丰富的肿瘤往往生长较快，反之则较慢。恶性肿瘤细胞还可释放肿瘤血管形成因子，刺激间质毛细血管增生，促进肿瘤生长，而且同恶性肿瘤的浸润和转移有密切关系。此外，间质中常可见数量不等的淋巴细胞、巨噬细胞和浆细胞等浸润。一般来说，间质中炎细胞的浸润起着抗肿瘤的协同作用，限制肿瘤的生长，体现宿主对肿瘤的免疫反应。间质中有大量淋巴细胞、巨噬细胞浸润者较无浸润者预后好，如乳腺的髓样癌和不典型髓样癌。但是研究发现，炎细胞具有两面性，其所释放的部分炎症介质可能促进肿瘤生长和扩散。

第四节 肿瘤的异型性

肿瘤组织在细胞形态和组织结构上，都与其来源的正常组织有不同程度的差异，这种差异称为异型性（atypia）。异型性的大小可用肿瘤组织分化成熟的程度来表示。分化

(differentiation)在胚胎学中指原始幼稚细胞在胚胎发育过程中,向不同方向演化趋于成熟的程度。病理学将此术语引用过来,指肿瘤细胞与其发生部位成熟细胞的相似程度。肿瘤细胞异型性小,表示它和正常来源组织相似,分化程度高,则恶性程度低。反之,肿瘤细胞异型性大,和正常来源组织相似性小,肿瘤细胞分化程度低,往往其恶性程度高。异型性是判断良、恶性肿瘤的重要组织学依据。间变(anaplasia)在现代病理学中指肿瘤细胞缺乏分化的状态。由未分化细胞构成的恶性肿瘤称间变性肿瘤。间变性肿瘤多为高度恶性的肿瘤。

一、肿瘤组织结构的异型性

肿瘤组织结构的异型性是指肿瘤实质和间质的关系紊乱,失去相应正常组织的结构和层次。良性肿瘤组织结构与其来源组织相似,较易判断其起源。例如肠腺瘤的腺体较丰富,腺腔可扩张,腺腔大小不一,但瘤细胞排列整齐。恶性肿瘤的组织结构异型性明显,细胞排列紊乱,失去正常的层次和结构。例如肠腺癌的腺体大小不一,形态十分不规则,甚至不形成腺腔,排列紊乱,腺上皮细胞排列紧密或呈多层(图5-2)。

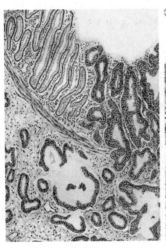 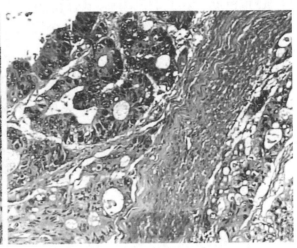

A. 模式图   B. HE染色组织图(中倍):可见肿瘤腺管排列紊乱、大小不等或不完整,腺上皮呈多层、排列紊乱,肿瘤向深层组织浸润

图5-2 恶性肿瘤的组织学异型性

二、肿瘤细胞的异型性

良性肿瘤细胞异型性小,与其来源的正常细胞相似,有时单从细胞学上无法同其来源的正常细胞区别,其异型性主要表现在组织学方面。恶性肿瘤的瘤细胞具明显的异型性,表现为:

1. **肿瘤细胞的多形性** 表现为瘤细胞大小不一,形态不规则,甚至出现胞体特大的瘤巨细胞。少数分化差的肿瘤细胞较相应组织的正常细胞小,圆形,且大小较一致。

2. **核的多形性** 细胞核大小不一,形态不规则,甚至出现多核、巨核、畸形核瘤细胞。

肿瘤细胞核明显增大,因而使核/浆比例增大,从正常的 1:4~6 增至 1:1.5~2,甚至 1:1。核染色质呈粗大颗粒状,分布不匀,常靠近核膜分布,使核膜显得增厚。核仁肥大,数目增多。核分裂像多见,并可出现病理性核分裂,即多极性、不对称性、顿挫性核分裂(图 5-3,图 5-4)。恶性肿瘤细胞核多形性与染色体呈多倍体或非整倍体有关。以上这些改变均有助于病理诊断。

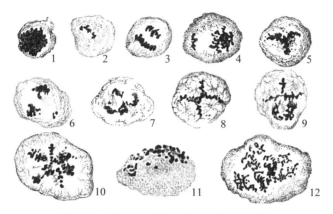

图 5-3 恶性肿瘤细胞的病理性核分裂像

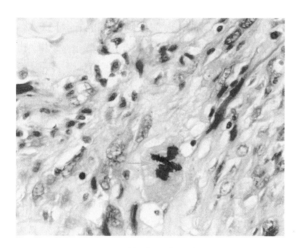

图 5-4 恶性肿瘤的细胞异型性

(恶性纤维组织细胞瘤,HE 染色,高倍)

瘤细胞大小不一,可见多极病理性核分裂像(箭头所示)

3. 胞质的改变 恶性肿瘤细胞的胞质一般由于分化低而减少,但有时也可以增多。由于胞质内核蛋白体增多,故多呈嗜碱性染色。有些肿瘤细胞内尚可出现黏液、糖原、脂质、色素等肿瘤分泌、代谢产物,并可作为肿瘤鉴别诊断的依据。

三、肿瘤超微结构的异型性

肿瘤细胞同正常细胞之间或良、恶性肿瘤细胞间未发现有质的差别,而仅有量的差别。主要有以下几个特点:

1. 同型性　即肿瘤细胞与其来源的正常组织的细胞在超微结构上有相似之处。如鳞状细胞癌有张力原纤维、桥粒，从而有助于诊断。

2. 低分化性　恶性肿瘤细胞分化程度较低，甚至未分化，如有些横纹肌肉瘤分化低，光镜不见横纹，电镜下可见原始肌节，从而得以确诊。

3. 异型性　瘤细胞特别是恶性肿瘤细胞、胞核、细胞器显示一定程度的畸形。一般而言，瘤细胞分化越低，细胞器越简单，包括线粒体、内质网、高尔基器、张力微丝等数量减少，发育不良。如鳞癌细胞之间桥粒减少，使瘤细胞易脱落、浸润。又如瘤细胞线粒体呈球形，而非杆状，线粒体嵴呈纵向平行排列，说明其无氧酵解供能的特点。

总的说来，鉴别肿瘤的良、恶性主要靠光学显微镜，而电镜则对鉴别肿瘤的类型和组织来源发挥重要作用。

四、肿瘤细胞的代谢特点

同正常细胞比，肿瘤细胞的核酸合成代谢明显增强，分解代谢减弱，有利细胞分裂和增殖。其糖代谢在有氧或无氧条件下，均以糖酵解过程占优势，该特性可能与线粒体功能障碍有关。肿瘤的蛋白质合成、分解与代谢均增强，合成代谢又超过分解代谢，并可夺取正常组织营养，这是造成恶病质的重要原因之一。肿瘤还可合成肿瘤蛋白，作为肿瘤特异抗原和相关抗原，引起机体免疫反应。有的肿瘤蛋白与胚胎组织有共同抗原性，称为肿瘤胚胎性抗原，如肝细胞癌能合成胎儿肝细胞所产生的甲种胎儿蛋白（AFP），又如大肠癌可产生癌胚抗原（CEA），临床上检测这些抗原有助于诊断相应的肿瘤和判断疗效。肿瘤的酶代谢活性多数无改变，少数情况表现酶活性增高，如前列腺癌患者酸性磷酸酶（ACP）增高，肝癌、骨肉瘤患者碱性磷酸酶（AKP）活性增高，临床血清学检查可作为辅助诊断。在一些细胞分化原始幼稚者，其酶变化特点主要表现为特殊功能酶接近或完全消失，从而导致酶谱的一致性，同胚胎细胞的酶谱相似。

第五节　肿瘤的生长与扩散

一、肿瘤的生长

（一）肿瘤的生长方式

1. 膨胀性生长　为多数良性肿瘤的生长方式。良性肿瘤生长缓慢，随着肿瘤体积逐渐增大，推挤周围正常组织呈结节状生长，常有完整的包膜，同周围组织分界清楚，易于手术摘除，术后不易复发（图 5 - 5A）。

2. 浸润性生长　为多数恶性肿瘤的生长方式。肿瘤侵入周围组织间隙，浸润破坏周围组织，犹如树根长入泥土一样，因而肿瘤无包膜，与正常组织无明显界限（图 5 - 5B）。触诊时，肿瘤固定不动，手术不易切除干净，术后易复发，要加放疗、化疗消灭残留的瘤细胞。

关于恶性肿瘤浸润性生长机制，研究颇多，主要有关因素为：瘤细胞具有旺盛的增殖能力，内部压力加大，促使其侵入周围间隙；瘤细胞附着器官后即伸出伪足，以阿米巴样运动侵入，电镜发现伪足中有丰富的微丝；瘤细胞间黏着力下降，可能与瘤细胞膜钙离子含量减少和细胞间连接装置不发达有关;瘤细胞释放溶解酶,溶解周围正常组织,有利于恶性肿瘤细胞的浸润。

3. 外生性生长　体表、体腔或自然管道表面的肿瘤,常向表面生长,形成突起的乳头状、息肉状、蕈伞状新生物(图 5-5C)。外生性生长可见于良性肿瘤,也可见于恶性肿瘤,但恶性肿瘤在外生性生长的同时还有基底部的浸润性生长,形成基底部浸润性肿块。

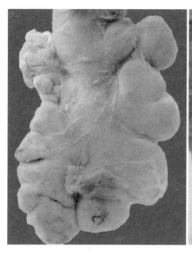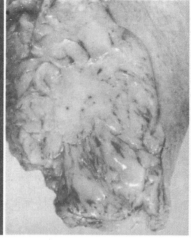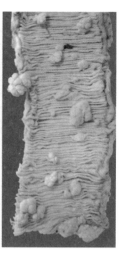

A.膨胀性生长　　　　　　　B.浸润性生长　　　　　　　C.外生性生长

图 5-5　肿瘤生长方式

(二)肿瘤生长动力学

肿瘤细胞有别于正常细胞的重要表现之一是它们能持续地生长。良性肿瘤分化程度高,生长缓慢,而恶性肿瘤,特别是那些分化程度甚低的肿瘤,其生长速度快,短期内就可形成巨大肿块。生长缓慢的良性肿瘤若生长速度突然加快或体积迅速增大可能为恶性变,但有时亦可为肿瘤继发性出血、坏死及囊性变造成的假象,如甲状腺腺瘤出血囊性变。肿瘤的生长速度与以下三个因素有关:

1. 肿瘤细胞倍增时间(doubling time)　过去认为,恶性肿瘤生长迅速与肿瘤倍增时间缩短有关。目前实验发现,多数恶性肿瘤细胞的倍增时间与正常细胞相似或者更长。因此恶性肿瘤的生长速度快并不是由于其细胞倍增时间缩短造成的。

2. 生长分数(growth fraction)　生长分数指肿瘤细胞群体中处于增殖阶段(S 期+G_2期)细胞的比例。显然生长分数越高肿瘤生长速度越快。在细胞恶性转化的初期,绝大多数的细胞处于复制期,所以生长分数很高。但是随着肿瘤的持续生长,不断有瘤细胞发生分化,离开增殖阶段的细胞越来越多,使得大多数肿瘤细胞处于 G_0 期。即使是生长迅速的肿瘤,如小细胞肺癌,其生长分数也只在 20% 左右。

3. 瘤细胞的生成与丢失　瘤细胞的生成大于丢失导致肿瘤不断长大。由于营养供应不足、坏死脱落以及机体抗肿瘤反应等因素的影响,有相当一部分瘤细胞失去生命力,在形态学上表现为凋亡。

综上所述,肿瘤的生长速度取决于生长分数和肿瘤细胞的生成和丢失之比,而与倍增时间关系不大。肿瘤细胞动力学的知识在肿瘤的化学治疗上有重要意义。目前几乎所有的抗癌药物均针对处于增殖期的细胞。因此高生长分数的肿瘤(如高度恶性的淋巴瘤为40%)对于化学治疗特别敏感;而常见的实体瘤(如结肠癌)生长分数低(约5%),故对化学治疗不够敏感。临床上治疗这些肿瘤的战略是先用放射或手术治疗将肿瘤缩小或去除,让残存的瘤细胞从 G_0 期进入增殖期后再用化学治疗。

(三) 肿瘤血管生成

血液供应是决定肿瘤生长速度最重要的外部条件。临床与动物实验都证明,如果没有新生血管形成来供应营养,肿瘤在达到1~2 mm的直径或厚度后(约 10^7 个细胞)将不再增大。因此诱导血管生成的能力是恶性肿瘤能生长、浸润与转移的前提之一。肿瘤刺激宿主血管持续生长,为其供应营养的过程叫做肿瘤血管形成(angiogenesis)。研究发现,肿瘤细胞及炎细胞能产生血管生成因子,如血管内皮生长因子(vascular endothelial growth factor, VEGF),诱导新生血管的生成。目前,抑制肿瘤血管生成正成为一个治疗肿瘤的新途径。

知 识 链 接

1999年美国 Maniotis 等根据对人眼葡萄膜黑色素瘤微循环的研究,首次提出了一种与经典肿瘤血管生成途径不同,不依赖机体内皮细胞的全新肿瘤微循环模式,即血管生成拟态(vasculogenic mimicry, VM)的概念。VM 的提出对以内皮依赖性血管是肿瘤微循环唯一方式的传统观念提出了挑战,同时也是对肿瘤血管生成理论的重要补充。VM 的形态特点为:肿瘤组织 PAS 染色可见相互连接成环状的网络通道,这些 PAS 阳性管道与周边的正常血管联系紧密,且部分管道呈 vWF、CD34 和 VEGFR-2 等内皮细胞标记物染色阳性。在透射电镜下,可见血管通道由内衬的薄层基板构成血管壁,但没有内皮细胞。基板上可见侵袭性强和失去分化能力的肿瘤细胞,管腔里面可观察到红细胞。

(四) 演进和异质性

肿瘤的演进(progression)指恶性肿瘤在生长过程中变得越来越富有侵袭性的现象,包括生长加快、浸润周围组织和远处转移等。肿瘤的异质性(heterogeneity)指肿瘤细胞的不同亚克隆在侵袭能力、生长速度、对生长信号的反应、对药物敏感性等方面的差异。

二、肿瘤的扩散

肿瘤的扩散是恶性肿瘤的重要特征之一,肿瘤的扩散有直接蔓延和转移两种方式。

(一) 局部浸润和直接蔓延

肿瘤细胞连续不断地沿着组织间隙、淋巴管、血管、神经束衣等侵入和破坏邻近正常组织或器官,并继续生长称做直接蔓延(direct spread)。例如晚期子宫颈癌可蔓延侵及膀胱、直肠、阴道壁及盆腔组织。

肿瘤局部浸润和直接蔓延的机制比较复杂,大致可分为四个步骤:①癌细胞表面黏附分子减少:正常上皮细胞表面有各种黏附分子,它们之间的相互作用,有助于使细胞黏附在一起,阻止细胞移动。肿瘤细胞表面黏附分子减少,使细胞彼此分离;②癌细胞与基底膜的黏着增加:正常上皮细胞与基底膜的附着是通过上皮细胞基底面的一些分子介导的,如层粘连蛋白受体。癌细胞有更多的层粘连蛋白受体,并分布于癌细胞的整个表面,使癌细胞与基底膜的黏着增加;③细胞外基质的降解:癌细胞产生蛋白酶,溶解细胞外基质成分,使基底膜产生局部缺损,让癌细胞通过;④癌细胞迁移:癌细胞借阿米巴样运动通过基底膜缺损处移出。癌细胞穿过基底膜后,进一步溶解间质结缔组织,在间质中移动。到达血管壁时,又以相似的方式穿过血管的基底膜进入血管。

（二）转移(metastasis)

恶性肿瘤的瘤细胞从原发部位侵入淋巴管、血管或体腔,被带到它处继续生长,形成同原发瘤同样类型的肿瘤,这个过程称做转移。所形成的肿瘤称做继发瘤或转移瘤。良性肿瘤不转移,恶性肿瘤常有转移。一般来说,恶性肿瘤分化程度越低,浸润性越强,转移率越高。转移这一过程的完成至少包括三个基本步骤:①侵入:瘤细胞侵入局部淋巴管、血管、体腔或自然管道。②管腔内转运:瘤细胞随淋巴液、血液或腔道运送至他处。③停驻和增殖:瘤细胞停驻下来,在新的部位增殖,形成与原发瘤同样组织类型的肿瘤。影响恶性肿瘤转移的因素很多,包括瘤细胞本身、局部血液供应、生化环境(如甲状腺、胰腺不利于生长)、组织或器官结构功能(脾血窦、肌肉收缩不利于转移)及全身免疫状况等。常见的转移途径有以下三种。

（1）淋巴道转移:淋巴道是癌最常见的转移途径,即瘤细胞侵入淋巴管,随淋巴液到达局部淋巴结,停留下来生长形成转移瘤(图5-6,图5-7)。如甲状腺癌转移到颈部淋巴结,阴茎癌转移至腹股沟淋巴结,乳腺外上象限区的乳腺癌首先到达同侧腋窝淋巴结,其中肿瘤原发部位淋巴液引流的第一站淋巴结称前哨淋巴结,对前哨淋巴结的活检有助于判断是否有淋巴结转移。转移至淋巴结的癌细胞首先到达被膜下边缘窦,以后累及整个淋巴结,使淋巴结肿大、质较硬,切面灰白色。淋巴道转移一般由近到远,但有时会越过引流淋巴结而累及更下一站的淋巴结,即"跳跃性转移",也可逆流至附近淋巴结群引起转移。了解肿瘤的淋巴道转移规律,有助于发现原发瘤,有助于采取合理治疗措施及提示预后,如胃癌若发生左锁骨上淋巴结转移,则提示肿瘤已发生广泛转移和预后不良。

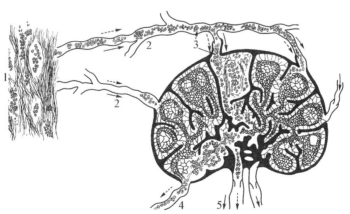

1.原发癌; 2.沿输入淋巴管转移; 3.输入淋巴管内的瘤栓;
4.逆输入淋巴管转移; 5.经输出淋巴管向下一级淋巴结转移

图5-6 恶性肿瘤经淋巴道转移的模式图

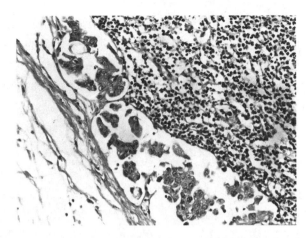

图 5-7　淋巴结转移癌(HE 染色,中倍)

淋巴结被膜下边缘窦内为转移的癌组织

(2) 血道转移:恶性肿瘤细胞侵入血管后,随血流到达远隔器官继续生长,形成转移瘤。肉瘤组织血管丰富,瘤细胞弥散分布与血管关系密切,故血道转移是肉瘤最常见的转移方式。此外,未分化癌和癌的晚期也可发生血道转移。瘤细胞主要侵入壁薄、管内压力较低的毛细血管和小静脉内,少数也可经淋巴管入血。进入血流的瘤细胞,以瘤栓的形式随血流方向运行而阻塞在被滞留的部位,瘤细胞在此增殖,然后穿出血管壁形成转移瘤。

血道转移的运行途径与血栓栓塞的运行过程相似,一般情况下与血管解剖部位及血流方向有关。侵入体静脉系统的瘤细胞多经右心到肺,引起肺转移;肝接受门静系统的血液,故胃肠道肿瘤易于经门静脉引起肝转移;侵入肺静脉的瘤细胞,经左心进入主动脉系统,形成全身器官的广泛转移;侵入胸、腰、骨盆静脉的瘤细胞可经吻合支进入椎静脉系统,引起椎骨及中枢神经系统的转移,如前列腺癌可以没有肺转移而发生椎管的转移。少数情况下,当静脉回流受阻(如咳嗽引起腹腔内压增高),可发生逆行性转移。

血道转移性肿瘤常为多发性散在分布的圆球形结节,边缘较整齐。位于器官表面的转移瘤,中央部位常因缺血坏死而塌陷,形成所谓"癌脐"(图 5-8),有助于同原发瘤区别。由于肺、肝为最易发生转移瘤的器官,所以在诊断肿瘤或肿瘤病人手术前,必须仔细检查肝和肺。

(3) 种植性转移:体腔内器官的肿瘤蔓延至器官浆膜面时,瘤细胞可脱落下来,像播种一样种植在体腔浆膜的表面,形成许多转移瘤,这种转移方式称为种植性转移(图 5-9)。胸膜或腹膜腔内肿瘤的瘤细胞脱落后可种植到肋膈角、直肠膀胱陷窝、膀胱子宫陷窝等处。晚期胃癌可致双侧卵巢表面种植性转移,称作克鲁根勃瘤(Krukenberg tumor)。脑、脊髓肿瘤可经脑脊髓腔种植于颅底、脊髓背侧和马尾等处。

浆膜腔的种植性转移,可致下列后果:由于浆膜下淋巴管或毛细血管被癌栓阻塞,或由于小血管受损通透性增加与破裂,引起浆液性或血性积液,抽取积液涂片寻找恶性瘤细胞有助于诊断;有时胃肠、卵巢等处的黏液腺癌转移可致大量黏液积聚,称之为"腹膜假黏液瘤";瘤细胞浸润使浆膜面相互融合或纤维蛋白渗出导致机化,使浆膜面粘连,引起肠梗阻等后果。

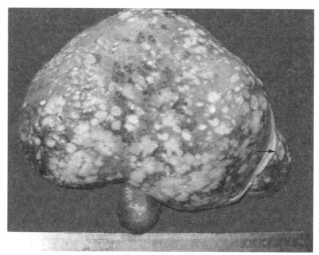

图 5-8　肝转移性胃癌

肝脏表面满布瘤结节,可见癌脐(箭头所示)

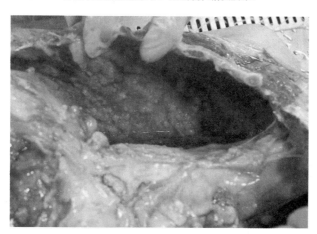

图 5-9　胸膜壁层转移性卵巢癌

胸膜表面布满大小不等瘤结节,此为卵巢癌种植性转移

种植性转移在少数情况也可为医源性的,见于外科手术时,肿瘤细胞沾染了手术野,引起手术切口等处种植性转移。

(三)原发瘤和转移瘤的鉴别

在临床病理工作中,鉴别原发瘤和继发瘤十分重要,有时相当困难,需要综合临床、病理、免疫病理等资料,作出较为准确的诊断。

1. 病史　多数情况下,身体两个以上部位的肿瘤,先出现者为原发瘤,后出现者为转移瘤。

2. 数目　原发瘤常为单个,转移瘤常为多个。但应注意肝、肺的原发瘤也可呈多结节状,肺的转移性恶性肿瘤也可呈单个结节。

3. 癌周组织　癌巢附近的组织对鉴别有参考价值。如颈部、皮下癌组织旁见到残余的淋巴组织,则有利于转移癌的诊断,乳腺癌伴有囊性增生等则有利于原发癌的诊断。

4. 癌组织的形态和结构　转移瘤多保持原发瘤的形态结构特点。但部分转移瘤可因微环境的改变与原发瘤在形态上不尽一致,如部分胃腺癌分化程度低,不形成腺腔,但转移灶中可出现明显腺腔。

5. 部位　肝与肺的多发性瘤结节常是转移瘤。肺的转移瘤多来自肾、肝、子宫和乳腺等的各种癌或肉瘤。肺癌常转移至肝、肾上腺、骨和脑等。骨的转移瘤多来自甲状腺、前列腺和肾。乳腺癌易转移到肾上腺、卵巢等处。

6. 免疫病理和电镜检查　有时据上述方法仍无法判别原发瘤和继发瘤,则可根据肿瘤的特点,进行免疫标记或电镜观察等加以确诊。

三、肿瘤的复发

肿瘤的复发指肿瘤经外科手术切除或放射治疗后,临床上获得过一段治愈期或缓解期后又重新出现同样的肿瘤。复发性肿瘤可发生在原部位、相邻部位或远隔部位。引起肿瘤复发的原因可为肿瘤细胞残留,如因肿瘤的浸润性生长,手术难以切除干净。亦可为隐性转移灶的存在,当机体免疫机能下降时,转移灶瘤细胞增殖形成临床上所见的肿块。肿瘤的复发主要见于恶性肿瘤,但有些良性肿瘤,如腮腺多形性腺瘤、血管瘤、韧带样纤维瘤,由于它们与周围组织分界不清难以切除干净,故易复发。少数良性肿瘤多次复发后还可恶变。

四、肿瘤的分级与分期

(一)肿瘤的分级

肿瘤的分级(grading of tumor)是根据肿瘤细胞分化程度的高低、异型性的大小及核分裂像的多少来确定恶性程度的级别。分级方法从两级分级法(低级别和高级别)至四级分级法,在临床病理工作中都有所应用,不同的肿瘤有不同的分级方法。

(二)肿瘤的分期

肿瘤的分期(staging of tumor)是根据肿瘤的大小范围、浸润深度和转移的程度来确定肿瘤病程发展的早晚。目前常用的有国际抗癌组织(UICC-Union International Control Cancer)的TNM系统(图 5 - 10),即根据肿瘤的范围($T_{1\sim4}$),淋巴结有否转移及转移情况($N_{0\sim3}$),远处转移的有无($M_{0\sim1}$)给予定期。此外还有美国癌分期联合学会(AJCS-American Joint Committee on Cancer Staging)的肿瘤分期法,即据肿瘤的范围(原位、器官内、器官外、侵入邻近器官、远处转移)将肿瘤分为五期,该分期法临床更为实用。

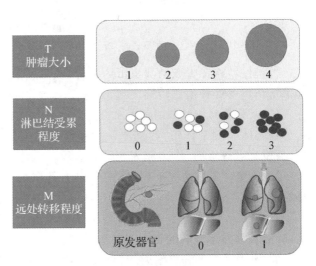

图 5 - 10　肿瘤分期示意图

第六节 肿瘤对机体的影响

一、良性肿瘤对机体的影响

良性肿瘤由于分化成熟,生长缓慢,总的来说对机体影响较小,主要对周围器官产生压迫和阻塞作用,一般无致命后果。如几十千克的卵巢囊腺瘤患者可长期带瘤生存,但生长在颅内或椎管内的良性肿瘤可引起颅内压增高或脊髓受压,产生相应的神经系统症状。肾上腺的嗜铬细胞瘤,可引起阵发性高血压,胰岛细胞瘤可引起阵发性低血糖,分泌生长激素的垂体腺瘤可引起巨人症和肢端肥大症。另外,良性肿瘤若产生并发症,后果也是严重的。如卵巢囊腺瘤可发生蒂扭转(图5－11),使瘤体出血坏死,必须紧急手术处理。少部分良性肿瘤可恶性变,一般为多发性或易复发的良性肿瘤,如肠多发性息肉病中的一半患者可恶变为腺癌;膀胱移行上皮乳头状瘤易恶变为移行上皮癌。

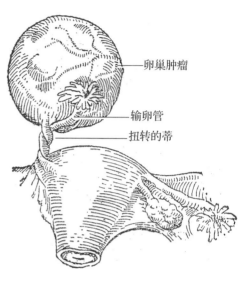

图5－11 卵巢肿瘤蒂扭转

二、恶性肿瘤对机体的影响

恶性肿瘤由于分化不成熟,生长较快,浸润破坏组织器官,发生远处转移,并常引起出血、坏死、溃疡、穿孔和感染等继发性改变,对机体影响较大,后果更为严重。除上述良性肿瘤对机体的影响外,恶性肿瘤尚有下述影响:

（一）浸润和转移

常常是恶性肿瘤致死的主要原因,如癌的脑转移。

（二）发热

恶性肿瘤常可引起发热,多为肿瘤代谢产物、坏死组织毒性产物或合并感染所致。

（三）副肿瘤综合征

一些来自非内分泌腺肿瘤也可产生激素或激素样物质(异位激素),引起相应症状和体征,称为异位内分泌综合征。如支气管燕麦细胞癌、胸腺瘤、淋巴瘤等可产生抗利尿激素,葡萄胎、睾丸胚胎癌、前列腺癌等可产生促甲状腺素等。产生异位激素的肿瘤称为异位内分泌肿瘤,多见于癌,但也可见于肉瘤如纤维肉瘤、平滑肌肉瘤等。除上述异位内分泌综合征外,肿瘤患者还可出现一些原因不明的临床表现(常由肿瘤产物、异常免疫反应等引起),包括神经、肌肉、皮肤、骨关节、软组织、造血及肾损伤等,上述异常临床综合征统称副肿瘤综合征(paraneoplastic syndrome)。

（四）恶病质（cachexia）

恶病质指由于恶性肿瘤或其他慢性消耗性疾病导致机体严重消瘦、贫血、虚弱、全身衰竭的状态（图5-12）。恶病质多见于晚期恶性肿瘤患者。有些肿瘤如食管癌，因梗阻进食困难，恶病质出现较早。恶病质发生机制为诸因素综合作用所致，包括精神因素、肿瘤生长消耗大量营养物质、肿瘤代谢产物堆积引起机体代谢紊乱、食欲下降、失眠、疼痛、出血、感染等。

第七节 良性肿瘤与恶性肿瘤的区别

根据肿瘤的分化程度、生物学行为及对机体的危害程度等将其分为良性肿瘤和恶性肿瘤。区别良性肿瘤和恶性肿瘤，对于正确诊断和治疗具有重要的实际意义，肿瘤的良恶性区别见表5-3。

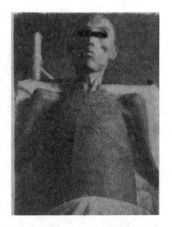

图5-12 恶病质

原发性肝癌晚期患者，极度消瘦、衰弱

表5-3 良性肿瘤与恶性肿瘤的区别

	良性肿瘤	恶性肿瘤
组织分化程度	分化好，异型性小	分化不好，异型性大
核分裂	无或稀少，无病理性核分裂像	多见，可见病理性核分裂像
生长速度	缓慢	较快
生长方式	膨胀性和外生性生长，前者常有包膜，同周围组织一般分界清楚，常可推动	浸润性和外生性生长，前者无包膜，同周围组织分界不清，不易推动，后者同时伴有浸润性生长
继发改变	很少出血、坏死	常有出血、坏死、溃疡
转移	不转移	常有转移
复发	很少复发	较多复发
对机体影响	较小，主要为局部压迫、阻塞	较大，除压迫、阻塞外，还可引起出血，合并感染，甚至恶病质

判断良恶性肿瘤的根据是多方面的，转移是判断良恶性最重要的标准。一个肿瘤只要发生了转移，即使异型性很小，都属恶性肿瘤，如甲状腺滤泡性腺癌有时异型性并不大，却发生了转移。而又有一些良性肿瘤，如非典型性纤维黄色瘤，虽有瘤细胞的异型性，却没有浸润转移。可见肿瘤的形态学表现和生物学行为有时并非一致。另外，良性肿瘤也可发生恶变，如肠腺瘤性息肉可恶变为肠腺癌。罕见情况下，有些恶性肿瘤可转化为良性肿瘤，如神经母细胞瘤转变为节细胞性神经瘤。

良性肿瘤与恶性肿瘤之间无绝对界限。还有一些肿瘤不能截然划分为良性、恶性，而需要根据其形态特点评估其复发转移的风险度（低、中、高）。肿瘤从良性到恶性之间还存在交界性肿瘤（borderline tumor），即指组织形态和生物学行为介于良性与恶性之间，有恶变倾向的一类肿瘤。如卵巢交界性浆液性乳头状囊腺瘤,在一定条件下可向恶性发展,转变为浆液性乳头状囊腺癌。认识交界性肿瘤,以便临床上进行适度的积极治疗和随访工作。

第八节 常见肿瘤举例

一、上皮性肿瘤

（一）良性上皮性肿瘤

1. 乳头状瘤（papilloma） 由被覆上皮发生,向表面呈乳头状增生,乳头中央为纤维结缔组织和血管组成的轴心（图 5-13）。乳头表面被覆增生的上皮因部位不同,可为分化成熟的鳞状上皮、柱状上皮或移行上皮。乳头状瘤的间质和上皮（实质）如同手指和手套的关系。瘤细胞分化好,无浸润现象,常见于皮肤、口腔黏膜、鼻、鼻窦、喉头、外耳道、膀胱等。发生在外耳道、膀胱、阴茎及喉部的乳头状瘤手术后易复发,其中部分可转变为乳头状癌。

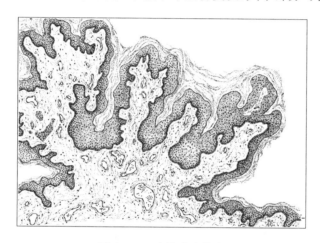

图 5-13 皮肤乳头状瘤
乳头表面的瘤细胞与正常鳞状上皮相似,乳头的中央为肿瘤间质

2. 腺瘤（adenoma） 由腺上皮发生,常见于甲状腺、卵巢、乳腺、涎腺和胃肠道,也见于汗腺、皮脂腺、垂体、肾上腺皮质、肾脏等。腺瘤的腺体在结构上与其来源腺体相似,且常具有一定的分泌功能。不同之处在于腺体大小、形态不规则,排列紧密,缺乏典型的小叶和导管,有时腺管扩张成囊肿。较常见的腺瘤类型有:

（1）囊腺瘤:好发于成年女性卵巢,单侧多见,肿瘤呈结节状,切面见大小不等的囊腔。根据腺上皮的不同又可分为:①浆液性囊腺瘤:腺上皮分泌浆液,部分可呈乳头状生长,易发生恶变。②黏液性囊腺瘤:腺上皮分泌黏液,常呈多房性,囊壁光滑,少有乳头状生长。

（2）纤维腺瘤:为年轻妇女乳腺常见的良性肿瘤,多为单个,结节状,境界清楚,有包膜,切面灰白。镜下由增生的腺管及纤维结缔组织共同组成肿瘤的实质。

（3）息肉状腺瘤:多见于结肠。肠黏膜腺上皮增生,呈息肉状,有蒂同肠黏膜相连。多发性者又称结肠多发性息肉病,是一种具有家族倾向的遗传性疾病,可造成肠梗阻,有的早

期就可发生癌变。

（4）多形性腺瘤：多发生于唾液腺的闰管和肌上皮。肿瘤由腺体、鳞状上皮、肌上皮、黏液样及软骨样成分构成，形态多样，习惯又称混合瘤。中年人好发，肿瘤呈结节状或分叶状，表面有纤维包膜，该肿瘤较易侵犯包膜，切除后易复发或恶变。

（二）恶性上皮性肿瘤

由上皮组织起源的恶性肿瘤称为癌。癌是人类最常见的一类恶性肿瘤，中、老年人好发。癌生长速度较快，以浸润性生长为主，与周围组织界限不清，发生在皮肤、黏膜的癌常呈菜花状、蕈伞状或息肉状，表面常有坏死出血和溃疡形成；发生在器官内的癌常为不规则结节状，呈树根样或蟹足状向周围组织浸润。癌组织因间质较多而质地较硬，切面灰白色、干燥。镜下观：癌细胞紧密排列呈条索状或腺腔样结构，称为癌巢。癌巢与间质分界清楚，网状纤维染色可见网状纤维存在于癌巢周围，而癌细胞之间无网状纤维。癌在早期多经淋巴道转移，一般到晚期才发生血道转移。

癌的几种较常见类型如下：

1. 鳞状细胞癌（squamous cell carcinoma）　简称鳞癌，常发生于正常被覆鳞状上皮的部位，如皮肤、唇、咽、喉、食管、宫颈、外阴、阴茎等处，但也见于正常没有鳞状上皮被覆的部位，通过鳞状上皮化生、增生和异型增生而发展为鳞癌，如支气管、胆囊、肾盂等处。镜下见癌细胞形成大小不一的团块状或条索状的癌细胞巢，并向真皮或黏膜下浸润。癌巢的最外层癌细胞排列整齐，相当于基底层的细胞，其内可见多边形癌细胞，似棘细胞层。分化高者，细胞间还可见细胞间桥，在癌细胞巢的中央出现同心圆性层状排列的角化物，称为角化珠（keratin pearl）或癌珠（图 5－14）。分化差的鳞癌无角化形成，细胞间桥消失，癌细胞异型性明显，核分裂多见，间质较少。

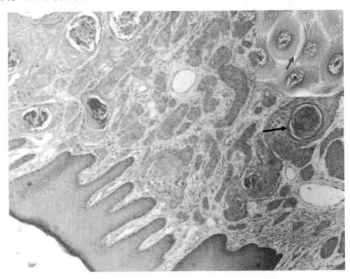

图 5－14　鳞状细胞癌（HE 染色，低倍）

图中可见肿瘤细胞排列成巢团状，中央是呈同心圆状结构的角化珠

（黑箭头所示）；右上小图显示细胞间桥（红箭头所指）

2. 基底细胞癌（basal cell carcinoma）　来自皮肤及皮肤附件的基底细胞，多见于老年人面部，如眼睑、鼻翼、颊部等处，因癌组织常形成边缘不规则的溃疡，故本癌又称鼠咬状溃疡。镜下见癌细胞巢主要由基底细胞样的癌细胞组成。此癌属低度恶性，生长缓慢，很少发生转移，对放射线敏感，预后较好。

3. 尿路上皮癌（urothelial carcinoma）　由膀胱或肾盂等处的移行上皮发生，膀胱最多见，肾盂次之，输尿管较少发生。肿瘤外形呈乳头状，有蒂，单发或多发。镜下见癌细胞似尿路上皮样多层排列，有不同程度异型性，分化好者形成乳头结构，分化差者不形成乳头，细胞异型明显，广泛浸润膀胱壁。

4. 腺癌（adenocarcinoma）　由腺上皮、导管上皮及柱状上皮覆盖的黏膜发生的恶性肿瘤，多见于胃肠道、呼吸道、子宫、乳腺、甲状腺、胰腺等组织器官。根据形态结构和分化程度可分为分化较好的具有腺体结构的管状腺癌（图 5－15）和乳头状腺癌、以实性癌巢为主要表现的低分化腺癌及分泌黏液较多的黏液腺癌。

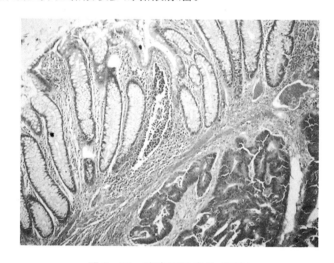

图 5－15　腺癌（HE 染色，低倍）
癌细胞形成腺管状结构，与正常腺体相比，有明显的组织结构异性性和细胞异性性

（1）管状腺癌（tubular adenocarcinoma）：常见于胃肠、胆囊、子宫体等，肉眼观：肿瘤常呈息肉状、菜花状或结节状，常伴溃疡形成。镜下观：癌细胞呈单层或多层，排列成大小不一、形态多样的腺样结构，瘤细胞核分裂像多见。如腺腔高度扩张呈囊状者，称为囊腺癌。

（2）乳头状腺癌（papillary adenocarcinoma）：腺癌组织内若癌细胞主要排列成乳头状结构时即称为乳头状腺癌。以甲状腺最为多见。如果细胞向囊腔内呈乳头状生长时称为乳头状囊腺癌。

（3）黏液癌（mucoid carcinoma）：主要见于胃肠道，镜下有两种表现：一种为黏液积聚在癌细胞内，并逐渐将核挤向一侧，使癌细胞呈印戒状，当这种印戒样细胞弥漫成片，而腺样结构很少时，称为印戒细胞癌或黏液细胞癌；另一种为癌细胞产生大量细胞外黏液，形成大小不一的"黏液湖"，癌细胞则成堆或散在漂浮在黏液湖中，称为黏液腺癌。黏液癌大体上呈灰白色、湿润、半透明似胶冻，故又称胶样癌。

5. 未分化癌　来源于上皮组织,分化程度低,难以辨别其来源上皮类型的恶性肿瘤。镜下观:癌细胞呈弥漫分布,多不形成明显巢状结构,细胞异型性大,核分裂像多见,常需同肉瘤加以区别。未分化癌恶性度高,常发生血道转移,预后差,但对放射线和化疗药物敏感。

二、间叶组织肿瘤

间叶组织肿瘤来源广泛,发病年龄较上皮性肿瘤者轻,良恶性的相对性更为突出。间叶组织可相互转化的特点造成肿瘤成分复杂,形态多样,如纤维瘤中可出现骨成分。肿瘤特点不但与组织发生有关,而且与生长部位有关。

(一)良性间叶组织肿瘤

1. 纤维瘤(fibroma)　由纤维组织发生的良性肿瘤。多见于皮下、肌腱、筋膜等处。常为单发,呈圆形、椭圆形或分叶状,可有或无包膜,边界清楚,质地坚韧。瘤组织由成熟的纤维细胞及成束状排列的胶原纤维组成,间质为血管及少量疏松的结缔组织。纤维瘤生长缓慢,切除后多不复发。

需要指出的是还有组织形态和纤维瘤相似的一大组病变,统称为纤维组织瘤样增生或纤维瘤病(fibromatosis)。常见的有韧带样纤维瘤、瘢痕疙瘩、结节性筋膜炎等。病变特点为纤维组织增生形成瘤样肿块,但并非真性肿瘤。增生的瘤样纤维组织比较成熟,但在局部常呈浸润性生长,无包膜,有时纤维母细胞生长较活跃,细胞丰富,核肥大,甚至具有一定的异型性,如切除不完全,可多次复发,但不转移。此种病损可发生在身体任何部位的软组织,以皮下、筋膜、肌肉为多,尤以四肢及腹壁多见。

2. 脂肪瘤(lipoma)　是最常见的一种良性肿瘤,多发生于人体躯干和四肢的皮下组织,以颈部和肩背部最常见,腹膜后、胃肠道及肾脏也可发生。大多为单发,也可多发。生长较慢,肉眼观多呈分叶状,质软,有薄的纤维结缔组织包膜与周围组织分界。切面呈黄色,脂肪样。镜下见瘤组织由成熟的脂肪细胞组成,与正常脂肪组织的区别为有完整包膜。脂肪瘤手术易切除。

3. 脉管瘤　脉管瘤由血管及淋巴管发生,分别称为血管瘤(hemangioma)及淋巴管瘤(lymphangioma),其中以血管瘤较多见。两者均常见于婴儿及儿童,多为先天性脉管组织发育异常,而非真性肿瘤。血管瘤多见于面部、颈部、唇、舌、口腔及肝、脾等内脏器官,常呈紫色或红色,可平坦或隆起于表面,无包膜,与周围界限不清。其组织结构有两种类型:一种系由多数毛细血管密集而成,管腔明显或不明显,称毛细血管瘤;另一种由内皮细胞增生形成大小形状不一的血窦,似海绵状结构而称海绵状血管瘤。两种类型的瘤组织也可混合存在。血管瘤可随身体的发育而长大,成年后即停止发展,甚至可自然消退。

淋巴管瘤常见于唇、舌、颈部及腋下等处。肿瘤呈灰白色,半透明,无包膜,与周围组织境界不清。切面可见多个囊腔,内含淋巴液。发生于颈部的巨大淋巴管瘤,瘤组织内淋巴管扩张呈囊状,称为囊性淋巴管瘤或水瘤。

4. 平滑肌瘤(leiomyoma)　平滑肌瘤最多见于子宫,其次为胃肠道。肉眼观:肿瘤多为结节状,境界清楚,质地坚实,可有或无包膜,切面常呈编织状或漩涡状。镜下观:见瘤细胞与正常平滑肌细胞相似,由形态较一致的梭形细胞构成编织状排列,核分裂像很少,在细胞形态和组织结构上有时与纤维瘤很相似,但平滑肌瘤细胞的胞浆较红染,核呈长杆状,两端较钝,V.G 染色有助于区别,平滑肌纤维呈黄色,而胶原纤维呈红色。

（二）恶性间叶组织肿瘤

恶性间叶组织肿瘤统称肉瘤。肉瘤较癌少见,好发于青少年,肉眼观:肿瘤呈结节状或分叶状,可挤压周围组织形成假包膜,或有清楚的边界。由于生长较快肉瘤体积常较大、质软,切面灰红色,均质性,细腻,湿润似鱼肉状,故称肉瘤。镜下观:肉瘤细胞大多弥散排列,不形成细胞巢,与间质界限不清。网状纤维染色可见肉瘤细胞间存在网状纤维。肿瘤间质富于血管,故肉瘤多先由血道转移,这些特点均与癌有所区别（表 5-4）。正确区分癌和肉瘤,具有十分重要的临床意义。

表 5-4 癌与肉瘤的区别

	癌	肉瘤
组织来源	上皮组织	间叶组织
发病率	较常见,约为肉瘤的 9 倍,多见于 40 岁以上成人	较少见,多见于青少年
大体特点	质较硬、色灰白、较干燥	质软、色灰红、湿润、鱼肉状
组织学特点	多形成癌巢,实质与间质分界清楚	瘤细胞多弥漫分布,实质与间质分界不清,间质内血管丰富
网状纤维染色	网状纤维围绕癌巢,癌细胞间多无网状纤维	肉瘤细胞间多有网状纤维
免疫组织化学	癌细胞表达上皮标记（如细胞角蛋白）	肉瘤细胞表达间叶标记（如波形蛋白）
转移	淋巴道转移为主	血道转移为主

常见肉瘤列举如下:

1. 纤维肉瘤（fibrosarcoma） 纤维肉瘤的发生部位与纤维瘤相似,以四肢皮下及深部组织多见。肉眼观:肿瘤呈巨块型或结节状,与周围组织分界清楚,可形成假包膜,切面粉红或灰白均质。镜下观:肿瘤组织由大小不一的梭形或短梭形细胞构成,瘤细胞产生胶原纤维,呈编织状或旋涡状排列（图 5-16）。纤维肉瘤的恶性程度不等,既与分化有关,也与生长部位有关,部位表浅者恶性度较低。

2. 脂肪肉瘤（liposarcoma） 多发生于 40 岁以上成人,极少见于青少年,是软组织肉瘤中较常见者。多发生于大腿、腘窝、腹膜后,也见于肾周和深部的软组织内。肉眼观:脂肪肉瘤的大体形态差异很大,可似一般的脂肪瘤,也可呈鱼肉状或黏液样外观,大多呈分叶或结节状,表面有假包膜。镜下观:脂肪肉瘤的组织形态多种多样,分化好的其组织结构与脂肪瘤相似,分化差的瘤细胞具有明显的异形性,并有多量的瘤巨细胞。

3. 平滑肌肉瘤（leiomyosarcoma） 好发于胃肠道和子宫,以中老年多见。肉眼观呈实体性圆形或结节状肿块,边界清楚,部分有假包膜,切面灰红或灰棕色鱼肉状或编织状,较大者可有出血、坏死、囊性变。镜下观:分化好的平滑肌肉瘤同平滑肌瘤较难区分,分化差者瘤细胞具有明显的异型性,核分裂像多见。

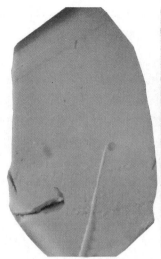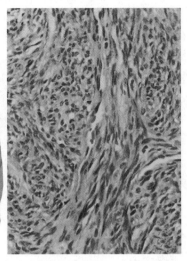

A. 肿瘤切面粉红、均质细腻　　B. 肿瘤组织由大小不一的梭形或
短梭形细胞构成，呈编织状或
流水样排列(HE染色，中倍)

图 5-16　纤维肉瘤

4. 骨肉瘤(osteosarcoma)　是骨组织中最常见、恶性度最高的一种肿瘤,以青年人多见。好发于股骨两端、胫骨上端及肱骨上端,肿瘤起自于干骺端,向髓腔及骨膜下生长,并穿破骨膜,侵入周围软组织,形成放射状新骨,与骨干纵轴垂直或斜行,X线片上形成日光放射状条纹;被瘤组织掀起的骨膜,因有较多骨组织增生,X线片上形成 Codman 三角,是骨肉瘤的特点。肉眼观:若骨质形成少则呈灰红色鱼肉状,若骨质形成多则较硬。镜下观:瘤细胞高度异型,细胞大小不一,形态不规则,并有瘤巨细胞,核分裂像多见。肿瘤性骨组织的出现是诊断本瘤的组织学依据(图 5-17)。本病恶性度极高,发展迅速,早期即可发生血道转移,危及生命。

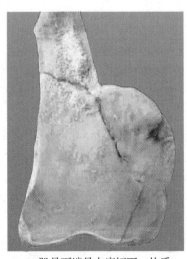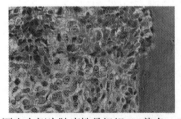

B. 图中右侧为肿瘤性骨组织(HE染色，高倍)

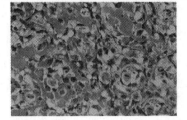

A. 股骨下端骨肉瘤切面，均质　　C. 图中红染部分为骨样组织(HE染色，高倍)
细腻，可见病理性骨折

图 5-17　骨肉瘤

三、神经组织肿瘤

（一）周围神经组织肿瘤

1. 神经纤维瘤（neurofibroma） 神经纤维瘤多发生在皮下，可单发也可多发。多发性神经纤维瘤又称神经纤维瘤病（neurofibromatosis）。肉眼观：单发者肿瘤境界明显，无包膜，质实，切面灰白色略透明，常不能找到其发源的神经。如发生肿瘤的神经粗大，则可见神经纤维消失于肿瘤中。镜下观：肿瘤由增生的神经鞘膜细胞和纤维母细胞构成，排列紧密，成小束并分散在神经纤维之间，伴多量网状纤维和胶原纤维及疏松的黏液样基质。神经纤维瘤较易复发，可恶变。

2. 神经鞘瘤（neurilemmoma） 神经鞘瘤可发生在周围神经、颅神经或交感神经。颅神经鞘瘤占颅内肿瘤的5％～10％，发生于听神经者，又称听神经瘤，位于小脑桥脑角。患者多为中老年，女多于男（2∶1）。肉眼观：神经鞘瘤有完整的包膜，呈圆形或结节状，常与其所发生的神经粘连在一起。切面为灰白或灰黄色略透明，可见旋涡状结构，有时还有出血和囊性变。镜下观：瘤细胞紧密平行排列呈栅状或不完全的漩涡状，或瘤细胞稀少排列成稀疏的网状结构。

临床表现随其大小与部位而异，小肿瘤可无症状，大多数肿瘤可手术根治，极少数与脑干或脊髓等紧密粘连未能完全切除者可复发，复发肿瘤仍属良性。

（二）中枢神经系统肿瘤

中枢神经系统肿瘤无论组织分化程度如何，都可引起明显的临床症状，一方面肿瘤压迫或破坏周围组织引起局部神经症状，另一方面肿瘤可引起脑实质继发性充血、水肿，脑室积水扩张，导致颅内高压，产生相应症状，甚至危及生命。原发性中枢神经系统肿瘤以胶质瘤和脑膜瘤多见，胶质瘤中又以星形胶质细胞瘤多见。

1. 星形胶质细胞瘤（astrocytoma） 本瘤多见于成人，可发生于中枢神经系统的任何部位，但以大脑半球的白质最多见，儿童则多见于小脑。肉眼观：肿瘤无包膜，与周围脑组织并无明显分界，质地较硬，往往呈暗灰色胶冻样或细颗粒状。镜下观：瘤细胞的形态和分化程度可有很大差异，肿瘤细胞形态可相似于纤维型、原浆型或肥胖型星形胶质细胞，它们分别称为纤维型、原浆型和肥胖型星形胶质细胞瘤。高度恶性的星形胶质细胞瘤称为多形性胶质母细胞瘤。在临床实际工作中，根据星形胶质细胞瘤分化程度分为四级。一般而言，Ⅰ级的恶性程度较低，Ⅱ、Ⅲ、Ⅳ级的恶性程度逐渐增高。

2. 脑膜瘤（meningioma） 多数由蛛网膜颗粒中的蛛网膜细胞发生，一般生长缓慢。患者多为40～50岁中年人，女性较男性多。好发于上矢状窦旁大脑镰两侧、蝶骨嵴的侧面等处。肿瘤呈球形、分叶状或不规则形，质实或硬，边界清楚。切面灰白色，颗粒状或条索漩涡状，或有砂粒体（钙化物）形成。大多数脑膜瘤为良性，少数瘤组织可呈明显的异型性、浸润性生长和转移，称恶性脑膜瘤。

四、多种组织构成的肿瘤

畸胎瘤（teratoma）由三个胚层成分所构成的肿瘤，起源于有多向分化潜能的生殖细胞。好发于卵巢、睾丸、躯干中线及躯体两端，如颅底、松果体区、纵隔、腹膜后、骶尾等部位。本瘤根据肉眼观察分为囊性和实性畸胎瘤两种;根据分化程度分为成熟性(良性)和未成熟性(恶性)畸胎瘤。囊性者绝大多数为成熟性良性畸胎瘤;实性者多为未成熟性恶性畸胎瘤。

卵巢畸胎瘤多数是成熟性囊性畸胎瘤,约手拳大小,有包膜,囊腔内含黄色油脂样物质及毛发、牙齿等,囊壁可有增厚的结节状区域(图5-18)。镜下观:囊壁内衬多为复层鳞状上皮,有毛囊、皮脂腺等组织,故又称皮样囊肿。此外,亦可见软骨、支气管黏膜、胃肠黏膜或甲状腺组织等。肿瘤内所含的各种成分都可以发生恶变,但最常见的是鳞状上皮发生癌变。如杂有幼稚的神经管和神经上皮者也属于恶性。发生在睾丸的畸胎瘤多数为实性未成熟性,镜下见未成熟的胚胎性组织。未成熟性畸胎瘤属恶性畸胎瘤,可发生远处转移。

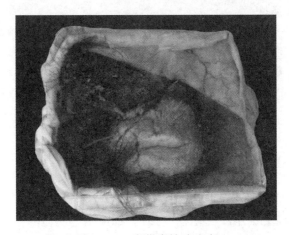

图5-18 卵巢囊性畸胎瘤

第九节 癌前病变、异型增生及原位癌

因为中晚期恶性肿瘤治疗效果很差,所以肿瘤防治工作中一条重要的原则就是要做到三早(早期发现、早期诊断和早期治疗)。癌前病变和原位癌是肿瘤形成过程中非常重要的阶段,正确识别癌前病变和原位癌,并在这两个阶段进行早期治疗,具有非常重要的意义。

一、癌前病变

癌前病变(precancerous lesion)是指一类具有癌变倾向,但不一定都会转变为癌的良性病变。癌前病变可能是肿瘤形成过程中的一个阶段,由于基因不稳定而具有潜在恶变的危险。在癌前病变恶变过程中,上述异型增生是非常重要的一个阶段。一般认为,正常细胞从增生发展到恶性肿瘤是个逐渐演变的过程:一般增生→异型增生→癌变。癌前病变出现异型增生则发生癌变的几率较大。

临床上常能观察到一些可能发生癌变的良性疾病,如黏膜白斑、慢性子宫颈炎、纤维囊性乳腺病、结肠多发性息肉病、慢性萎缩性胃炎、皮肤慢性溃疡、肝硬化、慢性胃溃疡等。临床上将这类具有癌变倾向的疾病列为癌前病变,然而有人主张应称之为癌前疾病或癌前状态,当这些病变中出现异型增生时,才能称之为癌前病变,进而可能癌变。

二、异型增生

异型增生(dysplasia),指细胞增生活跃,并伴一定程度异型性的病变,本身尚不具备癌的诊断标准。异型增生在组织学上表现为增生的细胞大小不一,形态多样;核大而深染,核浆比例增大,核分裂可增多,但多属正常核分裂像;细胞排列紊乱,极性消失。可发生于皮肤黏膜的被覆上皮,也可发生于腺上皮。根据其异型性程度及累及范围可分为轻、中、重三级。如发生在鳞状上皮,轻度异型增生累及上皮层下部1/3,中度累及下2/3,重度则超过下2/3但未及全层。轻度和中度异型增生,病因去除后多可恢复正常,重度异型增生较难逆转,常转变为癌。

三、原位癌

原位癌(carcinoma in situ)是指局限于上皮层内,未突破基底膜侵犯到间质的恶性上皮性肿瘤(图5-19)。临床上可见于子宫颈、食管及皮肤的原位癌及乳腺小叶原位癌等。原位癌的诊断主要依赖于病理组织学。临床或肉眼检查往往无明显异常,或仅见有轻微糜烂、粗糙不平、局部增厚等。

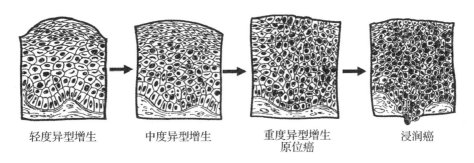

轻度异型增生　　中度异型增生　　重度异型增生　　浸润癌
原位癌

图5-19　异型增生、原位癌、早期浸润癌的演变过程模式图

有少数原位癌可自行消退而恢复正常,或长期保持不变,也可数年后突破基底膜发展为浸润癌。由于上皮层内无血管、淋巴管,瘤细胞靠血液弥散获得营养,所以原位癌不发生转移。及时发现原位癌并给予治疗,可以完全治愈。

WHO最近提倡用"上皮内瘤变"(intraepithelial neoplasia)的概念。将轻度和中度异型增生分别称为上皮内瘤变Ⅰ级和Ⅱ级,重度异型增生和原位癌称为上皮内瘤变Ⅲ级。例如:宫颈上皮内瘤变Ⅲ级。另外在胃肠道等上皮病变中,将轻度和中度异型增生称为低级别上皮内瘤变,而将重度异型增生和原位癌称为高级别上皮内瘤变。其用意可能是表达从异型增生到原位癌是一个连续的过程,无绝对界限,同时也表达了对原位癌的病人在术后无需进一步综合治疗,不给原位癌的病人戴上"癌"帽子的看法,这有利于患者。"上皮内瘤变"的概念被广泛应用于食管、子宫颈、前列腺等多个器官。

第十节 肿瘤的病因及发病机制

一、肿瘤的病因

肿瘤的病因甚为复杂,既包括外界环境中的各种刺激因素,也包括机体内在因素,而且往往是多因素交叉作用。一种致癌因素可通过不同途径引起不同部位的肿瘤,而同一类肿瘤又可由不同致癌因素引起。

(一)外环境致瘤因素

1. 化学性致瘤因素　是最主要的致瘤因素。随着工业的迅速发展,将产生更多的化学性致瘤物质,污染环境,使一些癌肿发病率呈不断上升趋势,这一全球性问题已经引起高度重视。常见的化学性致瘤物质有:

(1)多环芳香烃类化合物:以 3,4 -苯并芘、1,2,5,6 -双苯并蒽为代表广泛存在于煤烟、沥青、内燃机废气、烟草烟雾中,人工合成的如 3—甲基胆蒽等。这些致癌物经体内代谢活化后可致癌。

(2)芳香胺类及氨基偶氮染料:如奶油黄、猩红等可引起大鼠实验性肝癌。印染厂空气中的乙萘胺,在体内代谢转变为氨基萘,由肾脏经膀胱排出,可致膀胱癌。

(3)亚硝胺类:该类化合物广泛存在于自然界,具有强烈的致癌作用。其前身物亚硝酸盐及二级胺可在胃内酸性环境下形成亚硝胺,致癌谱很广,可引起胃肠道及其他部位肿瘤。不同结构的亚硝胺有不同的器官亲和性,而与给药途径无关。亚硝胺类是间接作用的化学致癌物,在体内经羟化作用活化后,具有致癌作用。

(4)真菌毒素:某些真菌毒素有强烈的致癌作用,如黄曲霉毒素。黄曲霉毒素主要存在于霉变的花生、玉米及谷类中,其中以黄曲霉毒素 B_1 致癌性最强,与人肝癌的发生有关,动物实验中能诱发大鼠肝癌,其作用环节为黄曲霉毒素在内质网内氧化成环氧化物与 DNA 结合致癌。

(5)微量元素:对人类有致癌性的微量元素有砷、镍、铬、镉等。砷、铬、镍与肺癌的发生有关,镉可引起前列腺癌,钼或硒的缺乏与肿瘤的发生有一定关系。

(6)其他:在塑料工业中广泛应用的氯乙烯,可诱发大鼠肺、骨及皮肤等处的肿瘤,也可引起人的肝血管肉瘤。

2. 物理性致瘤因素　包括电离辐射(X 线、放射性同位素)、紫外线、热辐射、异物(片状异物、石棉纤维)等。如原子弹爆炸的电离辐射使受染区人群白血病发病率明显增高,过量紫外线照射可致皮肤癌,石棉纤维可致胸膜恶性间皮瘤。物理性致瘤因素多与损伤染色体有关,其致瘤所需时间长,肿瘤发生率相对较低。由于致瘤因素较明确,防护措施较易奏效。

3. 生物性致瘤因素

(1)病毒:自从 20 世纪初发现鸡白血病可用无细胞滤液传递以来,现已知有 600 多种动物的致瘤病毒,其中 1/3 为 DNA 病毒,2/3 为 RNA 病毒,前者如乳头状瘤病毒、多瘤病毒、空泡病毒、腺病毒、疱疹病毒等,后者如人类 T 细胞白血病/淋巴瘤病毒Ⅰ(HTLV‐1)。

科学家对人类肿瘤的病毒致瘤问题进行了深入研究,发现人的白血病、乳腺癌、鼻咽癌、子宫颈癌、霍奇金病等肿瘤细胞内查见有"病毒颗粒";鼻咽癌、子宫颈癌患者血清中有特异性抗病毒抗体;HTLV－1与人 T 细胞白血病/淋巴瘤有关;人类乳头状瘤病毒(HPV)与人子宫颈和肛门生殖器区域的鳞状细胞癌有关;Epstein-Barr 病毒(EBV)与人的伯基特淋巴瘤和鼻咽癌有关;乙肝病毒(HBV)与肝细胞癌的发生有密切关系。但迄今为止,这些病毒既不能使正常细胞转化,也未能在动物中诱发肿瘤,因此病毒在人类肿瘤发病中的作用须进一步研究。

(2)细菌:幽门螺杆菌(H. pylori)为革兰阴性杆菌,是慢性胃炎和胃溃疡的重要病原因素。幽门螺杆菌感染与胃的黏膜相关组织(mucosa-associated lymphoid tissue, MALT)发生的 MALT 淋巴瘤密切相关。幽门螺杆菌胃炎与一些胃腺癌的发生也有关系,特别是局限于胃窦和幽门的幽门螺杆菌感染。

(二)影响肿瘤发生发展的内因

1. 遗传因素　动物实验中发现在同一外界致瘤因素刺激下,不同基因型的动物发病率不同。人类某些肿瘤有明显家族遗传倾向。如结肠多发性息肉、视网膜母细胞瘤、神经纤维瘤、肾母细胞瘤等。也有一些患者有肿瘤家族史,父母兄妹中易患肿瘤,但肿瘤类型可各不相同。肿瘤家族史或遗传因素在肿瘤发病中仅是一种"易感性",作为环境致癌因素作用的基础。

2. 年龄因素　某些肿瘤的发生有一定的年龄分布,如儿童易患急性白血病、肾母细胞瘤等。青年人则以骨肉瘤、横纹肌肉瘤多见。40 岁以上中老年则癌的发病率增高。幼儿和儿童的肿瘤,常与遗传性基因缺陷有关,老年人癌肿发病率高的原因可能与某些致癌物质长期积累,引起体细胞突变及免疫机能下降有关。

3. 内分泌因素　某些肿瘤的发生与内分泌激素的刺激有密切关系,如雌激素过高与乳腺癌、子宫内膜癌的发生、发展有关,切除卵巢对乳腺癌有治疗作用。某些激素与肿瘤浸润、转移有关,如垂体前叶激素可促进肿瘤的生长和转移,而肾上腺皮质激素则对淋巴造血系统肿瘤的生长和转移有抑制作用。

4. 免疫因素　实验和临床观察均证明,肿瘤的发生发展、疗效和预后都与机体的免疫状态有关。动物实验发现,无胸腺、无脾脏的裸鼠诱癌的敏感性明显高于正常小鼠;先天性免疫缺陷或后天免疫缺陷如器官移植术后大量应用免疫抑制剂的患者,恶性肿瘤的发生率,特别是淋巴瘤的发生率明显增高。

肿瘤抗原引起的宿主免疫反应主要是细胞免疫。四种免疫细胞在肿瘤免疫中起重要作用:T 细胞,尤其是 T 杀伤细胞,可释放淋巴因子和溶解酶杀伤肿瘤细胞;自然杀伤细胞(NK)无需预先致敏,可直接杀伤肿瘤细胞;K 细胞在淋巴细胞依赖性抗体的参与下对癌细胞起杀伤作用(ADCC);巨噬细胞在淋巴因子如白细胞介素-2、巨噬细胞活化因子等作用下聚集到肿瘤周围,并在嗜细胞抗体协同下,杀伤肿瘤细胞。体液免疫在破坏溶解肿瘤细胞中也有一定作用。

肿瘤可破坏宿主免疫机能,保护肿瘤细胞免受宿主攻击,使肿瘤继续生长和转移,这种现象称为"免疫逃逸"。根据肿瘤与宿主相互作用的免疫机制,临床上对肿瘤患者作免疫功能检测,对病人预后的估计有重要参考价值。现代免疫治疗的发展,成为肿瘤综合治疗的重要组成部分。

二、肿瘤的发病机制

(一)正常细胞的癌变

肿瘤的发生是细胞生长异常,分化失控的结果。正常细胞转变为癌细胞首先要经过转化阶段,形成转化细胞,表现为染色体畸变,核大深染,增殖加快,并产生某些新的肿瘤抗原。这种细胞能进一步形成肿瘤,也可能死亡或恢复正常。目前认为下面几种分子的结构或功能异常是肿瘤发生的重要分子基础。

1. 癌基因(oncogene) 正常细胞或病毒中存在一类基因,具有高度进化保守性和重要的生理功能,参与胚胎发育、细胞增殖和分化调控等。在正常情况下,该类基因不表达或表达水平较低,没有致癌性,称为原癌基因或细胞癌基因。在致癌因素作用下,原癌基因被激活,诱导细胞恶变,此时即称之为癌基因。激活的途径包括点突变、染色体重排(图5-20)和基因扩增等。癌基因的产物有生长因子及其受体、信号转导分子、转录因子、细胞周期调控蛋白等,这些产物增加即促进细胞增殖(图5-21)。目前发现的癌基因颇多,重要的如ras、myc、sis 等。

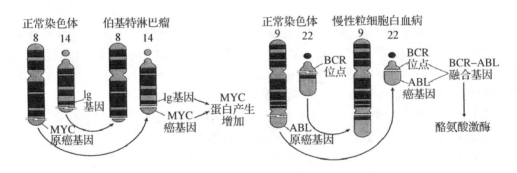

图5-20 染色体重排与肿瘤发生的关系

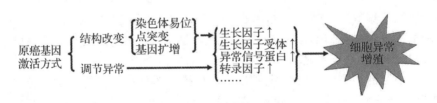

图5-21 原癌基因激活的后果

2. 肿瘤抑制基因 是正常细胞中存在的一类对细胞增殖起负调节作用的基因,这类基因产物直接或间接地抑制细胞增生和肿瘤性转化,故又称为抑癌基因(anti-oncogene)。抑癌基因的失活或突变均可引起细胞癌变、浸润或转移等。目前已发现多种抑癌基因,如乳腺癌、白血病、低分化结肠癌等肿瘤中的 p53 基因(图5-22),视网膜母细胞瘤、骨肉瘤中的 Rb 基因和肺癌、胰腺癌中的 p16,结肠腺瘤性息肉病的 APC 基因,神经纤维瘤病的 NF-1 基因等。

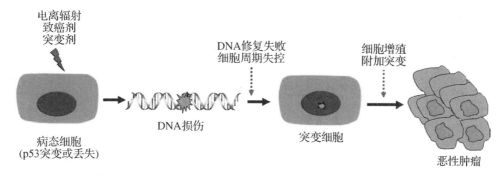

图 5-22　p53 基因突变或丢失的后果

恶性肿瘤的发生是一个长期的、多因素造成的分阶段的过程。单个基因的改变不能造成细胞的完全恶性转化,大多数肿瘤的发生需要几个癌基因的激活和抑癌基因的丧失或突变。

3. 凋亡调节基因和 DNA 修复调节基因　除了原癌基因的激活与肿瘤抑制基因的失活外,近年来还发现调节细胞进入凋亡或程序性细胞死亡(programmed cell death,PCD)的基因及其产物在某些肿瘤的发生上也起着重要作用。如 Bcl(B-cell lymphoma/1eukemia)家族中的 Bcl-2 蛋白可以抑制凋亡,而 Bax 蛋白则可以促进细胞凋亡。正常情况下 Bcl-2 和 Bax 在细胞内保持平衡。如 Bcl-2 蛋白增多,细胞则长期存活;如 Bax 蛋白增多,细胞则进入凋亡。

人类在生活中接触到许多致癌物,如电离辐射、化学物质等。这些致癌物引起的 DNA 损害如果超过细胞能够忍受的范围,受损细胞会以凋亡的形式死亡;如果引起轻微的 DNA 损害,正常细胞内的 DNA 修复机制可及时进行修复。这对维持机体遗传基因组的稳定非常重要。在一些有遗传性 DNA 修复调节基因突变或缺陷的人中,肿瘤的发病率极高。

4. 端粒、端粒酶和肿瘤　正常细胞分裂一定次数后就进入老化阶段,失去了复制的能力,称为复制老化。近来的研究已证明细胞的复制次数是由一种位于染色体末端的叫做端粒(telomere)的特殊 DNA 重复序列控制的,端粒对保持染色体稳定具重要作用。随细胞 DNA 复制次数增加而逐渐缩短,故又称生命计时器。在染色体末端的端粒酶(telomerase)能通过逆转录作用不断合成缩短的序列,从而维持端粒长度,维持细胞增殖潜能。大多数体细胞不含端粒酶,大多恶性肿瘤细胞端粒酶活性上调。

5. 表观遗传调控与肿瘤　表观遗传调控是一种不涉及 DNA 碱基序列改变的基因表达调控方式。常通过 DNA 甲基化、组蛋白乙酰化等途径进行调节。微小 RNA(microRNA)和长链非编码 RNA(lncRNA)为近年发现的表观遗传调控新成员,它们不编码蛋白质,但对基因表达有直接或间接影响。

（二）肿瘤发生的过程

目前经病理学、分子生物学、遗传学和流行病学等多方面的研究表明,肿瘤的发生是一个多步骤多基因改变共同作用的过程。例如,目前已知结肠的上皮增生、异型增生、腺瘤到最终形成腺癌的过程中包括 APC 抑癌基因失活、ras 基因的活化、18 号染色体长臂上 Smad2 基因和 Smad4 基因的丢失,最后 p53 和 TGF-β 受体Ⅱ基因的失活。

综上所述,环境因素及遗传因素等导致细胞DNA发生突变,细胞的进一步恶性转化涉及癌基因的激活和抑癌基因的失活及凋亡调节基因和DNA修复基因的异常改变导致瘤细胞单克隆增殖,并进一步发生肿瘤细胞的异质化,形成恶性肿瘤(图5-23)。

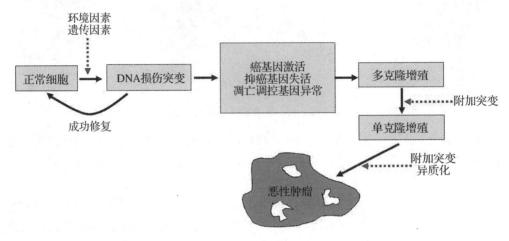

图5-23 恶性肿瘤发生示意图

 复习与思考

一、名词解释

肿瘤的实质 异型性 直接蔓延 转移 种植性转移 癌 肉瘤 癌前病变 胶样癌 畸胎瘤 交界性肿瘤 恶病质 异型增生 原位癌 癌基因 抑癌基因

二、问答题

1. 肿瘤性增生与炎症、损伤修复时组织增生有何不同?

2. 列表比较良性肿瘤与恶性肿瘤的区别。

3. 何谓异型增生和原位癌?

4. 常见上皮性恶性肿瘤有哪些? 各有何特征?

5. 简述肿瘤的组织结构。

6. 何谓肿瘤异型性? 其形态表现如何?

7. 何谓肿瘤转移? 转移方式有几种?

8. 癌与肉瘤有何区别?

9. 简述肿瘤的命名原则。

10. 什么叫癌前疾病? 常见的癌前疾病有哪几种?

11. 肿瘤的生长方式有哪几种? 肿瘤生长方式与肿瘤的良性、恶性有何关系?

12. 试述良性、恶性肿瘤对机体的影响。

13. 常见上皮性良性肿瘤有哪些? 各有何特征?

14. 常见上皮性恶性肿瘤可分哪几类? 各有何特征?

三、临床病理分析

病史摘要:男性,75岁,上腹部隐痛4年余,去年起腹痛加剧,经常呕吐。两个月来,面部及手足水肿,尤以左上肢为显著,尿量减少,食欲极差。半小时前,排黑色大便,呕吐大量鲜血,突然昏倒而急诊入院。体检:消瘦,面色苍白,四肢厥冷,血压 60/40 mmHg,心音快而弱。两侧颈部、左锁骨上及腋下淋巴结显著肿大,血红蛋白 60 g/L。血浆总蛋白 42 g/L,白蛋白 14 g/L。抢救无效死亡。

尸检所见:发育尚好,体形消瘦,营养较差,下肢有轻度凹陷性水肿。左锁骨上淋巴结肿大约枣子大小,粘连。右侧胸腔积液约 400 ml。腹部膨隆,腹腔内有黄色半混浊液体 4 000 ml,大网膜和胃壁粘连,表面有灰白大小不等结节多个。胃内容物为咖啡渣样液体,窦部小弯侧有 5 cm 直径的溃疡一个,边缘呈围堤状隆起,底部见一小凝血块。肝、肺表面有灰白小结节。左锁骨上淋巴结灰白色、肿大。胃溃疡取材镜检:瘤细胞以立方形为主,呈条索或团块状,偶见腺样结构形成。肿瘤细胞异型性明显,细胞核大小、形态不一,核分裂像多见。少数瘤细胞核偏位,胞质中含有黏液颗粒。瘤组织和周围正常组织分界不清,累及胃壁全层。其他脏器病变组织学检查与胃相似。

讨论题:

1. 胃及其他器官病变的病理诊断是什么?

2. 试述各脏器病变的发生发展关系。

3. 试述上述病变的临床和病理联系。

4. 分析病人的死亡原因。

(冯一中　刘瑶　涂健)

第六章 心血管系统疾病

本章主要介绍动脉粥样硬化、冠状动脉硬化性心脏病、原发性高血压、风湿病、慢性心瓣膜病、感染性心内膜炎、心肌炎及心肌病。要求掌握动脉粥样硬化的基本病变和复合性病变；冠心病的概念、病因，心绞痛的概念，心肌梗死大体形态特点及对机体的影响；良、恶性高血压病的病变及对机体的影响；风湿病的基本病变，风湿性心脏病的病变及后果；慢性心瓣膜病的发生、病变及血流动力学改变。熟悉重要器官的动脉粥样硬化及对机体的影响；心肌梗死的并发症；三种心内膜炎的区别；心肌炎和心肌病的类型及病变。了解动脉粥样硬化、高血压病和风湿病的病因及发病机制；冠状动脉性猝死；心脏外风湿病变。

心血管系统包括心脏、动脉、毛细血管和静脉，为一封闭的分支管道系统。血液在此管道系统中朝一定方向不断循环，将氧、各种营养物质、酶和激素等提供给全身各组织，同时，又将组织代谢废物运走。正常的血液循环是保证机体新陈代谢正常进行和体内、外环境动态平衡的重要条件之一。心脏和血管的形态结构发生变化，常可导致功能改变，引起全身或局部血液循环障碍，甚至危及生命。

在欧美等一些发达国家，心血管疾病的死亡率高居总死亡率的第一位。2004年世界心脏联合会宣布，目前全世界每死亡3个人，其中就有1人死于心血管疾病，我国每年死于心血管疾病者在200万人以上，可见心血管疾病对人类健康和生命的威胁之大。因此，心血管疾病受到全世界的广泛关注。本章主要介绍常见而重要的心脏和动脉疾病。

第一节 动脉粥样硬化

案例 6-1

有一病人近年来劳累时，心前区经常疼痛，并向左肩部放射，因病情不缓解，住院治疗。心电图显示系统性心肌缺血，入院后逐渐加重，出现肝大，下肢水肿，在治疗过程中，夜间突然死亡。

【问题】

(1) 该患者死亡原因最可能是什么？

(2) 试分析心脏可能出现的病理变化。

动脉硬化(arteriosclerosis)是一组以动脉壁增厚、变硬和弹性减退为特征的动脉疾病，包括三种类型：①动脉粥样硬化；②细动脉硬化；③动脉中层钙化。

动脉粥样硬化(atherosclerosis，AS)是最常见的心血管疾病,临床上多见于中、老年人。病变主要累及大、中动脉,以动脉内膜脂质沉积、纤维化和粥样斑块形成为特征,致管壁变硬、管腔狭窄。本病的重要性在于常导致心、脑等重要器官的缺血性病变,严重危害人类健康。

一、病因和发病机制

(一)危险因素

动脉粥样硬化的病因仍不清楚,下列因素被视为危险因素。

1. 高脂血症　是动脉粥样硬化的主要危险因素。动脉粥样硬化症好发于高脂血症患者,病灶中沉积的主要成分是胆固醇和胆固醇酯。近年来,大量研究结果证明,血浆低密度脂蛋白(LDL)、极低密度脂蛋白(VLDL)水平持续升高与动脉粥样硬化的发病率呈正相关。高密度脂蛋白(HDL)具有很强的抗动脉粥样硬化的作用。

2. 高血压　高血压病人的动脉粥样硬化发病较早,病变较重。高血压时血流对血管的冲击力较高,可引起内皮细胞损伤和(或)功能障碍,从而导致脂蛋白渗入内膜、单核细胞黏附并迁入内膜、血小板黏附以及动脉中膜平滑肌细胞迁入内膜等一系列变化,促进动脉粥样硬化发生。

3. 吸烟　过量吸烟可使血液中 LDL 易于氧化,并导致血液中一氧化碳浓度升高,从而损伤血管内皮细胞;吸烟可使血小板聚集能力增强;烟内含有的某些糖蛋白可激活Ⅻ因子及某些致突变物质,后者可引起血管壁平滑肌细胞增生。这些均有助于动脉粥样硬化的发生和发展。

4. 糖尿病和高胰岛素血症　糖尿病患者血中 VLDL 和甘油三酯水平明显升高,HDL水平较低,而且高血糖可致 LDL 氧化,促进血液单核细胞迁入内膜及转变为泡沫细胞;高胰岛素血症可促进动脉壁平滑肌细胞增生。

5. 遗传因素　高胆固醇血症和冠心病的家族聚集现象提示本病具有遗传倾向。

6. 其他因素　动脉粥样硬化的发生随年龄的增长而增加;女性在绝经期前的发病率低于同龄组男性;肥胖易患高脂血症、高血压和糖尿病而促发动脉粥样硬化。

(二)发病机制

1. 脂源性学说　认为高脂血症可引起血管内皮细胞损伤和灶状脱落,导致血管通透性升高,血浆脂蛋白进入内膜,继而引起巨噬细胞的清除反应和血管壁平滑肌增生,形成斑块。

2. 损伤应答学说　各种原因引起损伤的内皮细胞表达黏附分子增加,吸引单核细胞黏附于内皮,并迁移入内皮下间隙,吞噬脂质后形成单核细胞源泡沫细胞,致内膜出现动脉粥样硬化的早期病变(脂纹)。巨噬细胞、内皮细胞和黏附的血小板均可产生生长因子,刺激中膜平滑肌细胞增生并迁入内膜,继而再产生生长因子,导致纤维斑块形成和病变的继续发展。平滑肌细胞经其表面的 LDL 受体介导而吞噬脂质,形成平滑肌源性泡沫细胞。损伤应答学说实际上也是一种炎症观点。

3. 受体缺失学说　已有研究证明,机体的细胞含有特殊的 LDL 受体,其数目依细胞对胆固醇的需要而增减,若 LDL 受体数目过少,则可导致细胞从循环血中清除 LDL 减少,从而使血浆 LDL 升高,进而促进动脉粥样硬化的发生。

二、基本病理变化

动脉粥样硬化病变主要发生在大动脉和中等动脉内膜,根据病变发展可将其分为以下几个时期:

(一)脂纹

脂纹(fatty streak)是动脉粥样硬化的早期病变。肉眼观:动脉内膜上出现帽针头大小斑点及宽1~2 mm、长短不一的、与动脉长轴平行的黄色条纹,常位于大、中动脉的血管转弯处或分支开口附近,不隆起或稍隆起于内膜表面。光镜下:病灶处内膜下有大量泡沫细胞聚集。现已证明,泡沫细胞有两种主要来源:一是血管内单核细胞在趋化因子(最重要的是内皮细胞分泌的单核细胞趋化蛋白1)作用下迁入内皮下间隙,被激活成巨噬细胞。该巨噬细胞通过其表面的清道夫受体与氧化的低密度脂蛋白结合并摄取之,继而形成胞浆充满脂质的泡沫细胞(巨噬细胞源性泡沫细胞)。二是在内皮细胞、巨噬细胞、血小板等产生的生长因子(PDGF、FGF、EGF 等)作用下,中膜平滑肌细胞增生并迁入内膜,平滑肌细胞表面有 LDL受体,可结合、摄取 LDL 及 VLDL 而成为泡沫细胞(肌源性泡沫细胞)。脂斑、脂纹的形成和进展见图 6-1 和图 6-2A。

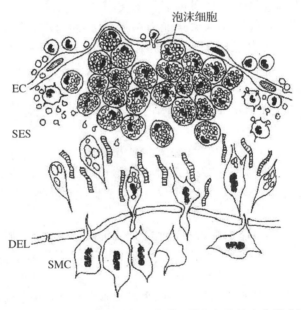

图 6-1 肌型动脉壁的结构及中膜平滑肌细胞的内移模式图

(二)纤维斑块

脂纹进一步发展则演变为纤维斑块(fibrous plaque)。肉眼观:纤维斑块为隆起于内膜表面,初为淡黄或灰黄色斑块,随着斑块表层的胶原纤维不断增加及玻璃样变,脂质被埋于深层,斑块逐渐变为灰白色,略带光泽,似蜡滴状(图 6-2A)。光镜下:斑块表面为一层纤维帽,由大量胶原纤维、平滑肌细胞、少数弹力纤维及蛋白聚糖组成。纤维帽下有不等量的泡沫细胞、平滑肌细胞、细胞外基质和炎细胞。纤维斑块的形成是由于氧化的低密度脂蛋白

(OX-LDL)的细胞毒性作用,使泡沫细胞坏死,平滑肌细胞大量增生并产生胶原纤维,弹性纤维及蛋白多糖所致。

（三）粥样斑块

粥样斑块(atheromatous plaque)亦称粥瘤,为动脉粥样硬化的典型病变。纤维斑块形成后,在 OX-LDL 的细胞毒性作用以及内皮细胞及平滑肌细胞产生的氧自由基的作用下,斑块内细胞坏死。泡沫细胞坏死后,释出脂质并释放出许多溶酶体酶,可促进其他细胞坏死崩解。继之,纤维斑块逐渐演变为粥样斑块。肉眼观:为隆起于内膜表面的灰黄色斑块。切面,斑块表层为纤维帽,深部为黄色粥糜样物质。光镜下:纤维帽内胶原纤维发生玻璃样变,深部为大量无定形的坏死崩解物质,其内含有较多细胞外脂质、胆固醇结晶(石蜡切片上为针状空隙),钙盐,其底部和边缘可见肉芽组织增生,外周有少量泡沫细胞和淋巴细胞浸润,中膜因斑块压迫、平滑肌细胞萎缩和弹力纤维破坏而变薄。

（四）粥样斑块的继发病变

1. 斑块内出血　斑块边缘和底部有许多薄壁的新生血管,常易破裂出血(图 6 - 2B),或因斑块纤维帽破裂血液流入斑块,形成斑块内血肿,使斑块迅速增大,可导致管腔急性阻塞。

2. 斑块破裂　斑块表层的纤维帽破裂,粥样物质进入血流,可造成胆固醇栓塞,破裂处形成粥样溃疡(图 6 - 2B)。

3. 血栓形成　常发生于斑块溃疡处,可造成动脉阻塞,导致器官梗死(如脑梗死、心肌梗死)。血栓可以机化,也可以脱落引起栓塞。

4. 动脉瘤形成　在病变较严重的动脉壁,由于中膜平滑肌细胞萎缩而变薄,在血管内血压的作用下局部扩张膨出,形成动脉瘤。动脉瘤破裂可发生致命性大出血。

5. 钙化　钙盐沉积于纤维帽和粥样灶,致动脉壁变硬、变脆,易于破裂。

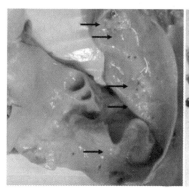 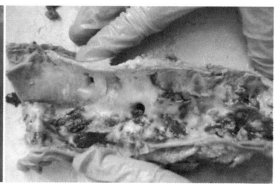

A. 早期改变，见脂点、　　　　B. 后期改变，见管壁增厚、僵硬、
脂纹和纤维斑块　　　　　　　斑块破溃、出血和溃疡形成

图 6 - 2　主动脉粥样硬化

三、重要器官的动脉粥样硬化症

（一）主动脉粥样硬化

病变多见于主动脉后壁及其分支开口处。以腹主动脉最重,胸主动脉次之,升主动脉最轻。前述的各种动脉粥样硬化的基本病变均可见到。由于主动脉血管口径大,病变

一般不引起血流阻塞。病变严重者可形成主动脉瘤,偶见血管破裂。有时形成夹层动脉瘤。

（二）冠状动脉粥样硬化(详见第二节)

（三）脑动脉粥样硬化

脑动脉粥样硬化的病变以大脑中动脉和 willis 环最显著。病变血管节段性增粗,管壁变硬,内膜不规则增厚,管腔狭窄甚至闭塞。脑动脉病变使脑组织长期供血不足而逐渐发生萎缩,严重者可有智力减退,甚至痴呆。若脑动脉管腔高度狭窄,继发血栓形成而导致管腔阻塞,可发生脑软化(脑梗死)。严重的脑软化可引起病人失语、偏瘫,甚至死亡。脑动脉粥样硬化病变可形成小动脉瘤,当血压突然升高时可发生致命性的破裂出血。

（四）肾动脉粥样硬化

临床并不多见。好发于肾动脉开口处、叶间动脉和弓形动脉。侵犯一侧或两侧肾脏,两肾病变可不对称。病变的动脉管腔狭窄或阻塞,可引起肾缺血、萎缩,间质纤维组织增生和局灶性梗死。梗死机化后形成单个或多个宽大的凹陷性瘢痕。瘢痕较多时,肾体积缩小,称为动脉粥样硬化性固缩肾。

（五）四肢动脉粥样硬化

以下肢动脉比较常见且较严重。当较大的动脉管腔明显狭窄时,下肢可因缺血而萎缩、无力,行走时出现间歇性跛行症状。若管腔高度狭窄,闭塞或继发血栓形成,则下肢可因血流中断而发生坏死,甚至坏疽。

第二节　冠状动脉粥样硬化性心脏病

冠状动脉粥样硬化性心脏病(coronary atherosclerotic heart disease),简称冠状动脉性心脏病(coronary heart disease, CHD)或冠心病,是指由于冠状动脉粥样硬化,导致心肌缺血、缺氧而引起的心脏病,故又称缺血性心脏病(ischemic heart disease , IHD)。广义的冠心病除冠状动脉粥样硬化外,炎症、痉挛、栓塞等冠状动脉病变也可引起急性或慢性缺血性心脏病,但绝大多数冠心病(95%～99%)是由冠状动脉粥样硬化所引起。

一、冠状动脉粥样硬化症(coronary atherosclerosis)

冠状动脉粥样硬化最常见于冠状动脉的左前降支,其次为右主干,再次为左主干或左旋支、后降支。病变常呈多发性、节段性分布,一般较大分支病变较重。由于血流冲击的缘故,通常靠近心肌一侧的动脉壁病变更为严重。在横切面上斑块多呈半月形,管腔发生不同程度的狭窄(图6-3)。根据斑块引起管腔狭窄的程度,可将其分为四级:Ⅰ级,管腔狭窄在25%以下;Ⅱ级,狭窄在26%～50%;Ⅲ级,狭窄在51%～75%;Ⅳ级,管腔狭窄在76%以上。

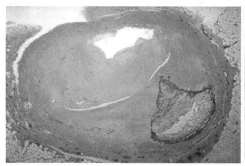

A. 低倍　　　　　　　　　B. 中倍，粥样灶中胆固醇结晶被
　　　　　　　　　　　　　溶解后留下针状裂隙

图 6－3　冠状动脉粥样硬化，Ⅳ级(HE 染色)
冠状动脉内膜下层有粥瘤形成，致管腔狭窄，图中灰蓝色颗粒为钙盐沉积

二、冠状动脉粥样硬化性心脏病

根据心肌缺血的轻重和缓急，心肌损伤的程度以及侧支循环建立等情况，冠心病在临床上可表现为心绞痛、心肌梗死、心肌硬化和冠状动脉性猝死。

（一）心绞痛

心绞痛(angina pectoris)是由于心肌急性、暂时性缺血缺氧所造成的以胸骨后疼痛为特点的临床综合征。表现为阵发性胸骨后、心前区疼痛或紧迫感，疼痛常放射到左肩和左臂。一般认为，心绞痛的发生是在冠状动脉粥样硬化基础上，由于体力活动、情绪激动、寒冷、暴饮暴食等因素引起冠状动脉痉挛，心肌缺血缺氧，酸性代谢产物堆积刺激感觉神经末梢所产生的反射性症状。心绞痛一般历时短暂，发作后心肌的代谢和功能可恢复正常。但如反复发作，心肌也可发生灶状坏死。

（二）心肌梗死

心肌梗死(myocardial infarction, MI)是由于严重而持续的缺血缺氧所引起的较大范围的心肌坏死。

1. 原因　①冠状动脉粥样硬化并发血栓形成。②冠状动脉持续痉挛。③在冠状动脉粥样硬化基础上，心脏过度负荷。上述原因均可导致心肌供血不足，甚至阻断，引起心肌梗死。

2. 好发部位和范围　心肌梗死的部位和范围与病变血管的供血区域一致。心肌梗死多发生于左心室，其中左心室前壁、心尖部及室间隔前 2/3 约占全部心肌梗死的 50%，该区正是左前降支供血区；约 25% 的心肌梗死发生在左心室后壁、室间隔后 1/3 及右心室（图6-4）；左心室侧壁梗死较少见。

大多数心肌梗死累及心室壁全层，称为透壁性心肌梗死。少数病例仅累及心室壁内侧 1/3 的心肌（可波及肉柱和乳头肌），称为心内膜下心肌梗死。

3. 病理变化　心肌梗死属贫血性梗死，形态表现与患者发病后存活的时间有关。一般在梗死 6 小时后肉眼才能辨认。肉眼观：6 小时后梗死心肌呈苍白色，梗死灶形状不规则，8～9 小时呈土黄色，较干燥，失去光泽，4 天后梗死灶呈灰白色，周边出现充血出血带。2～3 周后由于肉芽组织取代之而呈红色，5 周后逐渐形成瘢痕而呈灰白色，质较硬。光镜下：心肌梗死属凝固性坏死，梗死灶内心肌细胞变性、坏死，肌原纤维及细胞核溶解消失。梗死灶边缘可见充血、出血及中性粒细胞浸润（图6-5）。2～3 周后梗死灶内见肉芽组织，5 周后变成瘢痕组织。

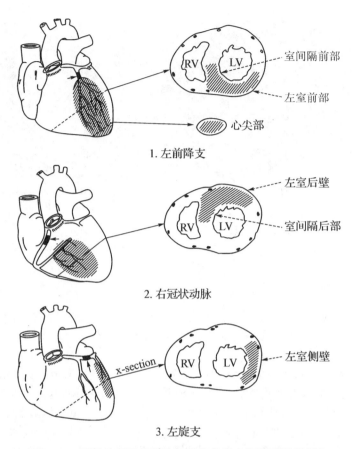

1. 左前降支

2. 右冠状动脉

3. 左旋支

图6-4 冠状动脉粥样硬化好发部位及心肌梗死常见部位

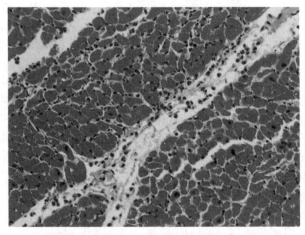

图6-5 急性心肌梗死(HE染色,中倍)

4. **心肌梗死的生化改变** 心肌梗死1小时后细胞膜的通透性增高,钠和钙离子移入,钾离子溢出。2~3小时后,细胞内部的各种酶活性逐渐降低直至消失,而血清中的某些酶浓度先后增高,以后下降再恢复正常,如肌酸磷酸激酶(CPK)、谷氨酸-草酰乙酸转氨酶(门冬氨酸氨基转移酶,AST)及乳酸脱氢酶(LDH)等。故在一定时间内检查血清酶活性有助于对心肌梗死的诊断,尤以 CPK 意义最大。由于心肌缺血早期可引起心肌细胞肌红蛋白丢失,释放入血并经尿液排出,因此急性心肌梗死病人较早地出现血液和尿液中肌红蛋白增高。

5. 并发症及后果　心肌梗死,尤其是透壁性梗死,可合并下列并发症(图 6-6)。

(1)心脏破裂:较少见,多发生于心肌梗死后 1～2 周内,主要由于梗死灶及周围中性白细胞释出蛋白水解酶,使梗死灶心肌软化所致。患者可发生猝死。

(2)室壁瘤:可发生于心肌梗死的急性期,更常见于愈合期。梗死区坏死组织或瘢痕组织在心室内血液压力作用下,局部向外膨出而成。室壁瘤可继发血栓形成或破裂。

(3)附壁血栓形成:由于梗死区心内膜粗糙或室壁瘤处出现涡流等原因,为血栓形成提供了条件。血栓可发生机化,或脱落引起体循环动脉栓塞。

(4)心源性休克:梗死面积大于 40% 时,心肌收缩力极度减弱,心输出量显著下降,可发生心源性休克。

(5)心肌梗死后综合征:发生于心肌梗死后数周或数月内,表现为心包炎、胸膜炎或肺炎。其发生可能与机体对坏死物质发生过敏反应有关。

(6)心力衰竭:梗死的心肌收缩力显著减弱以至丧失,可导致不同程度的心力衰竭。

(7)心律失常:因传导系统受累及心肌梗死所致的电生理紊乱而引起。

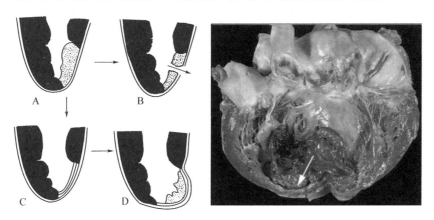

图 6-6　心肌梗死后果图

A. 梗死灶形成;B. 梗死灶破裂;C. 梗死灶机化;D. 梗死灶机化伴室壁瘤和附壁血栓形成;右图白箭头示梗死灶处附壁血栓形成

（三）心肌硬化

心肌硬化即广泛的心肌纤维化。冠状动脉粥样硬化时,动脉管腔狭窄,心肌长期缺血缺氧,引起心肌萎缩,间质纤维组织增生导致心肌硬化。心肌硬化会导致慢性心功能不全。

（四）冠状动脉性猝死

多见于 40～50 岁患者,男性比女性多 3.9 倍。可发生于某种诱因后,如饮酒、劳累、吸烟或运动后,患者突然昏倒,四肢抽搐、小便失禁,或突然发生呼吸困难、口吐白沫、迅速昏迷。可立即死亡或在 1 至数小时后死亡。但有不少病例,死于夜间睡眠中。尸体解剖最常见的是冠状动脉粥样硬化,常有 1 支以上的冠状动脉呈中至重度狭窄,部分病例有继发病变,如血栓形成或斑块内出血,无其他致死性病变。而有的病例冠状动脉粥样硬化病变较轻,推测与合并冠状动脉痉挛有关。

第三节 高血压病

> **案例 6-2**
>
> **【病例摘要】**
>
> 一例无主女尸,剖检发现死者两肾体积缩小,重量减轻各为 80 g,质地硬,皮质变薄,表面呈颗粒状,肾切片观察,均有细动脉透明变性,肾小球纤维化等改变。
>
> **【问题】**
>
> (1) 此患者生前可能患的疾病是什么?
>
> (2) 此患者其他器官可能有哪些病变?

成年人收缩压≥140 mmHg(18.6 kPa)和(或)舒张压≥90 mmHg(12 kPa)被定为高血压。高血压(hypertension)可分为原发性高血压(primary hypertension)和继发性高血压(secondary hypertension),后者又称为症状性高血压,占 5%~10%,由某些疾病引起,高血压是其中症状之一,如慢性肾小球肾炎、肾动脉狭窄和肾上腺肿瘤时,患者的血压可以升高。原发性高血压又称高血压病,占 90%~95%,是一种原因未明的、以体循环动脉血压持续性升高为主要临床表现的独立性全身性疾病。本病是一种常见病,病变主要累及全身细小动脉,常引起心、脑、肾等重要脏器病变,并伴有相应的临床表现,严重者可因心力衰竭、脑出血和肾衰竭而死亡。

一、病因和发病机制

高血压病的病因和发病机制尚未阐明,一般认为是综合因素的作用结果。

1. 遗传因素 约 75% 的患者具有遗传素质,同一家族中高血压病患者常集中出现。近年的研究结果显示,某些基因的变异和突变,或遗传缺陷与高血压发生有密切关系,如血管紧张素(AGT)基因缺陷等,通过不同机制引起血压升高。

2. 膳食因素 膳食中高钠能使血容量增加,血压升高。钾能促进排钠,有可能保护动脉不受钠的不良作用影响。多数人认为膳食低钙是高血压的危险因素,钙可减轻钠的升压作用。

3. 社会心理因素 据调查,精神长期处于紧张状态的职业,其高血压患病率高。以及遭受应激性生活事件(如父母早亡、失恋、丧偶、家庭成员意外伤亡、家庭破裂、经济和政治冲击等)刺激者高血压患病率比对照组高。据认为,以上因素可改变体内激素平衡,从而影响所有代谢过程。

4. 神经内分泌因素 一般认为,神经调节功能障碍和细动脉的交感神经纤维兴奋性增强是高血压发病的重要因素。体内的肾上腺素、去甲肾上腺素、肾上腺皮质激素以及前列腺素 F2a 等多种激素共同参与了高血压的形成。

二、类型和病理变化

原发性高血压可分为良性高血压病和恶性高血压病两类。病变主要累及全身细小动脉(中膜仅有 1～2 层平滑肌和血管口径在 1 mm 以内的动脉),由于细小动脉的病变常引起心、脑、肾及眼底的病变。良性和恶性高血压病的病理变化不同。

(一)良性高血压病

良性高血压病(benign hypertension)又称缓进型高血压病,约占高血压的 95%,多发生在中年以后,进展缓慢,早期无明显症状,往往在体检时发现。病变开始表现为全身细小动脉痉挛,血压间断性升高并处于波动状态。此后,血压持续性升高并出现多个脏器的继发病变。晚期可因心、脑病变而死亡,死于肾病变者较少。按病变的发展过程分为三期。

1. 机能紊乱期　为高血压病早期阶段,全身细小动脉间歇性痉挛收缩,管腔缩小,外周阻力增加,而使血压升高。此期动脉血管本身无器质性病变,痉挛解除后血压可恢复正常。临床上病人血压升高,但常有波动,可伴有头痛头晕症状。经适当的休息和治疗血压可恢复正常。

2. 动脉病变期　长期的细小动脉痉挛和血压持续升高,逐渐引起细小动脉硬化。

(1)细动脉硬化:细动脉硬化是高血压病最主要的病变特征,表现为细动脉玻璃样变性,见于直径小于 0.3 mm 中膜仅有 1～2 层平滑肌细胞的细动脉,如肾小球入球动脉、脾小体的中央动脉及视网膜小动脉等。由于长期细动脉痉挛,管壁缺氧,内皮细胞和基底膜通透性增高,血浆蛋白渗入内皮下间隙,与局部平滑肌细胞在抗损伤过程中产生的修复性胶原纤维及蛋白多糖混合,使细动脉壁玻璃样变,形成细动脉硬化。严重时细动脉壁明显增厚、变硬、管腔狭窄,甚至管腔闭塞。光镜下见细动脉壁增厚、均匀红染无结构,管腔狭窄甚至闭塞(图 6-7)。

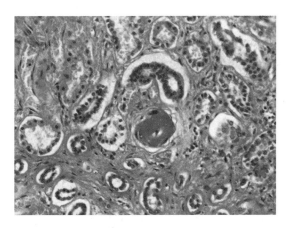

图 6-7　肾细动脉硬化(HE 染色,中倍)
图中部可见一细动脉,管腔狭小,管壁增厚僵硬,呈均质红染无结构物

(2)小动脉硬化:主要累及肌型小动脉,如肾弓形动脉,小叶间动脉及脑内小动脉。光镜下,肌型小动脉内膜平滑肌细胞、胶原及弹性纤维增生、内弹力膜分裂,分层,致内膜增厚。中膜平滑肌细胞肥大增生,不同程度的胶原纤维、弹性纤维增生,致中膜增厚。上述病

变致小动脉壁增厚,变硬,弹性减弱,管腔狭窄。

(3)大动脉硬化:主动脉及主要分支等血管,可伴发动脉粥样硬化或无明显病变。

此期病人血压进一步升高,失去波动性,休息后也不易降为正常。随着细小动脉的硬化,高血压不断加重,内脏发生继发性病变。

3. 内脏病变期 最重要的是心、脑、肾和视网膜的病变。

(1)心脏:长期高血压引起的心脏病变称为高血压性心脏病(hypertensive heart disease),其主要病变是左心室肥大,由于细小动脉硬化,外周阻力增加,左心室负荷增大,久之发生代偿性肥大,此时肉眼观心脏体积增大,重量增加,可达400 g以上(正常250 g左右)甚至可达900~1 000 g。左心室壁肥厚,可达1.5~2.0 cm(正常0.9~1.2 cm),左心室肉柱和乳头肌增粗,心腔不扩张,相对缩小,称为向心性肥大(concentric hypertrophy)。光镜下见心肌纤维增宽,变长,分支较多,核肥大深染。肥厚的左心室负荷继续增加,超过其代偿能力而逐渐发生代偿失调,心肌收缩力降低,逐渐出现心腔扩张,称为离心性肥大(eccentric hypertrophy),严重时可发生左心衰竭,出现肺淤血和水肿,患者可感心悸,呼吸困难,发绀,最后可导致右心衰竭而出现全身淤血水肿。

(2)肾脏:表现为原发性颗粒性固缩肾(primary granular atrophy of the kidney),常为双侧对称性、弥漫性的病变。肉眼观:肾脏体积缩小,重量减轻,质地变硬,表面满布红色细颗粒。切面,肾皮质变薄,一般在0.2 cm左右,皮、髓质分界不清,叶间动脉和弓形动脉管壁增厚,管腔哆开。光镜下:肾细、小动脉硬化,管壁增厚,管腔狭窄。所属肾小球发生纤维化和玻璃样变,相应的肾小管因缺血而萎缩、消失(图6-8);肾间质结缔组织增生,淋巴细胞浸润。病变处肾实质萎缩,结缔组织增生、收缩使肾表面凹陷;病变轻微区的肾单位发生代偿性肥大、扩张,向肾表面凸起。因萎缩与代偿区弥漫性交杂分布,形成肉眼所见的细颗粒状。临床上,病变早期可以不出现明显症状。晚期,由于大量的肾单位受损,肾血流量减少,肾小球滤过率逐渐降低而出现肾功能不全。患者可出现蛋白尿、管型尿和肾功能障碍的表现。严重者可以出现尿毒症,甚至导致死亡。

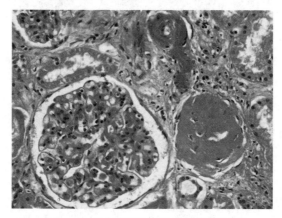

图6-8 细动脉硬化肾(HE染色,中倍)
图中可见细动脉玻璃样变,病变严重的肾小球发生
纤维化、玻璃样变,所属肾小管萎缩、消失,间质纤维化,
健存肾小球代偿性肥大

（3）脑：由于脑细小动脉的痉挛和硬化，患者脑部可出现一系列病变，主要有脑水肿、脑软化和脑出血。

1）脑水肿：由于脑内细小动脉的硬化和痉挛，局部组织缺血，毛细血管通透性增加，以致发生脑水肿，严重时临床表现以脑病的症状与体征为特点，病人剧烈头痛，呕吐、意识障碍、精神错乱，甚至昏迷、局灶性或全身性抽搐，称为高血压脑病。

2）脑软化（softening of brain）：脑细小动脉硬化伴有痉挛时，局部脑组织缺血、坏死，出现多数小坏死灶，即微梗死灶。常发生于壳核、尾状核、丘脑、桥脑、小脑等处，其他部位较少见。光镜下见梗死灶脑组织液化坏死，形成质地疏松的筛网状病灶。由于软化灶较小，一般不引起严重后果。软化灶的坏死组织逐渐吸收，由胶质细胞增生修复。

3）脑出血（cerebral hemorrhage）：脑出血是高血压病最重要的并发症，也是最常见的死因。出血多见于内囊、基底节，其次为大脑白质、桥脑和小脑。出血灶内脑组织完全被破坏，形成囊腔，其内充满坏死的脑组织和凝血块。出血范围大时，可破入侧脑室（图6-9）。高血压脑出血的原因可归纳为三种情况：①当脑内小动脉痉挛时，局部脑组织缺血、缺氧，细小动脉通透性增加，同时管腔内血液的压力高，而引起漏出性出血。②高血压病人脑细小动脉本身变硬变脆或血管壁弹性减弱向外膨出形成微小动脉瘤，当血压突然升高时，血管壁或微小动脉瘤可破裂出血。③大脑出血多发生在基底节、丘脑和内囊部，是因为供应该区域的豆纹动脉从大脑中动脉呈直角分支，而且比较细，受大脑中动脉压力较高的血流直接冲击和牵引，易使已有病变的豆纹动脉破裂出血。脑出血的后果主要取决于出血的量和出血部位。较大量出血时，病人常突然发生昏迷、呼吸加深，脉搏加快，出现陈-施呼吸、瞳孔反射及肌腱反射消失、大小便失禁等症状和体征。内囊部出血时，可引起对侧肢体偏瘫及感觉消失。出血破入侧脑室时，患者发生昏迷，常导致死亡。左侧脑出血常引起失语。脑桥出血可引起同侧面瘫及对侧肢体偏瘫。

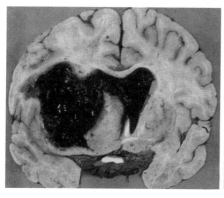
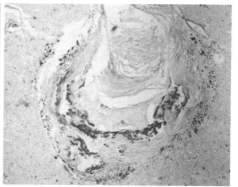

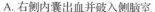

A. 右侧内囊出血并破入侧脑室　　　B.陈旧性脑出血伴脑组织液化性坏死和含铁血黄素沉积（HE染色，低倍）

图6-9　高血压性脑出血

4. 视网膜　眼底镜检查表现为：病变早期视网膜中央动脉痉挛；中期血管迂曲，变细而苍白，反光增强，有动、静脉交叉压迫现象；晚期或严重者视乳头发生水肿，视网膜渗出和出血，患者视物模糊。

（二）恶性高血压病（malignant hypertension）

恶性高血压病又称急进型高血压。本型较少见，可由良性高血压病恶化而来，也可起病即为急进型。病理上以细、小动脉管壁的纤维素样坏死和增生性小动脉内膜炎为特征。全身各器官血管均可受累，但以肾小球入球动脉和脑的细小动脉病变尤为严重。在肾脏，细、小动脉病变还常并发血栓形成，可引起出血及微梗死。脑的血管病变常造成局部缺血、微梗死和脑出血。

临床上，患者多为青少年，血压显著升高，舒张压常持续在 17.3～18.6 kPa（130～140 mmHg）或更高。可发生高血压脑病，常有持续的蛋白尿、血尿和管型尿。本病病程短、预后差，多数患者于 1 年内死于尿毒症，也可因脑出血或心力衰竭而死亡。

第四节　风湿病

案例 6-3

【病例摘要】

有一病人曾患游走性四肢大关节炎数年，近半年来心悸、气短，近一个月两下肢水肿，查体颈静脉怒张，肝大肋缘下 3 cm，二尖瓣听诊可闻及双期杂音。

【问题】

（1）本患者的疾病正确诊断应为什么？

（2）试分析其心脏可能出现的病理变化及形成机制。

风湿病（rheumatism）是一种与 A 组 β 溶血性链球菌感染有关的变态反应性炎性疾病。病变可累及全身结缔组织，表现为胶原纤维的变性、坏死，继而出现细胞增生，形成具有诊断特征的风湿肉芽肿。本病常侵犯心脏和关节，其次为皮肤、浆膜、脑和血管等，其中以心脏病变最为严重。本病急性期称为风湿热（rheumatic fever），临床上常出现反复发作的心肌炎、多发性关节炎、皮肤环形红斑、皮下结节和小舞蹈症等，并伴有发热、血沉加快和抗链球菌溶血素 O 抗体滴度增高等表现。多次反复发作后，常造成轻重不等的心瓣膜器质性病变。

风湿病是一种常见病，在我国东北和华北地区发病率高，冬春季多见。本病可发生于任何年龄，但多始发于 5～14 岁，女性多于男性。

一、病因和发病机制

风湿病的发生与 A 组 β 溶血性链球菌感染有关。大多数病人发病前 2～3 周有链球菌性咽峡炎、扁桃体炎史，95% 病人血中抗链球菌溶血素 O(ASO)、抗链球菌激酶等抗体的滴度升高，及时的抗生素治疗和预防链球菌感染可预防风湿病的初发或复发，但风湿病的本质为无菌性、非化脓性炎症，提示本病并非链球菌本身直接引起。风湿病的发病机制尚未完全明了，目前多数倾向于抗原抗体交叉反应学说。A 组 β 溶血性链球菌细胞壁上 C 抗原

(糖蛋白)和 M 蛋白与机体结缔组织中的某些成分具有共同抗原性,因此,链球菌感染后机体产生的抗体不仅作用于细菌,也与自体结缔组织成分起交叉免疫反应,导致风湿病的发生。也有人认为链球菌感染可能激发患者对自身抗原的自身免疫反应,而引起相应病变。

二、基本病变

风湿病可侵犯全身结缔组织,病变发展过程大致可分为三期。

1. 变质渗出期　开始是结缔组织纤维发生黏液样变性,胶原纤维肿胀,基质内蛋白多糖增多。以后肿胀的胶原纤维断裂,崩解成红染无结构的颗粒状物,即纤维素样坏死。此时,病灶内可有少量浆液和炎性细胞(淋巴细胞,少量中性白细胞和单核细胞)浸润。此期持续约 1 个月。

2. 增生期　亦称肉芽肿期,其特点是形成对本病具有诊断意义的风湿肉芽肿,即风湿小体,或称阿少夫小体(Aschoff body)。风湿小体多见于心肌间质,心内膜下和皮下结缔组织。风湿小体多为球形、椭圆形或梭形,其中心常为纤维素样坏死,周围有一定数量的风湿细胞(Aschoff cell),外围有少量淋巴细胞和单核细胞(图 6 - 10)。风湿细胞的形态特点是细胞体积较大呈圆形或多边形,胞浆丰富,嗜碱性。核大,常为圆形或卵圆形,空泡状,核膜清楚,有时为多个核。染色质集中于核的中央并呈细丝状向核膜发散,横切面上状似枭眼,纵切面上形如毛虫。关于风湿细胞的来源尚有争议,但现代标记技术证明其为巨噬细胞源性。此期可持续 2～3 个月。

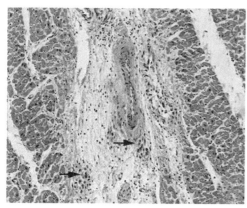
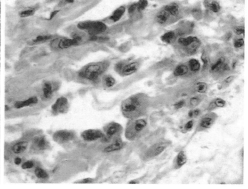

A. 低倍镜下见心肌间质小血管周围的阿少夫小体　　B. 高倍镜下见典型的阿少夫细胞

图 6 - 10　风湿性心肌炎(HE 染色)

3. 瘢痕期或愈合期　此期风湿小体内的纤维素样坏死物被溶解吸收,风湿细胞转变为成纤维细胞,产生胶原纤维,风湿小体逐步变为梭形小瘢痕。此期可持续 2～3 个月。

上述 3 期改变的自然经过为 4～6 个月,但因风湿病可反复发作,故不同时期的病变常同时并存。病变持续反复进展,可致严重的纤维化和瘢痕形成。

三、风湿性心脏病

风湿病时,病变累及心脏引起风湿性心脏病(rheumatic heart disease)。初次发作的风湿热患者中,约35%可累及心脏,表现为风湿性心内膜炎、风湿性心肌炎和风湿性心外膜炎。如各层均受累,则称为风湿性全心炎。风湿性心内膜炎发生在所有风湿性心脏病的病人,而风湿性心肌炎和风湿性心外膜炎仅发生在严重病例。

(一) 风湿性心内膜炎

风湿性心内膜炎(rheumatic endocarditis)病变主要侵犯心瓣膜,其中以二尖瓣最常受累,其次是二尖瓣和主动脉瓣同时受累,三尖瓣和肺动脉瓣极少受累。也可累及瓣膜邻近的心内膜和腱索。病变早期,瓣膜结缔组织发生黏液样变性、纤维素样坏死、浆液渗出和炎细胞浸润,偶见风湿小体,导致瓣膜肿胀增厚。病变瓣膜表面,尤以闭锁缘向血流面的内皮细胞,由于受到瓣膜开关时的摩擦而受损脱落,暴露其下胶原,血小板和纤维素在该处沉积,形成单行排列的,直径为1～2 mm大小的灰白色、半透明、疣状赘生物,为白色血栓,其紧密附着于瓣膜,不易脱落(图6-11)。

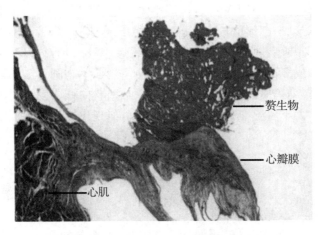

图6-11 风湿性心内膜炎(HE染色,低倍)
图中可见增厚的心瓣膜以及附着的赘生物

由于病变反复发作和不断机化,导致结缔组织增生,使瓣膜增厚、变硬、卷曲、缩短,瓣叶间粘连以及腱索增粗和缩短,最终形成慢性风湿性心瓣膜病。

(二) 风湿性心肌炎

风湿性心肌炎(rheumatic myocarditis)主要累及心肌间质结缔组织,病变特征是在心肌间质小血管附近出现风湿小体。后期,风湿小体发生纤维化,形成梭形小瘢痕。此病变最常见于左心室后壁、室间隔以及左心室后乳头肌等处。发生于儿童者,有时渗出性病变特别明显,心肌间质明显水肿,有较多的淋巴细胞、嗜酸性粒细胞甚至中性粒细胞浸润。病变较轻的病人,可无明显症状,如病变较重而广泛,则可影响心肌收缩力,表现为心率加快,第一心音低钝,如病变波及传导系统,可发生传导阻滞,儿童患者可发生心功能不全。

(三) 风湿性心外膜炎(心包炎)

风湿性心外膜炎(rheumatic pericarditis)的病变主要累及心包脏层,呈浆液性或浆液纤维素性炎症。心包腔内可有大量浆液性渗出物,引起心包积液,叩诊时心界向左、右扩大,听诊时心音遥远。当大量纤维素渗出时,由于心包的脏层和壁层不断摩擦,使心外膜表面的纤维素形成绒毛状,称为绒毛心。恢复期,渗出的浆液和纤维素逐渐被吸收。若纤维素吸收不完全,则发生机化,造成心包脏层和壁层之间部分粘连,极少数病例心包腔可完全闭锁,形成缩窄性心包炎,影响心脏的搏动,进而发生心功能不全。

四、心脏外的风湿病变

(一)风湿性关节炎

约75%的风湿热病人早期出现风湿性关节炎(rheumatic arthritis)。病变常累及大关节,如膝、踝、肩、腕及肘关节等,病变呈多发性、游走性,各关节常先后受累,反复发作。关节局部组织出现红、肿、热、痛和活动受限等炎症表现。病变主要为关节滑膜的浆液性炎,滑膜及关节周围组织充血、水肿,胶原纤维黏液样变性和纤维素样坏死,有时可见不典型风湿小体形成。愈复后,浆液性渗出物被完全吸收,一般不留后遗症。

(二)风湿性动脉炎

风湿性动脉炎可发生于冠状动脉、肾动脉、肠系膜动脉、脑动脉、主动脉和肺动脉等处,大小动脉均可受累,以小动脉受累较为常见。急性期主要病变是血管壁的黏液样变性和纤维素样坏死,伴淋巴细胞浸润,可有风湿小体形成。后期因瘢痕形成而使管壁呈不规则增厚,可导致管腔狭窄。

(三)皮肤病变

1. 环形红斑(erythema marginatum)　是风湿病急性期发生于皮肤的渗出性病变,常见于躯干和四肢皮肤。对急性风湿病具有诊断意义。病变为环形淡红色斑,边缘红,中央色泽正常,1～2日可自行消退。光镜下见红斑处真皮浅层血管充血,周围水肿伴淋巴细胞和单核细胞浸润。

2. 皮下结节(subcutaneous nodules)　是以增生为主的皮肤病变。一般见于大关节附近伸侧面皮下,直径为0.5～2 cm,圆形或椭圆形,质地较硬,可以活动,压之不痛。光镜下,结节中心有纤维素样坏死物质,周围可见纤维母细胞和风湿细胞围绕呈栅栏状排列,伴淋巴细胞浸润。数周后,结节逐渐纤维化而形成瘢痕。风湿热时,皮下结节并不经常出现,一旦出现,具有诊断价值。

(四)中枢神经系统病变

多见于儿童,女孩居多。主要病变为风湿性脑动脉炎,可出现神经细胞变性,胶质细胞增生。病变以大脑皮质、基底节、丘脑和小脑皮层最明显。当锥体外系统病变严重时,患儿常出现肢体的不自主运动,称为小舞蹈症(chorea minor)。

第五节　感染性心内膜炎

感染性心内膜炎(infective endocarditis)是指由病原微生物直接侵袭心内膜,尤其是心瓣膜而引起的内膜炎症,其特征病变为心瓣膜表面形成含有病原微生物的赘生物,常伴有败血症和栓塞现象。引起心内膜炎的因素有:①病原体侵入血流,引起菌血症、败血症等,并侵袭心内膜。常见病原体包括各种细菌、真菌、病毒等;②心瓣膜损伤,有利于病原微生物寄居繁殖;③防御机能的抑制,如应用免疫抑制剂后。感染性心内膜炎可按临床经过和病变特点分为亚急性和急性两类。

一、亚急性感染性心内膜炎

亚急性感染性心内膜炎大多由毒力较弱的细菌感染引起,尤以草绿色链球菌最常见(约占 75%),少数由其他链球菌、肠球菌、葡萄球菌、淋球菌、真菌(白色念珠菌)等引起。病程经过 6 周以上,可迁延数月甚至 1~2 年。病原菌多从机体内某一感染灶(如扁桃体炎、牙周炎、骨髓炎等)侵入血流;亦可因拔牙、心导管和心脏手术等医源性感染侵入血流,引起败血症,并侵犯心内膜。此型心内膜炎常发生于已有病变的瓣膜上,50%~80%发生在风湿性心内膜炎的基础上,或并发于先天性心脏病(如室间隔缺损等)。常常侵犯二尖瓣和主动脉瓣,并可累及其他部位心内膜。

(一)病理变化

肉眼观:可见在原有病变的瓣膜上形成赘生物。二尖瓣和主动脉瓣病变最为常见而严重,瓣膜呈不同程度增厚、变形,其表面可见大小不一的赘生物(图 6-12A)。赘生物为灰黄色,干燥而质脆,易脱落,瓣膜可以出现溃疡,一般较急性者为浅,但亦可发生穿孔。光镜下:赘生物主要为混合血栓,由血小板、纤维素、细菌菌落、炎性细胞和少量坏死组织构成,细菌菌落常包裹于血栓内部(图 6-12B)。瓣膜溃疡底部可见不同程度的肉芽组织增生和淋巴细胞、单核细胞及少量中性白细胞浸润,有时还可见到原有风湿性心内膜炎的病变。

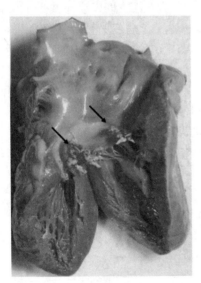
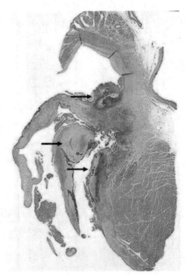

A. 二尖瓣赘生物大体观   B. 赘生物组织学形态,箭头所示为赘生物(HE染色,低倍)

图 6-12 亚急性感染性心内膜炎之瓣膜赘生物

(二)临床病理联系

临床上,可闻及心脏杂音且杂音强度和性质常呈多变性,后者是由于赘生物的变化(增大、破碎或脱落等)所致。赘生物内的细菌侵入血流,引起败血症,患者可出现脾肿大、贫血、皮肤黏膜出血点。脾一般中度肿大,与毒素刺激单核巨噬细胞系统增生及脾窦充血有关;由于细菌的轻度溶血作用以及脾功能亢进,常引起患者贫血;患者皮肤、黏膜和眼底常有出血点,这是由于血管壁受损,通透性升高所致。此外,由于瓣膜上的赘生物松脆,容易脱落形成栓子,因而临床上常出现脑、肾及脾动脉栓塞和梗死。有时皮下出现红色有压痛的结节(称为 Osler 结节),其发生可能与免疫复合物性脉管炎有关。可因微栓塞或抗原抗体复合物的作用引起肾小球肾炎。

亚急性感染性心内膜炎的治愈率较高,但愈后的瘢痕造成严重的瓣膜变形和腱索增粗缩短,导致瓣口狭窄和(或)关闭不全。少数病例可因急性瓣膜功能不全,或因心、脑等重要器官的栓塞或严重的败血症而危及生命。

二、急性感染性心内膜炎

急性感染性心内膜炎常为全身严重化脓菌感染引起的重要并发症,多由毒力较强的化脓菌引起,其中大多为金黄色葡萄球菌。通常病原菌先在某局部引起化脓性炎症(如痈、化脓性骨髓炎等),当机体抵抗力降低时病菌侵入血流,引起败血症并侵犯心内膜。此型心内膜炎多发生在原本正常的心内膜上,常单独侵犯主动脉瓣或二尖瓣,引起急性化脓性心内膜炎。

（一）病理变化

病变瓣膜溃烂、严重者可发生瓣膜破裂穿孔,腱索断裂。在病变瓣膜表面形成赘生物,主要由脓性渗出物、混合血栓、坏死组织和大量细菌混合而成。细菌分布于赘生物表面和内部。这些赘生物一般较大,灰黄或浅绿色,质地松软,易脱落形成感染性栓子(图 6 - 13)。

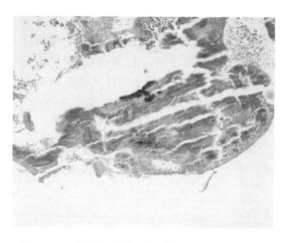

图 6‐13　急性细菌性心内膜炎(HE 染色,低倍)
心瓣膜上的赘生物。血栓中混有多量的细菌菌落

（二）结局和并发症

急性感染性心内膜炎时,由于含菌赘生物易于脱落,引起栓塞,常造成体循环一些器官的梗死和多发性栓塞性小脓肿。瓣膜破裂、穿孔或腱索断裂,可导致急性心瓣膜关闭不全而猝死。由于抗生素的广泛使用,死亡率已大大下降,但受损的瓣膜经瘢痕修复后常导致严重的慢性心瓣膜病。

表 6-1　各种心内膜炎的比较

名　　称	风湿性心内膜炎	亚急性感染性心内膜炎	急性感染性心内膜炎
病　　因	A 族乙型链球菌感染有关的变态反应	草绿色链球菌直接感染心瓣膜	毒力强的化脓性细菌直接感染心瓣膜
好发部位	二尖瓣、二尖瓣和主动脉瓣的闭锁缘	二尖瓣、主动脉瓣游离缘	主动脉瓣、二尖瓣游离缘
病理变化	赘生物细小,串珠状排列,质地坚硬,不易脱落;镜下主要为血小板和纤维素构成的白色血栓	赘生物较大,质软,息肉状,单个或多个,易脱落;镜下混合血栓内含有炎症细胞、细菌菌落及少许坏死组织等	赘生物最大,质脆,极易脱落,受累瓣膜常穿孔、溃疡;镜下混合血栓内可见大量中性粒细胞、细菌、坏死组织等
结　　局	多次反复发作引起各种瓣膜病,导致心力衰竭	赘生物脱落导致栓塞、梗死,并加重瓣膜疾病。可因心衰、梗死、败血症死亡	赘生物脱落导致栓塞性脓肿,多因脓毒血症死亡

第六节　心瓣膜病

心瓣膜病(valvular diseases of the heart)是指心瓣膜因先天性发育异常或后天疾病造成的器质性病变,表现为瓣膜口狭窄(valvular stenosis)和(或)关闭不全(valvular insufficiency),常导致心功能不全,引起全身血液循环障碍。心瓣膜病大多为风湿性心内膜炎反复发作的结果,感染性心内膜炎、主动脉粥样硬化和梅毒性主动脉炎等亦可引起。瓣膜口狭窄和关闭不全可单独发生,但通常两者合并存在(瓣膜双病变)。最常见于二尖瓣,其次是主动脉瓣。病变可累及一个瓣膜,或两个以上瓣膜同时或先后受累(联合瓣膜病)。

瓣膜口狭窄是指瓣膜口开放时不能充分张开,造成血流通过障碍。常由于相邻瓣膜之间互相粘连,瓣膜增厚,弹力减弱或瓣环硬化、缩窄等引起。

瓣膜关闭不全是指心瓣膜关闭时不能完全闭合,使一部分血液发生反流,通常是由于瓣膜增厚、变硬、卷曲、缩短,或由于瓣膜破裂和穿孔而引起。

一、二尖瓣狭窄

二尖瓣狭窄(mitral stenosis)主要是由于风湿性心内膜炎反复发作,二尖瓣瓣膜交界处粘连、增厚、变硬或钙化所致。正常成人二尖瓣口面积约为 5 cm^2,可以通过两个手指。狭窄时,瓣膜口面积不同程度缩小。

(一)分型

按病变程度可将二尖瓣狭窄分为 3 型:①隔膜型:病变最轻,瓣膜仅轻度增厚,主要是瓣膜边缘粘连。②增厚型:除瓣膜间粘连外,瓣膜明显增厚,瓣口狭窄较重。③漏斗型:瓣膜极度增厚,瓣口形如漏斗或鱼口状,极度狭窄,瓣膜口面积可缩致 1～2 cm^2,甚至 0.5 cm^2,常伴关闭不全(图 6-14A)。

（二）血流动力学改变和心脏变化

早期，由于二尖瓣口狭窄，舒张期从左心房注入左心室的血液受阻，舒张末期仍有部分血液滞留于左心房内，加上由肺静脉回流的血液，致左心房血量比正常增多，因而左心房发生代偿性扩张，左心房心肌加大收缩力以克服狭窄瓣膜口的阻力把血液排入左心室，久之导致左心房代偿性肥大。后期，左心房代偿失调，心房收缩力减弱，最终左心房高度扩张（肌原性扩张）、淤血。左心房内血液淤积致肺静脉回流受阻，引起肺淤血、肺水肿或漏出性出血。由于肺静脉压力升高，通过神经反射引起肺内小动脉收缩，使肺动脉压升高，长期肺动脉高压可导致右心室代偿肥大，失代偿时，发生肌原性扩张，当右心室高度扩张时，右心室瓣膜环随之扩大，出现三尖瓣相对关闭不全，收缩期右心室部分血液返回右心房，继而右心房淤血、扩张，最后导致右心功能不全，引起体循环淤血。

心脏的变化表现为"三大一小"，因流入左心室的血量减少，左心室无明显变化甚至缩小，而左心房、右心房和右心室均肥大扩张。

（三）临床病理联系

二尖瓣狭窄听诊时在心尖区可闻及隆隆样舒张期杂音。这是由于舒张期左心房血液经过狭窄的二尖瓣口注入左心室时形成涡流所致。X线检查，显示左心房明显增大，呈"梨形"心影。由于左心衰竭导致肺淤血、水肿及漏出性出血，患者常咳出粉红色泡沫痰，出现呼吸困难、发绀等。右心衰竭时，体循环淤血，出现颈静脉怒张，肝淤血肿大，下肢水肿，浆膜腔积液。

二、二尖瓣关闭不全

二尖瓣关闭不全（mitral insufficiency）的病因以风湿性心内膜炎最多见，其次为感染性心内膜炎。

由于二尖瓣关闭不全，心脏收缩时左心室的部分血液返流到左心房，加上肺静脉回流的血液，致左心房肥大和扩张。当心脏舒张时，左心房将多于正常量的血液排入左心室，使左心室因负荷增加而发生肥大和扩张（图6-14B）。在左心房和左心室代偿失调发生左心衰竭后，依次引起肺淤血、肺动脉高压、右心室和右心房代偿性肥大、右心衰竭及体循环淤血。

二尖瓣关闭不全患者心尖区可闻及吹风样收缩期杂音。X线检查见左心室肥大，全心衰竭时，左右心房、心室均肥大扩张，呈"球形"心影。

三、主动脉瓣狭窄

主动脉瓣狭窄（aortic stenosis）比较少见，主要是慢性风湿性主动脉瓣膜炎的后果，常与二尖瓣病变合并发生。由于瓣膜口狭窄，在心脏收缩期，左心室血液排出受阻，发生代偿性肥大，左室壁肥厚，但心腔不扩张（向心性肥大）。由于左心室代偿能力强，代偿期可长达数年不出现左心衰竭的表现。后期，左心室代偿失调而发生肌原性扩张，左心室血量增多，继之出现左心房淤血、肺淤血、肺动脉高压、右心肥大、右心衰竭和体循环淤血。

主动脉瓣狭窄的患者在主动脉瓣听诊区可闻及收缩期喷射性杂音。严重狭窄者，心输出量极度减少，血压降低，内脏，特别是冠状动脉供血不足，可产生心绞痛。

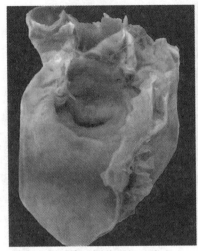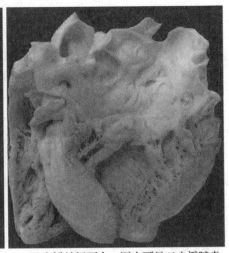

A.二尖瓣狭窄（漏斗型）。左心
房被剖开，可见瓣膜极度增厚，
瓣口形如鱼口状，极度狭窄

B.二尖瓣关闭不全。图中可见二尖瓣腱索
增粗、缩短，瓣叶黏连；左心房、左心
室扩张

图 6-14 心瓣膜病

四、主动脉瓣关闭不全

主动脉瓣关闭不全（aortic insufficiency）主要由风湿性主动脉瓣膜炎造成。此外也可因主动脉粥样硬化和梅毒性主动脉炎累及主动脉瓣膜所致。由于瓣膜口关闭不全，在心脏舒张期，主动脉部分血液返流入左心室，使左心室因血容量增多而逐渐发生代偿性肥大。久之，代偿失调发生肌原性扩张，依次引起左心房肥大扩张、肺淤血、肺动脉高压、右心肥大、右心衰竭和体循环淤血。

听诊时，在主动脉瓣区可闻及舒张期杂音。由于舒张期主动脉部分血液反流，舒张压下降，故脉压差增大。患者可出现水冲脉、血管枪击音及毛细血管搏动现象。由于舒张压降低，冠状动脉供血不足，有时可出现心绞痛。

第七节　心肌炎和心肌病

一、心肌炎

心肌炎（myocarditis）是由各种原因引起的心肌的局限性或弥漫性炎症。心肌炎的发病率逐年增高，因而该病日益受到重视。引起心肌炎的病因很多，可以是生物性的致病因素，如病毒、细菌、螺旋体、真菌和寄生虫感染等；可以是免疫性因素，如伴发于某些变态反应性疾病或与某些药物过敏有关；可以是物理或化学的损害或中毒引起；另有部分心肌炎的原因不清楚，如孤立性心肌炎。

（一）病毒性心肌炎

病毒性心肌炎（viral myocarditis）绝大多数是由亲心肌的病毒感染引起。可引起心肌炎的病毒很多,其中以柯萨奇病毒 B 组感染最为常见,ECHO 病毒、流感病毒、风疹病毒等引起的也较为多见。病变的特点为心肌间质非特异性炎症。早期心肌细胞灶性变性坏死,间质淋巴细胞和中性白细胞浸润;以后出现巨噬细胞聚集和纤维组织增生;最后形成心肌间质纤维化,可伴有代偿性心脏肥大。少数病例病变严重,大片心肌坏死,病人可死于心搏骤停。病变可以累及传导系统,造成心律异常,出现相应的临床表现和心电图改变。

（二）细菌性心肌炎

细菌性心肌炎(bacterial myocarditis)通常是由化脓菌直接感染引起的心肌炎症。常见的致病菌有金黄色葡萄球菌、溶血性链球菌、肺炎双球菌。病变常作为全身脓毒败血症的一个部分,化脓菌来源于感染灶或细菌性心内膜炎时含有细菌的栓子。病变肉眼观,心脏表面及切面可见多发性灰黄色小脓肿灶,周围有充血出血带。光镜下,可见典型的化脓性炎症改变,灶性心肌细胞坏死液化,脓细胞集聚,可见细菌集落。脓肿周围心肌有不同程度的变性、坏死及间质中性粒细胞和单核巨噬细胞浸润。

（三）孤立性心肌炎

孤立性心肌炎(isolated myocarditis)又称为 Fiedler 心肌炎,原因不明,好发生于中、青年人。急性型常伴有心力衰竭、心脏扩张,可猝死。依据组织学变化分为两型。

1. 弥漫性间质性心肌炎　心肌细胞较少发生变性、坏死,心肌间质小血管周围有多量淋巴细胞、浆细胞和巨噬细胞浸润,也可以出现多少不一的嗜酸性粒细胞和中性白细胞浸润。

2. 特发性巨细胞性心肌炎　心肌细胞局灶性坏死及肉芽肿形成。病灶中央坏死,呈红染、无结构状,周围有淋巴细胞、浆细胞、单核巨噬细胞和嗜酸性粒细胞浸润,并混有较多大小不一的多核巨细胞,表现为异物型或 Langhans 型多核巨细胞。

二、心肌病

心肌病(cardiomyopathy)是指伴有心肌功能障碍的心肌疾病。1995 年世界卫生组织和国际心脏病学会工作组根据病理生理学、病因学和发病因素将心肌病分为四型,包括扩张性心肌病、肥厚性心肌病、限制性心肌病和致心律失常性右心心肌病。

（一）扩张性心肌病

扩张性心肌病(dilated cardiomyopathy)又称充血性心肌病,是以进行性心肌肥大、心腔扩张和心肌收缩能力下降为特征。主要病变为心脏体积增大,重量增加,可达 500～800 g 甚至更重。各心腔均明显扩张,心室壁略增厚或正常（心肌肥厚为明显扩张的心腔所掩盖）,心尖部变薄呈钝圆形,常见附壁血栓形成。心脏苍白色,心内膜增厚及纤维化。光镜下,心肌细胞不均匀性肥大、伸长,核大、深染及畸形。肥大和萎缩的心肌细胞交错排列。心肌细胞常发生空泡变、小灶性肌溶解、微小坏死灶或小瘢痕灶。

临床上常表现为进行性心力衰竭,部分病人可发生猝死。

（二）肥厚性心肌病

肥厚性心肌病(hypertrophic cardiomyopathy)特点是心肌肥大、室间隔不对称肥厚、使心室腔显著缩小,舒张期充盈异常及左心室流出道受阻,以流出道梗阻明显与否分为梗阻性和非梗阻性肥厚性心肌病。肉眼观:心脏增大,重量增加,成人常达 500 g 以上,两侧心室肌肥厚,尤以室间隔肥厚为明显,呈球形隆起。光镜下:心肌纤维高度肥大,排列紊乱,走向各异或呈漩涡状(图6-15)。

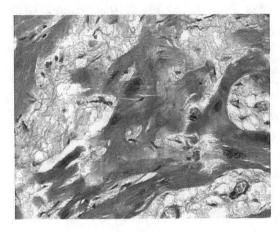

图6-15 肥厚性心肌病(HE染色,高倍)

镜下见心肌纤维高度肥大,排列紊乱

临床上部分患者可无自觉症状,而因猝死或在体检中被发现。许多患者有心悸、胸痛或在劳累后出现气急,伴有流出道梗阻的患者由于左心室充盈不足,心排血量减低可在起立或运动时出现眩晕,甚至神志丧失。

(三)限制性心肌病

限制性心肌病(restrictive cardiomyopathy)以单侧或双侧心室充盈受限和舒张期容量降低为特点,典型病变为心室内膜和内膜下心肌进行性纤维化并有附壁血栓形成,引起心室壁僵硬和部分心腔阻塞。临床上主要表现为心力衰竭和栓塞,少数可发生猝死。

(四)致心律失常性右室心肌病

致心律失常性右室心肌病(arrhythmogenic right ventricular cardiomyopathy)又称右室心肌病,特征为右心室心肌被纤维脂肪组织进行性替代(图6-16),早期呈区域性,逐渐可累及整个右心室甚至部分左心室。临床常表现为心律失常、右心扩大和猝死,尤其在年轻患者。

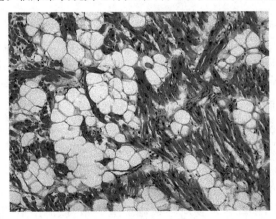

图6-16 致心律失常性右室心肌病(HE染色,低倍)

右心室心肌萎缩,脂肪组织增生替代

复习与思考

一、名词解释

风湿小体　风湿细胞　小舞蹈病　向心性肥厚　高血压性固缩肾　动脉瘤　室壁瘤　Osler 结节　粥瘤

二、问答题

1. 试述动脉粥样硬化症的基本病理变化。

2. 试述动脉粥样斑块各种复合病变的形成及危害。

3. 试述心肌梗死的常见部位、病变特点及并发症。

4. 良、恶性高血压的基本病理改变有什么异同?

5. 试述良性高血压内脏病变期心、脑、肾和视网膜的主要病理变化。

6. 风湿病的基本病变是什么? 风湿病对人体的主要危害是什么?

7. 比较二尖瓣狭窄与关闭不全时血流动力学改变和相应心脏病变的异同点。

8. 试列表比较风湿性心内膜炎与细菌性心内膜炎(从病因、发病部位、病变特点及结局等方面比较)。

三、临床病理分析

病史摘要:患者男性,58 岁,某单位保卫人员。于某夜间骑自行车巡逻时突然死亡。其家人称,死者生前嗜烟酒,曾有过"心口痛"病史。其他病史不详。

尸检所见:死者身长 170 cm,较肥胖。

主动脉:主动脉全长可见内膜多处黄白色斑块,并伴有溃疡及钙化;镜下见主动脉内膜纤维组织增生,内膜下为多量坏死崩解的无定形物及胆固醇结晶,病灶处钙化。

冠状动脉:左冠状动脉前降支质硬如电线,以起始段为重。切面见管腔阻塞超过 3/4。

心脏:重 380 g,左心室前壁心肌软,土黄色,灰暗无光泽,病变达心肌全层。左心室前壁近心尖处破裂,破裂口长约 1.5 cm。心包腔内积血约 500 ml。

镜下见左心室壁心肌呈凝固性坏死。

双肾:体积缩小,各为 115 g,表面颗粒状,并可见扩张的小囊泡,切面皮质约厚 0.2 cm。

镜下见双肾弥漫性细小动脉硬化,管壁增厚、腔小。肾小球玻璃样变,肾小管萎缩,肾间质纤维组织增生,炎细胞浸润。残存肾单位代偿性肥大。

脑:脑内小血管周围可见含铁血黄素沉着。

讨论题:

1. 试述本病例的病理诊断和诊断依据。

2. 试述本病的发生发展过程以及主要病变间的相互关系。

3. 本例死亡原因是什么?

(巩玉森)

第七章 呼吸系统疾病

本章主要介绍呼吸系统常见疾病(慢性阻塞性肺疾病、肺炎、硅肺、慢性肺源性心脏病、鼻咽癌、肺癌)的病理形态特点和临床病理联系,对这些常见疾病的病因及发病机制也进行了简单的介绍。要求掌握慢性支气管炎、肺气肿、肺心病的病理变化;大叶性肺炎的病理变化、病变性质及并发症;小叶性肺炎的病变性质及病变特征;肺癌分型及病理变化。熟悉大叶性肺炎的主要临床病理联系;小叶性肺炎的病因、发病机制及临床病理联系;了解慢性支气管炎、肺气肿、肺心病、大叶性肺炎的病因及发病机制;病毒性肺炎(包括 SARS)和支原体性肺炎的病因、发病机制、病理变化及临床病理联系;了解硅肺的发病机制及病理变化。

呼吸系统是通气和换气的器官。终末细支气管以上为气体传导部分,呼吸性细支气管、肺泡管、肺泡囊为换气部分。传导性气道管壁被覆纤毛柱状上皮。肺泡由 I 型和 II 型肺泡上皮细胞覆盖。黏液-纤毛排送系统是呼吸道的主要防御功能之一。肺泡巨噬细胞又称为尘细胞,是肺内重要的防御细胞,不仅具有吞噬功能,还可摄取和处理抗原、增强淋巴细胞的免疫活性。此外,呼吸道分泌物中的溶菌酶、补体系统、干扰素和分泌型 IgA 等也具有增强局部免疫力的作用。

呼吸系统与外界相通,极易受外界环境中有害物质的作用诱发疾病。肺又是全身血液循环必经之处,因此许多疾病常可以并发肺部病变。一些自身免疫或代谢性全身疾病,如系统性红斑狼疮、类风湿关节炎等都可累及肺部,因而呼吸系统疾病比较常见。由于大气污染、吸烟、人口老龄化及其他因素使慢性阻塞性肺疾病、肺癌、肺部弥散性间质纤维化、慢性肺源性心脏病等的发病率、死亡率日趋增多。

第一节 慢性阻塞性肺疾病

慢性阻塞性肺疾病(chronic obstructive pulmonary disease,COPD)是一组由多种原因引起的以持续气流受限为特征的慢性阻塞性气道疾病的总称,以呼气性呼吸困难为特征,病人常因肺功能不全、肺动脉高压等死亡。属于这组疾病的有慢性支气管炎、肺气肿、支气管扩张症和支气管哮喘等疾病,以华北及东北地区多见。因篇幅有限,在此只介绍前三种疾病。

一、慢性支气管炎

慢性支气管炎(chronic bronchitis)是气管、支气管黏膜及周围组织的慢性非特异性炎症。临床以咳嗽、咳痰、喘息为主要症状,每年发病持续三个月,连续两年或两年以上。以老年男性多见,冬春季节高发。病情缓缓发展,易并发阻塞性肺气肿,肺动脉高压和肺源性心脏病。是严重威胁人体健康的常见疾病。

（一）病因及发病机制

1. 吸烟 吸烟为发病的主要因素。香烟中的焦油、尼古丁和氰氢酸等可损伤呼吸道黏膜上皮细胞,导致气道净化功能下降并能刺激黏膜下感受器,使副交感神经功能亢进,引起支气管平滑肌收缩,导致气道阻力增加以及腺体分泌增多。杯状细胞增生、支气管黏膜充血水肿、黏液积聚容易诱发感染。此外,香烟烟雾还可使毒性氧自由基产生增多,诱导中性粒细胞释放各类蛋白水解酶,破坏肺弹力纤维,诱发肺气肿的发生。研究表明,吸烟者慢性支气管炎的患病率较不吸烟者高 2～8 倍,烟龄越长,烟量越大,患病率亦越高。

2. 空气污染 空气中二氧化硫、二氧化氮、氯气及臭氧等对气道黏膜上皮均有刺激和细胞毒作用。二氧化硅、煤尘、蔗尘、棉屑等损伤支气管黏膜,使肺清除功能遭受损害,引起细菌感染。

3. 感染因素 感染是慢性支气管炎发生和发展的重要因素之一。细菌、病毒和支原体感染为本病急性发作的主要原因。病毒感染以流感病毒、鼻病毒、腺病毒和呼吸道合胞病毒常见;细菌感染以肺炎链球菌、流感嗜血杆菌及葡萄球菌多见,常继发于病毒或支原体感染。

4. 过敏因素 喘息型慢性支气管炎患者多有过敏史,痰液中嗜酸性粒细胞数量和组胺含量和血中 IgE 具有增多的趋向。部分患者血清中类风湿因子阳性以及 T 淋巴细胞亚群分布异常等,提示过敏因素与本病的发生有关。

5. 其他 慢性支气管炎急性发作在冬季较多见。寒冷空气可刺激腺体分泌黏液增加和纤毛运动,减弱、削弱气道的防御功能,还可引起支气管平滑肌痉挛、黏膜血管收缩、局部血循环障碍。大多患者具有自主神经功能失调的现象,部分患者副交感神经功能亢进,气道反应性较正常人增高。老年人肾上腺皮质功能减退、细胞免疫功能受损、溶菌酶活性降低、营养低下、维生素 A、维生素 C 不足等均可使气道黏膜血管通透性增加和上皮修复功能减退。遗传因素是否与慢性支气管炎的发病有关迄今尚未证实。

（二）病理变化

1. 呼吸道上皮的损伤与修复 由于炎性渗出和黏液分泌增多,使黏膜上皮的纤毛因负荷过重而发生粘连、倒伏,甚至脱失。上皮细胞变性、坏死。病变严重或持续过久,可发生鳞状上皮化生(图 7-1)。

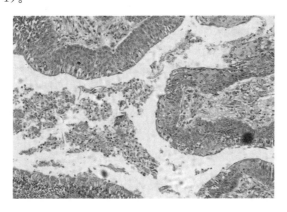

图 7-1 慢性支气管炎(HE 染色,中倍)

支气管黏膜上皮变性、坏死,鳞状上皮化生

2. 呼吸道腺体的病变 为支气管炎的形态学特征。表现为黏膜上皮层内杯状细胞增多；黏液腺泡增生、肥大；浆液腺泡黏液化，黏液分泌增多。

3. 管壁组织的损害 急性发作时，黏膜层及黏膜下层充血、水肿，淋巴细胞、浆细胞及中性粒细胞浸润。炎症反复发作可破坏平滑肌、弹力纤维和软骨。支气管黏膜发生溃疡，管壁结缔组织增生，管腔狭窄，管腔内黏液栓潴留致气道阻塞。局部管壁塌陷、扭曲、变形。

（三）病理临床联系

慢支患者缓慢起病，病程长，反复急性发作而病情加重。主要症状为咳嗽、咳痰，或伴有喘息。急性加重系指咳嗽、咳痰、喘息等症状突然加重，主要原因是呼吸道感染。由于黏液的分泌增多，痰液和炎症刺激支气管黏膜而引起咳嗽、咳痰。痰呈白色泡沫状，并发感染时可呈脓性。肺部听诊可闻及干湿性啰音。由于支气管黏膜肿胀、痰液阻塞和平滑肌痉挛，可出现哮喘样发作。

（四）并发症

慢性支气管炎反复发作，病变逐渐加重。炎症向肺泡及支气管壁周围扩展，导致细支气管周围炎，还可发生纤维闭塞性支气管炎，以后引起阻塞性肺气肿、支气管扩张症，最终导致肺源性心脏病。长期炎症刺激可引起气管和支气管黏膜上皮发生鳞状上皮化生，进而发生不典型增生，最终恶变为鳞状细胞癌。

二、支气管扩张症

支气管扩张症（bronchiectasis）是由于支气管及其周围肺组织慢性化脓性炎症和纤维化，使支气管壁的肌肉和弹性组织破坏，导致支气管变形及持久扩张。典型的症状有慢性咳嗽、咳大量脓痰和反复咯血。主要致病因素为支气管感染、阻塞和牵拉，部分有先天遗传因素。患者多有麻疹、百日咳或支气管肺炎等病史。随着人民生活的改善，麻疹、百日咳疫苗的预防接种，以及抗生素的临床应用，本病的发病率大为减少。

（一）病因

1. 感染 感染是引起支气管扩张的最常见原因。儿童时期麻疹、百日咳、流行性感冒（某些腺病毒感染）或严重的肺部感染如肺炎克雷白杆菌、葡萄球菌、流感病毒、真菌、分枝杆菌以及支原体感染，使支气管各层组织尤其是平滑肌纤维和弹性纤维遭到破坏，黏液纤毛清除功能降低，削弱了管壁的支撑作用，可继发支气管扩张。

2. 支气管阻塞 支气管由于受肿瘤、肿大淋巴结的压迫，或因腔内异物而发生不完全阻塞，使阻塞处以下的支气管腔内压力不断增大，管壁受损、管腔扩张。支气管完全阻塞时，其所属肺泡腔内空气被吸收而萎缩，该部位支气管壁受胸腔负压的牵拉而扩张。

3. 先天性和遗传性疾病 先天性较少见，是由于先天性支气管发育不良，存在先天性缺陷或遗传性疾病，使肺的外周不能进一步发育，导致已发育支气管扩张，如支气管软骨发育不全（Williams-Camplen 综合征）。有的病人支气管扩张在出生后发生，但也有先天异常因素存在，如 Kartagener 综合征，患者除支气管扩张外可伴有内脏异位和胰腺囊性纤维化病变。支气管扩张症也可见于 Young 综合征，特征为阻塞性精子缺乏，慢性鼻窦炎，反复肺部感染和支气管扩张。部分支气管扩张病人显示免疫球蛋白缺陷，易于反复细菌感染。

（二）病理变化

肉眼观:支气管扩张多发生于肺段及段以下支气管（Ⅲ～Ⅳ级支气管及细支气管）。常见于一个肺段,也可在双侧多个肺段发生。左肺较右肺多见,特别见于左肺下叶。扩张部支气管腔明显扩大,形态可分为圆柱状、囊状两种,亦常混合存在。柱状扩张者管壁破坏较轻,随着病变发展,破坏严重,乃出现囊状扩张（图7-2）。严重者肺组织呈蜂窝状。扩张的管腔内充满黄绿色黏稠脓性或血性渗出物。管壁黏膜萎缩或增生、肥厚,形成纵行皱襞。

镜下观:支气管呈慢性化脓性炎症,并伴有不同程度的组织破坏及管壁纤维化、瘢痕化。支气管扩张症易发生反复感染,其炎症可蔓延到邻近的肺实质,引起不同程度的肺炎、小脓肿或肺小叶不张

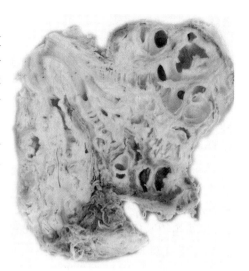

图7-2　支气管扩张症
支气管呈圆柱状扩张,直达胸膜

以及慢性支气管炎的病变,久之可形成肺纤维化和阻塞性肺气肿,上述变化又加重支气管扩张。

（三）临床病理联系

支气管扩张症的典型症状为慢性咳嗽、大量脓痰和反复咯血。咳嗽、咳痰主要是慢性炎症的刺激、黏液分泌增多及继发化脓菌感染所致。咳嗽和痰量与体位改变有关,尤其是清晨起床可咳出大量脓性痰,若有厌氧菌感染,则有臭味。咯血为小血管炎性破坏及咳嗽所致。有些患者仅表现为反复咯血,平时无咳嗽、脓痰等呼吸道症状,临床上称为"干性支气管扩张"。并发胸膜炎时,可出现胸痛。慢性重症支气管扩张症,肺组织广泛纤维化,病人可出现气急、发绀、杵状指（趾）。

（四）并发症

支气管扩张症常见的并发症有肺脓肿、脓胸、脓气胸等。病灶内细菌经血道播散可到达远处器官,最常见的是引起脑膜炎、脑脓肿;由于抗菌药物的运用,此种情况已较少见。严重的支气管扩张致肺组织广泛纤维化,破坏肺血管床或形成支气管动脉与肺动脉分支吻合,则可导致肺动脉高压,引起肺心病。此外,在鳞状上皮化生的基础上可发生鳞状细胞癌。

三、慢性阻塞性肺气肿

慢性阻塞性肺气肿（chronic obstructive pulmonary emphysema）是由于慢性支气管炎等引起呼吸性细支气管以远的末梢肺组织因残气量增多而呈持久性扩张,并伴有肺泡间隔破坏,以致肺组织弹性减弱,容积增大的阻塞性肺病。

（一）病因和发病机制

肺气肿是支气管和肺疾病常见的并发症,与吸烟、空气污染、小气道感染、尘肺等关系密切,尤其是慢性阻塞性细支气管炎是引起肺气肿的重要原因。发病机制与下列因素

有关：

1. 阻塞性通气障碍   慢性细支气管炎时，由于小气道的狭窄、阻塞或塌陷，导致阻塞性通气障碍，使肺泡内残气量增多。细支气管周围炎症使肺泡壁破坏、弹性减弱，末梢肺组织残气量不断增多而发生扩张，肺泡孔扩大，肺泡间隔断裂，扩张的肺泡互相融合形成气肿囊腔。此外，炎症损伤细小支气管壁软骨，细支气闭塞时，吸入的空气可经存在于细支气管和肺泡之间的 Lambert 孔进入闭塞远端的肺泡内（即肺泡侧流通气），而呼气时，Lambert 孔闭合，空气不能排出，导致肺泡内储气量增多、肺泡内压增高。

2. 弹性蛋白酶增多、活性增高   与肺气肿发生有关的内源性蛋白酶主要是中性粒细胞和单核细胞释放的弹性蛋白酶。慢性支气管炎伴有肺感染尤其是吸烟者，肺组织内渗出的中性粒细胞和单核细胞较多，可释放多量弹性蛋白酶。此酶能降解肺组织中的弹性硬蛋白、结缔组织基质中的胶原和蛋白多糖，破坏肺泡壁结构。

3. 遗传性 α_1-抗胰蛋白酶（α_1 - AT）缺乏 α_1-抗胰蛋白酶由肝细胞产生，是一种分子量为 45 000～56 000 的糖蛋白，它能抑制蛋白酶、弹性蛋白酶、胶原酶等多种水解酶的活性。该酶缺失则增强了弹性蛋白酶的损伤作用。遗传性 α_1-抗胰蛋白酶缺乏是引起原发性肺气肿的原因，α_1-抗胰蛋白酶缺乏的家族，肺气肿的发病率比一般人高 15 倍，主要是全小叶型肺气肿。

（二）病理变化

1. 肉眼观   肺显著膨大，边缘钝圆，色泽灰白，表面常可见肋骨压痕，肺组织柔软而弹性差，指压后的压痕不易消退，触之捻发音增强。表面可见多个大小不一的大泡（图 7 - 3）。

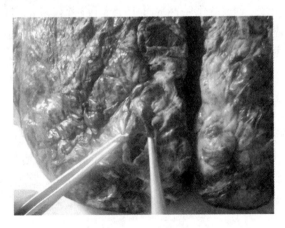

图 7 - 3   肺气肿

2. 镜下观   肺泡扩张，间隔变窄，肺泡孔扩大，肺泡间隔断裂，扩张的肺泡融合成较大的囊腔。肺毛细血管床明显减少，肺小动脉内膜呈纤维性增厚。小支气管和细支气管可见慢性炎症。根据扩张部位又可分为小叶中央型、小叶周围型和全小叶型肺气肿（图 7 - 4）。

（1）小叶中央型肺气肿：是临床最常见的一型。病变累及肺小叶的中央部分，呼吸性细支气管病变最明显，呈囊状扩张。而肺泡管、肺泡囊变化则不明显。

（2）全小叶型肺气肿：病变累及肺小叶的各个部位，从终末呼吸细支气管直至肺小叶和肺泡均呈弥漫性扩张，遍布于肺小叶内。如果肺泡间隔破坏较严重，气肿囊腔可融合成直径超过 1 cm 的大囊泡,形成大泡性肺气肿。

（3）小叶周围型肺气肿:病变主要累及肺小叶远端部位的肺泡囊,而近端部位的呼吸性细支气管和肺泡管基本正常。常合并有小叶中央型和全小叶型肺气肿。

肺气肿的气肿囊泡为扩张的呼吸性细支气管,在近端囊壁上常可见呼吸上皮(柱状或低柱状上皮)及平滑肌束的残迹。全小叶型肺气肿的气肿囊泡主要是扩张变圆的肺泡管和肺泡囊,有时还可见到囊泡壁上残留的平滑肌束片断,在较大的气肿囊腔内有时还可见含有小血管的悬梁。

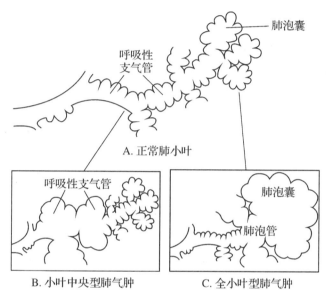

图 7-4　慢性阻塞性肺气肿类型模式图

（三）临床病理联系及转归

肺气肿患者的主要症状是气短,轻者仅在体力劳动时发生,随着气肿程度加重,气短逐渐明显,甚至休息时也出现呼吸困难,并常感胸闷。每当合并呼吸道感染时,症状加重,并可出现缺氧、酸中毒等一系列症状。患者胸廓前后径增大,呈桶状胸。胸廓呼吸运动减弱。叩诊呈过清音,心浊音界缩小或消失,肝浊音界下降。语音震颤减弱。听诊时呼吸音减弱,呼气延长,用力呼吸时两肺底部可闻及湿啰音和散在的干啰音。剑突下心音增强,肺动脉瓣第二音亢进。

肺气肿严重时可引起肺源性心脏病及衰竭。肺大泡破裂后引起自发性气胸,并可导致大面积肺萎陷。由于外呼吸功能严重障碍,导致呼吸衰竭及肺性脑病。呼吸衰竭时发生的低氧血症和高碳酸血症会引起各系统的代谢功能严重紊乱。中枢神经系统对缺氧最为敏感,随着缺氧程度的加重,可出现一系列中枢神经系统功能障碍,由开始的大脑皮层兴奋性增高而后转入抑制状态。病人表现由烦躁不安、视力和智力的轻度减退,逐渐发展为定向和记忆障碍,精神错乱、嗜睡、惊厥以至意识丧失。

第二节 肺源性心脏病

肺源性心脏病(cor pulmonale,)简称肺心病,主要由于支气管肺组织、胸廓或肺动脉血管病变所致肺循环阻力增加,肺动脉高压,导致右心室肥厚、扩张而引起的心脏病。根据起病缓急和病程长短,可分为急性和慢性两类。临床上后者多见,除原有肺、胸疾病的各种症状和体征外,主要是逐步出现肺、心功能衰竭以及其他器官损害的征象。

一、病因

1. 支气管、肺疾病 以慢支并发阻塞性肺气肿最为多见,占 80%～90%,其次为支气管哮喘、支气管扩张、重症肺结核、尘肺、慢性弥漫性肺间质纤维化、结节病、过敏性肺泡炎、嗜酸性肉芽肿等。

2. 胸廓运动障碍性疾病 较少见,严重的脊椎后、侧凸,脊椎结核,类风湿关节炎,胸膜广泛粘连及胸廓形成术后造成的严重胸廓或脊椎畸形,以及神经肌肉疾患如脊髓灰质炎,可引起胸廓活动受限、肺受压、支气管扭曲或变形,导致肺功能受限,气道引流不畅,肺部反复感染,并发肺气肿,或纤维化、缺氧、肺血管收缩、狭窄,使阻力增加,肺动脉高压,发展成肺心病。

3. 肺血管疾病 甚少见。累及肺动脉的过敏性肉芽肿病,广泛或反复发生的多发性肺小动脉栓塞及肺小动脉炎,以及原因不明的原发性肺动脉高压症,均可使肺小动脉狭窄、阻塞,引起肺动脉血管阻力增加、肺动脉高压和右心室负荷加重,发展成肺心病。

二、发病机制

上述任何因素引起肺心病的关键环节都是肺动脉高压,其发病机制如下:

1. 肺毛细血管床显著减少 慢性肺气肿或肺广泛纤维化,使肺泡壁毛细血管受压、扭曲变形,甚至管腔狭窄或闭锁,肺毛细血管床总横断面积减少,从而肺循环阻力增加,肺动脉压升高。

2. 肺内血管分流 在慢性肺部疾病时,肺泡壁毛细血管受压闭塞,或因肺组织广泛纤维化,肺循环的正常途径受阻,使肺动脉和支气管动脉之间的吻合支开放,压力高的支气管动脉血流入压力低的肺动脉系统,引起肺动脉压升高。

3. 肺通气、换气功能障碍 严重的慢性肺部疾病可引起肺通气、换气功能障碍,导致缺氧、高碳酸血症和呼吸性酸中毒,使小动脉痉挛收缩,并刺激血管平滑肌细胞,使之增生、肥大,血管壁增厚,引起肺循环阻力增大,肺动脉压升高。慢性缺氧还可产生继发性红细胞增多、血液黏稠度增加,血流阻力随之增高。缺氧还引起肾动脉收缩,肾血流量减少,醛固酮分泌增加,从而引起水、钠潴留,血容量增多,更使肺动脉压升高。临床上缺氧和高碳酸血症得到纠正后,肺动脉压可明显降低,部分病人甚至可恢复到正常范围。

三、病理变化

肺心病是多种慢性肺部疾病的晚期并发症,形成肺血管改变和右心室肥厚扩张。因此,肺心病的病理变化包括晚期肺部疾病、肺血管和心脏三种病变。肺部疾病详见有关章节,此处仅叙述肺血管和心脏病变。

（一）肺血管病变

肺小动脉及其分支的病变在肺动脉高压的形成中起着重要作用,表现为:①肺小动脉中膜平滑肌增生肥大,细胞外基质合成增多,致肺小动脉中膜肥厚,使肺小动脉管壁增厚、变硬,管腔狭窄,肺循环阻力增加。②无肌细动脉肌化:持续缺氧可以刺激肺泡毛细血管前的无肌细动脉管壁平滑肌增生。③肺小、细动脉内膜下胶原纤维增生,并出现纵行肌束。上述改变使肺小、细动脉管壁增厚,管腔狭窄(图7-5)。④肺小动脉炎:若肺部炎症累及邻近的肺小动脉,引起血管的急、慢性炎,致使病变处血管管壁增厚、管腔狭窄或纤维化。⑤肺泡壁毛细血管床数量显著减少。

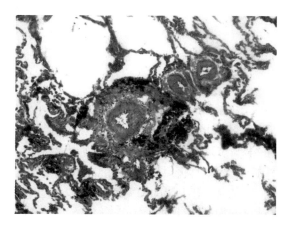

图7-5　慢性肺源性心脏病肺小动脉硬化
镜下见肺细动脉管壁增厚,管腔狭窄(HE染色,中倍)

（二）心脏病变

肉眼观:心脏体积明显增大,重量增加,平均为326 g,最重者可达785 g。右心室壁显著肥厚,后期心腔扩张。心尖钝圆,肺动脉圆锥隆起(图7-6A),肺动脉瓣下2 cm处右心室肌壁厚度超过0.5 cm。

镜下观:右心室心肌纤维肥大(图7-6B),可见肌浆溶解、变性、坏死,间质水肿和结缔组织增生。

四、临床病理联系

肺心病进展缓慢,开始主要表现为原来肺部疾病的症状。随着病变加重,肺动脉压升高,右心负荷增加,患者出现心慌、气急、发绀及下肢水肿、肝肿大等右心力衰竭的症状和体征。重症肺心病,由于呼吸功能衰竭所致缺氧、二氧化碳潴留可引起肺性脑病,患者表现为头痛、烦躁、精神错乱、意识不清和昏迷等,是肺心病患者重要致死原因。

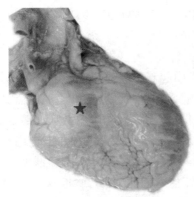

A.心尖钝圆，肺动脉圆
锥隆起（蓝星所示）

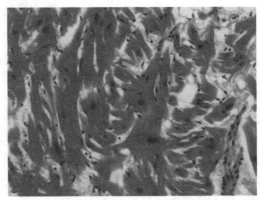

B.右心室心肌肥大、走行紊乱，
间质水肿（HE染色，高倍）

图 7 - 6　慢性肺源性心脏病

第三节　肺　炎

肺炎（pneumonia）通常是指肺的急性渗出性炎症，为呼吸系统的多发病、常见病。在我国各种致死病因中，肺炎占第 5 位。肺炎按病因可分为感染性肺炎，如细菌性肺炎、病毒性肺炎、支原体肺炎、真菌性肺炎及其他病原体包括立克次体、肺炎衣原体、寄生虫（如弓形体、卡氏肺孢子虫、肺包虫、肺吸虫）等引起的肺炎等。理化因素引起的肺炎，如放射性、吸入性、类脂性肺炎以及变态反应性（如过敏性和风湿性）肺炎等。由于致病因子和机体反应性的不同，炎症发生的部位、累及范围和病变性质也往往不同。炎症发生于肺泡内者称肺泡性肺炎（大多数肺炎为肺泡性），累及肺间质者称间质性肺炎。病变范围以肺小叶为单位者称小叶性肺炎，累及肺段者称节段性肺炎，波及整个或多个大叶者称大叶性肺炎。按病变性质可分为浆液性、纤维素性、化脓性、出血性、干酪性、肉芽肿性或机化性肺炎等不同类型。

一、大叶性肺炎

大叶性肺炎（lobar pneumonia）主要是由肺炎链球菌感染引起的肺组织的急性纤维素性渗出性炎症。病变起始于肺泡，并迅速扩展至整个或多个大叶。多见于青壮年，好发于冬、春季节。临床表现为骤然起病、寒战高热、胸痛、咳嗽、咳铁锈色痰、呼吸困难，并有肺实变体征及白细胞增高等。典型病程 7～10 天。

（一）病因和发病机制

95％以上的大叶性肺炎由肺炎链球菌引起，尤以Ⅲ型者毒力最强。此外，肺炎杆菌、金黄色葡萄球菌、溶血性链球菌、流感嗜血杆菌也可引起。本病主要经呼吸道感染，受寒、疲劳、醉酒、感冒、麻醉、糖尿病、肝肾疾病等均为其诱因。此时，呼吸道防御功能被削弱，机体抵抗力降低，易发生细菌感染。细菌侵入肺泡后在其中繁殖，引起肺泡壁水肿，继而白细胞渗出和红细胞漏出，特别是形成的浆液性渗出物有利于细菌繁殖，并使细菌通过肺泡间孔（Cohn孔）或呼吸性细支气管迅速向邻近肺组织蔓延，从而波及肺段或整个大叶。在肺大叶之间的蔓延则系带菌渗出液经叶支气管播散所致。

（二）病理变化及与临床联系

病变一般多见于左肺下叶，也可同时或先后发生于两个以上肺叶。由于毛细血管通透性增高，大量纤维蛋白原渗出于肺泡，使肺组织大面积广泛实变。按自然病程可分为四期。

1. 充血水肿期 发病后1~2天，肺叶充血、水肿，暗红色，切开时有血性浆液自切面流出。镜下观：肺泡壁毛细血管扩张充血，肺泡腔内有大量浆液性渗出物，混有少数红细胞、中性粒细胞和巨噬细胞，并含有大量细菌（图7-7）。

临床上出现高热、寒战、白细胞增多等毒血症症状，听诊可闻及湿性啰音，X线检查病变处呈现淡薄、均匀的阴影，渗出物中可检出大量肺炎双球菌。

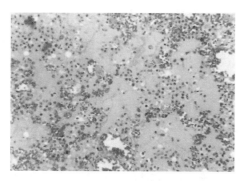

图7-7 大叶性肺炎（充血水肿期）（HE染色，中倍）

肺泡壁毛细血管高度充血水肿，肺泡腔内充满浆液，其中混有少量
红细胞和白细胞

2. 红色肝样变期 1~2天后，即有大量纤维蛋白原渗出。肉眼观：肺叶肿大，颜色暗红，质实如肝，切面颗粒状，为充塞于肺泡腔内的纤维素性渗出物突出于切面所致。病变肺叶的胸膜面常有纤维素性渗出物覆盖。镜下观：肺泡壁毛细血管显著充血，肺泡腔内充满混有红细胞、中性粒细胞、巨噬细胞的纤维素性渗出物，纤维素可穿过肺泡间孔与相邻肺泡中的纤维素相互连接成网状，有利于中性粒细胞和巨噬细胞的吞噬作用，防止细菌扩散（图7-8）。

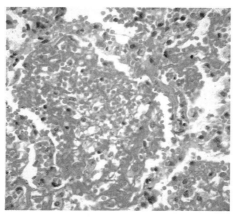

图7-8 大叶性肺炎红色肝样变期（HE染色，高倍）

肺泡壁毛细血管高度扩张、充血，肺泡腔中含大量纤维素、红细胞及少量白细胞

临床上,病人高热稽留不退,呼吸急促。由于红细胞破坏与崩解,被巨噬细胞吞噬,形成含铁血黄素,经痰液排出,使痰呈铁锈色。由于病变累及胸膜,病人常感胸痛。若病变范围较大,实变区的大量静脉血未能氧合便流入左心,引起血氧分压和氧饱和度降低,病人可出现发绀、呼吸困难等缺氧表现。胸部叩诊呈浊音,听诊闻及管性呼吸音和胸膜摩擦音,X线检查见大片致密阴影。渗出物中仍可检出肺炎双球菌。

3. 灰色肝样变期 在发病4~6天后,肺泡腔内纤维素性渗出物及中性粒细胞继续增加。肉眼观:病变肺叶质实如肝,明显肿胀,重量增加,呈灰白色。如血管损伤较重、出血较多,外观可呈红色。胸膜面仍有纤维素性渗出物覆盖。镜下观:肺泡腔内充满大量纤维素及中性粒细胞,红细胞大部分破坏溶解,被咳出或被吸收。由于肺泡腔内渗出物的压力,肺泡壁毛细血管受压而处于贫血状态(图7-9)。

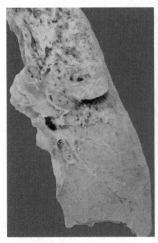 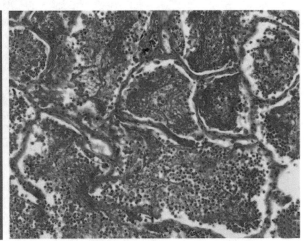

A. 左肺切面见病变弥漫、均匀,质实如肝

B. 肺泡腔内含大量中性粒细胞和纤维素,肺泡壁毛细血管闭塞(HE染色,低倍)

图7-9 大叶性肺炎灰色肝样变期

临床上,痰呈脓性,因肺泡壁毛细血管受压,流经病变区的血流量减少,肺静脉血氧合不足的情况反而减轻,故缺氧状况有所改善。听诊及X线检查所见与红色肝样变期表现基本相同。由于特异性抗体的产生或吞噬作用的加强,此期肺炎双球菌大多已被消灭,故不易检出。

4. 溶解消散期 经5~10天,炎症消退。肉眼观:肺叶质地变软,色转灰红,切面颗粒状外观消失。细菌被吞噬细胞吞噬清除,渗出物被溶解,或经淋巴管吸收或被咳出。肺泡腔逐渐排空,重新充气。大叶性肺炎时,肺组织常无坏死,肺泡壁结构也未遭破坏,愈复后,肺组织可完全恢复其正常结构和功能。胸膜渗出物可完全吸收,否则可遗留胸膜增厚或粘连(图7-10)。

临床上病人体温下降,症状消退,由于渗出物的液化排出,肺部又可闻及湿性啰音。X线检查见病变处阴影密度减低,透亮度逐渐增加。2~3周后肺实变体征完全消失。

大叶性肺炎的一个重要特点是在整个病程中,肺泡壁结构通常未遭破坏,愈合后肺组织可完全恢复正常结构和功能。支气管的炎症病变轻微,仅有充血、点状出血和小支气管黏膜上皮脱落等,晚期可完全恢复正常。

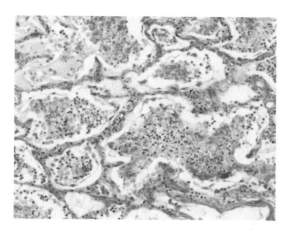

图 7－10 大叶性肺炎消散期
肺泡腔内的渗出物逐渐溶解、吸收,肺泡壁部分毛
细血管重新开放(HE 染色,低倍)

（三）结局和并发症

不伴有并发症的大叶性肺炎经过一般治疗,病人在发病后 7～10 天,体温下降,症状好转,趋向痊愈。需要指出的是,病变的发展是一个连续过程,因而上述分期不是绝对的,特别是抗生素广泛用于临床以来,上述典型病程已很少见到。抗生素的及时应用能减轻病情、缩短病程、提早康复。少数病例可出现以下并发症:

1. 感染性休克　是最严重的并发症。病人出现高热,血压下降,四肢厥冷,多汗,口唇青紫等休克症状,称休克型或中毒型肺炎。如果抢救不及时,病死率较高。

2. 肺肉质变　少数病例肺泡腔内渗出物未被及时溶解、清除,由肺泡壁增生的肉芽组织替代,发生机化,使局部肺组织形成肉样组织,称肺肉质变。

3. 败血症　严重感染时,细菌侵入血液繁殖,形成败血症,可引起心内膜炎、脑膜炎及关节炎等。

4. 肺脓肿、脓胸　由于抗生素的早期应用,临床已少见。

二、小叶性肺炎

小叶性肺炎(lobular pneumonia)主要由化脓菌感染引起,病变起始于细支气管,并以细支气管为中心、向周围或末梢肺组织发展,形成以肺小叶为单位、呈灶状散布的肺化脓性炎。因其病变以支气管为中心故又称支气管肺炎(bronchopneumonia)。主要发生于小儿、年老体弱者或久病卧床者,冬、春季节发病率增高。

（一）病因和发病机制

小叶性肺炎主要由细菌感染引起,最常见的细菌为致病力较弱的肺炎球菌,其次为葡萄球菌、链球菌、肺炎球菌、流感嗜血杆菌、铜绿假单胞菌和大肠埃希菌等。这些细菌通常是口腔或上呼吸道内致病力较弱的常驻寄生菌,往往在某些诱因影响下,如患传染病、营养不良、恶病质、慢性心力衰竭、昏迷、麻醉、手术后等,使机体抵抗力下降,呼吸系统的防御功能受损,细菌得以入侵、繁殖,发挥致病作用,引起支气管炎。因此,支气管肺炎常是某些

疾病的并发症,如麻疹后肺炎、手术后肺炎、吸入性肺炎、坠积性肺炎等。有时成为病人的直接死亡原因,故又有临终性肺炎之称。

（二）病理变化

以细支气管为中心的肺组织化脓性炎是小叶性肺炎的特征。

肉眼观:肺组织内散布一些以细支气管为中心的化脓性炎症病灶,常散布于两肺各叶,尤以背侧和下叶病灶较多。病灶大小不等,直径多在1cm左右（相当于肺小叶范围）,形状不规则,色暗红或带黄色（图7-11A）。严重者,病灶互相融合甚或累及全叶,形成融合性支气管肺炎。

镜下观:病灶中支气管、细支气管及其周围的肺泡腔内充满脓性渗出物,纤维蛋白一般较少（图7-11B）。病灶周围肺组织充血,可有浆液渗出、肺泡过度扩张等变化。由于病变发展阶段的不同,各病灶的病变表现和严重程度亦不一致。有些病灶完全化脓,支气管和肺组织遭破坏,而另一些病灶内则仅可见浆液性渗出,有的还停留于细支气管及其周围炎阶段。

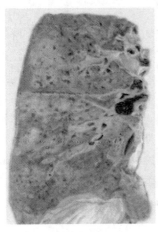 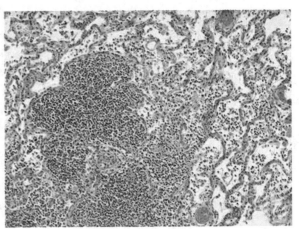

A.肺内散布以细支气管为
中心的化脓性炎症病灶,
大小不等,形状不规则,
色灰黄

B.细支气管及邻近肺泡内充满以中性粒细胞
为主的炎性渗出物（HE染色,低倍）

图7-11　小叶性肺炎

（三）临床病理联系

因小叶性肺炎多为其他疾病的并发症,其临床症状常为原发性疾病所掩盖。由于支气管黏膜的炎症刺激而引起咳嗽,痰呈黏液脓性。因病变常呈灶性散布,肺实变体征一般不明显。病变区细支气管和肺泡内含有渗出物,听诊可闻湿啰音。X线检查可见肺野内散在不规则小片状或斑点状模糊阴影。

（四）结局和并发症

小叶性肺炎若治疗及时,多数病例预后良好。如病人为年老、体弱、婴幼儿或作为其他疾病的并发症,则预后较差。常见的并发症有肺脓肿、脓胸、支气管扩张症。严重的小叶性肺炎,病变范围广泛者可并发呼吸功能及心功能不全。

三、间质性肺炎

间质性肺炎(interstitial pneumonia)指发生于肺间质的炎症,以淋巴细胞、巨噬细胞浸润为特征。肺间质包括肺泡壁、肺小叶间隔及细支气管周围组织。间质性肺炎的病变及临床症状与大叶性肺炎、小叶性肺炎均不相同,主要由肺炎支原体和病毒引起,其肺部的病理变化大致相似。

其基本病理变化为:

肉眼观:病变常位于一侧肺叶,偶有累及两肺者,以肺下叶较多见。病灶多呈斑片状,红黄色。镜下观:肺泡壁增厚,充血,水肿,常有多量淋巴细胞、巨噬细胞浸润,偶见浆细胞。肺泡腔内渗出物不明显,仅见少量浆液及少数巨噬细胞(图7-12)。

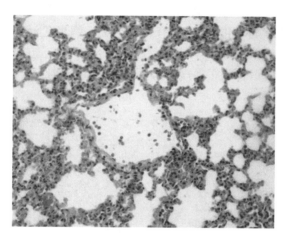

图7-12 间质性肺炎(HE染色,中倍)
肺间质内有多量巨噬细胞和淋巴细胞浸润,肺泡腔内渗出物少

因病原不同,本病病变又各具特点,现分述如下:

（一）支原体肺炎

支原体肺炎(mycoplasmal pneumonia)是由肺炎支原体引起的一种间质性肺炎,发病率占各种类型肺炎的5%~10%。支原体存在于病人口鼻分泌物中,经飞沫传播,引起散发性呼吸道感染或者小流行。

肺炎支原体侵入呼吸道后在支气管黏膜上皮表面繁殖,使纤毛肿胀,活动减弱甚至消失,在免疫功能下降时,引起局部炎症。支原体肺炎多发生于20岁以下的青少年,50岁以上的成人由于隐性感染获得一定免疫力,因而其发病率随年龄增长而降低。

1. 病理变化　肺炎支原体侵犯整个呼吸道黏膜,引起气管炎、支气管炎和肺炎,甚至全呼吸道炎。肺部病变以下叶多见。肉眼观:病灶无明显实变,肺呈暗红色。切面肺普遍充血、水肿和不同程度的出血。镜下观:呈间质性肺炎改变。

2. 临床病理联系　本病一般起病较急,多有发热、乏力、咽痛、咳嗽等。由于支气管受炎症刺激,病人突出的症状为剧烈的咳嗽,由于肺泡腔内渗出物不多,痰量少,故常为干咳。肺实变体征不明显。X线检查示肺部病变多样化,可显示肺纹理增加、网织状阴影或斑点片状模糊阴影。

（二）病毒性肺炎

引起病毒性肺炎（viral pneumonia）的病毒种类较多，在成人多为流感病毒，在儿童及幼儿多为呼吸道合胞病毒，其他诸如腺病毒、麻疹病毒、巨细胞病毒等亦可致病。本病主要经呼吸道飞沫传播，在机体免疫力低下时引起肺部病变，少数则是病毒血症的结果。一般为散发性，偶可引起流行。

1. 病理变化　病毒性肺炎的病变常不一致，除上述典型的间质性肺炎外，还可出现下列病变：在严重病例，肺泡亦受累，肺泡腔内炎性渗出物增多，除浆液外，尚有纤维素、红细胞及巨噬细胞。某些病例渗出现象明显，渗出物浓缩并受空气挤压，在肺泡表面形成红染的膜状物，称为透明膜（图7-13），这种改变可见于流感病毒、麻疹病毒及腺病毒引起的肺炎。有些病毒性肺炎可见支气管上皮、肺泡壁上皮细胞增生，并有多核细胞形成，在增生的上皮和巨噬细胞内可查见病毒包涵体，具有诊断意义。病毒包涵体常呈球形，约红细胞大小，呈嗜酸性染色，均质或细颗粒状，周围常有清晰的透明晕。包涵体可位于细胞核内（如腺病毒）或胞浆中（如呼吸道合胞病毒）或两者均有（如麻疹病毒）。严重的病例还可继发细菌感染，表现为间质性支气管肺炎。

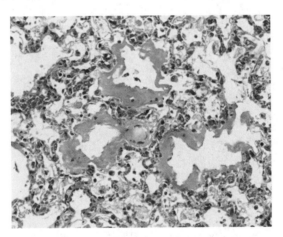

图7-13　病毒性肺炎（HE染色，中倍）

肺泡壁充血，巨噬细胞和淋巴细胞浸润，肺泡腔内渗出物形成透明膜

2. 临床病理联系　病毒血症可引起发热及全身中毒症状。由于支气管、细支气管炎症刺激可引起剧烈咳嗽。若肺泡腔内渗出物少，肺部啰音及实变体征不明显。严重病例或继发细菌感染时，肺部出现实变体征，伴有严重的全身中毒和缺氧症状，甚至导致心、肺功能不全，预后不良。

【附】SARS

严重急性呼吸道综合征（severe acute respiratory syndrome，SARS）是由冠状病毒（SARS病毒）引起的一种新的呼吸系统传染性疾病。中国广东省首先发现，最早的病例出现在2002年11月中旬。目前已有多个国家报告发现了SARS病例。本病主要通过近距离空气飞沫和密切接触传播,临床主要表现为肺炎,有比较强的传染力。人群普遍易感,医护人员是本病的高危人群。潜伏期为2～12天,通常为4～5天。传染性主要在急性期(发病早期),尤以刚发病时最强。当病人被隔离及采取抗病毒、提高机体免疫力等治疗措施后,机体开始识别病毒并出现针对SARS的特异性免疫反应来抵抗和中和病毒。随着疾病的康复,SARS病毒逐渐被机体所清除,其传染性也随之消失。SARS起病急,以发热为首发症状,体温一般超过38 ℃,偶有畏寒;可伴有头痛、关节酸痛、肌肉酸痛、乏力、腹泻;常无上呼吸道其他症状;可有咳嗽,多为干咳、少痰,偶有血丝痰;可有胸闷,严重者出现呼吸加速,气促,或明显呼吸窘迫。肺部体征不明显,部分病人可闻少许湿啰音,或有肺实变体征。实验室检查发现:外周血白细胞计数一般不升高,或降低;常有淋巴细胞计数减少。胸部X线检查为肺部有不同程度的片状、斑片状浸润性阴影或呈网状改变,部分病人进展迅速,呈大片状阴影,常为双侧改变,阴影吸收消散较慢。肺部阴影与症状体征可不一致等。

一、病理变化

SARS死亡病例尸检显示该病以肺和免疫系统的病变最为突出,心、肝、肾、肾上腺等实质性器官也不同程度受累。

1. 肺部病变 肉眼观:双肺呈斑块状实变,严重者双肺完全性实变;表面暗红色,切面可见肺出血灶及出血性梗死灶。镜下观:以弥漫性肺泡损伤为主,肺组织重度充血、出血和肺水肿,肺泡腔内充满大量脱落和增生的肺泡上皮细胞及渗出的单核细胞、淋巴细胞和浆细胞。部分肺泡上皮细胞胞质内可见典型的病毒包涵体,电镜证实为病毒颗粒。肺泡腔内可见广泛透明膜形成,部分病例肺泡腔内渗出物出现机化,呈肾小球样机化性肺炎改变。肺小血管呈血管炎改变,部分管壁可见纤维素样坏死伴血栓形成,微血管内可见纤维索性血栓。

2. 脾和淋巴结病变 脾体积略缩小,质软。镜下见脾小体高度萎缩,脾动脉周围淋巴鞘内淋巴细胞减少,红髓内淋巴细胞稀疏,白髓和被膜下淋巴组织大片灶状出血坏死。肺门淋巴结及腹腔淋巴结固有结构消失,皮髓质分界不清,皮质区淋巴细胞数量明显减少,常见淋巴组织呈灶状坏死。心、肝、肾、肾上腺等器官均有不同程度变性、坏死和出血等改变。

二、结局及并发症

从目前掌握的SARS的传染过程来看,SARS病人的传染性主要在急性期(发病早期),尤以刚发病时为强。随着疾病的康复,SARS病毒逐渐被机体所清除,其传染性也随之消失。所以,SARS病人康复出院后是不会传染他人的。

不足5%的严重病例可因呼吸衰竭而死亡,其并发症及后遗症有待进一步观察确定。

第四节 硅 肺

在职业活动中,因长期吸入有害粉尘,引起以肺广泛纤维化为主要病变的疾病,统称尘肺(pneumoconiosis)。尘肺是我国一种法定职业病。硅肺(silicosis)又称矽肺,是尘肺中最常见的类型,也是危害最严重的一种职业病。是人体在生产环境中长期吸入大量含游离二氧化硅(SiO_2)粉尘微粒所引起的以肺纤维化为主要病变的全身性疾病。该病发展缓慢,即使在脱离硅尘作业后,病变仍然继续发展。病人多在接触硅尘10～15年后才发病。若因吸入高浓度、高游离二氧化硅含量的硅尘,经1～2年后发病者,称速发型硅肺。硅肺的早期即有肺功能损害,但因肺的代偿能力很强,病人往往无症状;随着病变的发展,尤其是合并肺结核和肺心病时,则逐渐出现不同程度的呼吸和心功能障碍。

一、病因和发病机制

游离二氧化硅是硅肺的致病因子。硅肺的发生、发展与硅尘中游离二氧化硅的含量,生产环境中硅尘的浓度、分散度、从事硅尘作业的工龄及机体防御功能等因素有关。一般来说,直径大于5 μm的硅尘往往被阻留在上呼吸道,并可被呼吸道的防御装置清除。直径小于5 μm的硅尘才能被吸入肺泡,并进入肺泡间隔,引起病变,其中尤以1～2 μm的硅尘微粒引起的病变最为严重。

吸入肺泡内的硅尘微粒被肺巨噬细胞吞噬,沿肺淋巴流经细支气管周围、小血管周围、小叶间隔和胸膜再到达肺门淋巴结。当淋巴道阻塞后,硅尘沉积于肺间质内引起硅肺病变。若局部沉积的硅尘量多,引起肺巨噬细胞局灶性聚积,可导致硅结节形成;若硅尘散在分布,则引起弥漫性肺间质纤维化。

硅肺的发病机制尚未完全阐明。一般认为,游离二氧化硅颗粒进入肺泡后,被聚集在肺淋巴管起始部位的肺巨噬细胞所吞噬,游离二氧化硅对巨噬细胞有极强的毒性作用,可致其自溶死亡,二氧化硅被吞噬后,被包裹在吞噬细胞溶酶体中,由于石英表面的羟基和巨噬细胞溶酶体膜脂蛋白结构上的氢原子受体(氧、氮及硫原子)间形成氢键,引起细胞膜的改变和通透性的变化,导致巨噬细胞溶酶体崩解,并释放出酸性水解酶进入细胞内,继而导致巨噬细胞死亡,并再次将石英粒子释放,形成恶性循环,造成更多的细胞受损,受损的巨噬细胞释放出非脂类"致纤维化因子",刺激成纤维细胞,合成胶原纤维增多,形成以胶原纤维为中心的病灶结节-硅结节,硅结节向全肺扩展并相互融合,造成双肺弥漫性损害。纤维化不仅局限于肺内,也存在于巨噬细胞所迁移到的淋巴结内。在许多硅肺病人中已发现血清γ-球蛋白水平增高,自身抗体的存在,以及在硅肺病变中存在γ-球蛋白,故认为硅肺发生与免疫发病有关。

二、病理变化

硅肺的基本病理变化是肺组织内硅结节形成和弥漫性间质纤维化。硅结节是硅肺的特征性病变,结节境界清楚,直径2～5 mm,呈圆形或椭圆形,灰白色,质硬,触之有砂样感。随着病变的发展,结节可融合成团块状,在团块的中央,由于缺血、缺氧而发生坏死、液化,形成硅肺性空洞。硅结节的形成过程大致分为三个阶段:①细胞性结节,由吞噬硅尘的巨噬细胞局灶性聚积而成,巨噬细胞间有网状纤维,这是早期的硅结节(图7-14A);②纤维性结节,由成纤维细胞、纤维细胞和胶原纤维构成(图7-14B);③玻璃样结节,玻璃样变从结节中央开始,逐渐向周围发展,往往在发生玻璃样变的结节周围又有新的纤维组织包绕。

镜下,典型的硅结节是由呈同心圆状或旋涡状排列的、已发生玻璃样变的胶原纤维构成。结节中央往往可见内膜增厚的血管。用偏光显微镜观察,可以发现沉积在硅结节和肺组织内呈双屈光性的硅尘微粒。除硅结节外,肺内还有不同程度的弥漫性间质纤维化,范围可达全肺 2/3 以上。此外,胸膜也因纤维组织弥漫增生而广泛增厚,甚至可厚达 1～2 cm。肺门淋巴结内也有硅结节形成和弥漫性纤维化及钙化,淋巴结因而肿大、变硬。

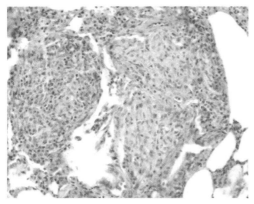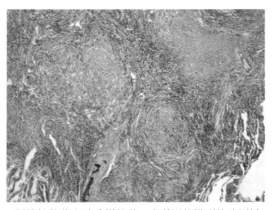

A.细胞性结节,由吞噬硅尘的巨噬细胞局灶性聚　　B.纤维性结节和玻璃样结节,由漩涡状排列的胶原纤
积而成,属于肉芽肿性病变(HE染色,中倍)　　　维构成,个别结节已发生玻璃样变(HE染色,低倍)

图 7-14　硅结节

三、硅肺的分期

根据肺内硅结节的数量、分布范围和直径大小,可将硅肺分为三期。

Ⅰ期硅肺:硅结节主要局限在淋巴系统。肺组织中硅结节数量较少,直径一般在 1～3 mm,主要分布在两肺中、下叶近肺门处。X 线检查,肺野内可见一定数量的类圆形或不规则小阴影,其分布范围不少于两个肺区。此时,肺的重量、体积和硬度无明显改变。胸膜上可有硅结节形成,但胸膜增厚不明显。

Ⅱ期硅肺:硅结节数量增多、体积增大,可散于全肺,但仍以肺门周围中、下肺叶较密集,总的病变范围不超过全肺;X 线表现为肺野内有较多量直径不超过 1 cm 的小阴影,分布范围不少于四个肺区。此时,肺的重量、体积和硬度均有增加,胸膜也增厚。

Ⅲ期硅肺:硅结节密集融合成块。X 线表现有大阴影出现,其长径不小于 2 cm,宽径不小于 7 cm。此时,肺的重量和硬度明显增加。解剖取出新鲜肺标本可竖立不倒,切开时阻力甚大,并有砂粒感。浮沉试验,全肺入水下沉。团块状结节的中央可有硅肺空洞形成。结节之间的肺组织常有明显的灶周肺气肿,有时肺表面还可见到肺大泡。

四、硅肺的常见并发症

1. 硅肺结核病　硅肺合并结核病时称为硅肺结核病。Ⅲ期硅肺的合并率达 60%～70%。硅肺病人易合并肺结核可能是因游离二氧化硅对巨噬细胞的毒性损害以及肺间质弥漫性纤维化,导致肺的血液循环和淋巴循环障碍,从而降低了肺组织对结核杆菌的防御能力的缘故。硅肺结核病时,硅肺病变和结核病变可分开存在,也可混合存在。硅肺结核病的病变比单纯硅肺和单纯肺结核的病变发展更快,累及范围更广,更易形成空洞。硅肺结核性空洞的特点是数目多、直径大、空洞壁极不规则。较大的血管易被侵蚀,可导致病人大咯血死亡。

2. 肺感染　由于硅肺病人抵抗力低，又有慢性阻塞性肺疾病，小气道引流不畅，故易继发细菌或病毒感染。尤其在有弥漫性肺气肿的情况下，肺感染可诱发呼吸衰竭而致死。

3. 慢性肺源性心脏病　有60%～75%的硅肺病人并发肺心病。这是因为肺间质弥漫性纤维化，肺毛细血管床减少，肺循环阻力增加。同时，硅结节内小血管常因闭塞性血管内膜炎，管壁纤维化，使管腔狭窄乃至闭塞，血管也扭曲、变形，尤以肺小动脉的损害更为明显，加之因呼吸功能障碍造成的缺氧，引起肺小动脉痉挛，均可导致肺循环阻力增加、肺动脉高压和右心室肌壁肥厚，心腔扩张。重症病人可因右心衰竭而死亡。

4. 肺气肿和自发性　气胸晚期硅肺病人常有不同程度的弥漫性肺气肿，主要是阻塞性肺气肿，有时在脏层胸膜下还可出现肺大泡。气肿囊腔破裂引起自发性气胸。

第五节　呼吸系统常见恶性肿瘤

一、鼻咽癌

鼻咽癌（nasopharyngeal carcinoma，NPC）是发生于鼻咽部上皮组织的恶性肿瘤，在我国较为常见。尤其多见于广东、广西、福建等南方地区，有明显的地区多发性。男性患者为女性的2倍，患者多在40～50岁。

（一）病因及发病机制

鼻咽癌的病因迄今尚未完全阐明，可能与以下因素相关。

1. EB病毒　资料显示100%鼻咽癌患者中有EB病毒的基因组，癌细胞内存在EBV-DNA及EB核抗原（EBNA），患者血清内还有高效价的抗EB病毒抗体，但EB是鼻咽癌的致病启动因素还是其他致癌物质的辅助作用因素尚需进一步研究。

2. 环境致癌物质　某些环境化学致癌物如亚硝胺、多环芳烃类化合物、微量元素镍等可能与鼻咽癌的发生有关。

3. 遗传因素　鼻咽癌发病有明显的地区性差异，高发区居民移居他地或国外，其后裔的发病率仍远远高于当地居民。部分鼻咽癌患者还有家族发病倾向，因此在其发病中可能有遗传性易感因素。

（二）病理变化

鼻咽癌最常发生于鼻咽顶部，其次为侧壁及咽隐窝。有时还可同时在顶部及侧壁发生。

肉眼观：鼻咽癌呈结节型、菜花型、浸润型及溃疡型四种形态，其中以结节型最常见。早期局部黏膜仅显粗糙、增厚或稍稍隆起，临床检查时易被忽略。有时原发部位未发现肿瘤时已发生颈部淋巴结转移。

绝大多数鼻咽癌起源于鼻咽黏膜柱状上皮的储备细胞，该细胞是一种原始多能性的细胞，既可向柱状上皮方向分化，又可向鳞状上皮方向分化。因此，鼻咽癌的组织学分类较为复杂，迄今还没有统一的鼻咽癌病理学分类。一般来说，可分为两类。

1. 鳞状细胞癌　按细胞分化程度，可分为角化型和非角化型。

角化型鳞状细胞癌极少见，主要发生于老年患者，此型较少见，一般认为其发生与EB

病毒无关。非角化型鳞状细胞癌最为多见,癌细胞呈多角形、卵圆形或梭形,无细胞角化现象,其发生与 EB 病毒感染关系密切。非角化型癌还可进一步分为分化型和未分化型。分化型即低分化鳞状细胞癌。未分化型又可分为分化极差的鳞状细胞癌和泡状核细胞癌。

2. 腺癌 高分化腺癌少见,癌细胞排列成腺泡状或管状。低分化腺癌癌细胞呈不规则条索状或片状排列,有时可见到腺腔结构或围成腺腔的倾向。

在鼻咽癌的组织学分型中,非角化型鳞状细胞癌最为常见,其次为未分化型的泡状核细胞癌。低分化腺癌较少,高分化鳞状细胞癌及腺癌最少。

（三）扩散及转移

1. 直接蔓延 鼻咽部解剖解构复杂,肿瘤向上可侵犯颅内,向下扩展到达口咽,向下后方则侵犯梨状隐窝、会厌及喉腔上部,向外侧扩展可侵犯耳咽管至中耳,向后扩展则穿过鼻咽后壁侵犯上段颈椎,向前扩展则进入鼻腔甚至侵入眼眶。

2. 淋巴道转移 鼻咽黏膜固有层有丰富的淋巴管,故本癌可早期经淋巴道转移。颈淋巴结转移常为同侧,其次为双侧,极少只呈对侧转移。

3. 血道转移 常转移至肝、肺、骨,其次是肾、肾上腺及胰腺等处。

（四）临床病理联系

鼻咽癌临床表现多样,常有鼻衄、鼻塞、耳鸣、听力减退、颈部肿块、复视及偏头痛等症状。当症状明显时多已进入进展期或晚期,治愈率极低,故早期诊断极为重要。

▶ 案例 7-1

【病例摘要】

患者,男,65 岁,因咳嗽、咳痰、痰中带血 3 个月入院。患者三月前开始出现刺激性咳嗽,自服止咳药未好转,痰中可出现血丝,近一月来症状加重。自发病以来患者体重下降8 kg。既往 40 余年吸烟史,平均每日 1.5 包,无酗酒史。入院后体检呈消瘦貌,神萎,血常规示中度贫血。胸片示肺门处一 3 cm×4 cm 占位影,怀疑支气管肺癌。

【问题】

（1）该患者怀疑支气管肺癌的依据为哪些?

（2）后行支气管镜检查,确诊为小细胞肺癌,试描述肿瘤镜下的组织学特征。

二、肺癌

肺癌(lung carcinoma)又称支气管肺癌,是最常见的恶性肿瘤之一。每年全世界有超过130 万人被确诊患有肺癌,超过 110 万人死于肺癌。我国肺癌的发病率在 20 世纪 70 年代至 90 年代上升一倍多之后,近 10 年里继续呈明显上升趋势,目前肺癌已成为我国危害最大的癌症。肺癌多发生于 45 岁以上的中老年人,在 55～75 岁患病率最高,男女性别比例为2：1。近年来,由于女性吸烟者的不断增加,女性比例相应上升。

（一）病因与发病机制

肺癌的病因较复杂,其发生与下列因素有关。

1. 吸烟　吸烟是肺癌发生的重要危险因素,大约有 3/4 的肺癌患者有重度吸烟史。吸纸烟者肺癌的死亡率比不吸烟者高 10~13 倍。吸烟的量越多、吸烟的时间越长、开始吸烟的年龄越早,肺癌的死亡率越高。戒烟后则随戒烟时间的延长,肺癌发生率逐渐降低。卷烟燃烧的烟雾中含有超过 1 200 种化学物质,其中多环芳烃、3,4－苯并芘、放射性元素及砷等多种物质均具有致癌作用。3,4－苯并芘等多环芳烃碳氢化合物在人体内的芳烃羟化酶(AHH)的作用下转变为环氧化物而成为终致癌物,可导致细胞基因突变。由于不同人体内 AHH 的酶活性不同,因此吸烟致癌存在着个体差异。

2. 物理化学致癌因子　目前比较公认的致癌因子有烟草燃烧的产物、石棉、砷、铬、镍、铍、煤焦油、沥青、烟尘、芥子气、二氯甲醚等。如果长期接触这些物质,可以诱发肺癌。我国云南锡矿工人的肺癌发生率高达 435.44/10 万,井下作业较地面作业工人肺癌发病率高 20 倍。可能与工作中长期接触化学致癌物质和放射性物质有关。

3. 大气污染　煤、汽油、柴油等燃烧后的废气或烟尘、行驶机动车的排气均可造成空气污染。被污染的空气中含有 3,4－苯并芘、二乙基亚硝胺和砷等致癌物。调查表明,工业发达国家肺癌发病率比工业落后国家高、城市比农村高、大城市比中小城市高。

4. 基因改变　各种致癌因素可引起细胞的基因变化而导致细胞发生癌变。目前已知在肺癌中有多种癌基因的突变或肿瘤抑制基因的失活,其中 *KRAS*、*c－Myc*、*P*53、*Rb* 和 *bcl－2* 基因都是研究的热点。有关遗传或基因因素在肺癌发生过程中的作用,有待于进一步研究探索。

（二）病理变化

1. 大体类型　根据肿瘤的发生部位可把肺癌分为三种类型:中央型、周围型和弥漫型,与临床 X 线的肺癌分型相一致。

（1）中央型:此型最常见,多起源于主支气管或叶支气管等大支气管,肿瘤位于肺门部,常破坏支气管壁向周围肺组织浸润、扩展。晚期形成巨块,常包绕癌变的支气管(图 7－15A)。

（2）周围型:此型发生率仅次于中央型,多起源于肺段以下的末梢支气管或肺泡。常在靠近胸膜的肺周边部形成孤立的癌结节。肉眼形态多为结节型(图 7－15B)。

（3）弥漫型:此型少见。肉眼观察:多数呈播散性的粟粒性结节,弥漫侵犯部分肺大叶或全肺叶,似肺炎或播散性肺结核(图 7－15C)。

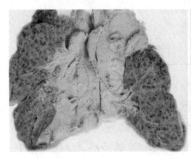 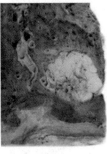 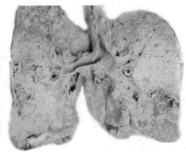

A. 中央型:肿瘤破坏支气管壁向周围肺组织浸润、扩展,包绕癌变的支气管　　B. 周围型肺癌:靠近胸膜的肺周边部形成孤立的癌结节　　C. 弥漫型肺癌:肿瘤组织弥漫侵犯全肺叶,似肺炎或播散性肺结核

图 7－15　肺癌大体形态

2. 组织学类型　世界卫生组织(WHO)最新分类中把肺癌分为鳞状细胞癌、腺癌、大细胞癌、腺鳞癌、神经内分泌癌、肉瘤样癌、其他类型癌和唾液腺来源的癌等8种类型。不同组织学类型在临床表现、治疗手段的选择及预后上均不相同。

(1)鳞状细胞癌:是肺癌最常见类型之一,绝大多数为中老年患者,多有吸烟史。多来自段以上或主支气管,肉眼属中央型,纤支镜检查易被发现,痰脱落细胞学检查阳性率高。高分化鳞癌多有角化珠形成,低分化鳞癌仅有少量细胞角化。

(2)腺癌:也是原发性肺癌中最常见类型之一,且近年来发病率有不断上升的趋势。肺腺癌多数为周围型,女性患者较多,患者不吸烟但多有被动吸烟史。腺癌常位于肺周边部呈孤立结节,边界清楚,常累及胸膜。高分化癌可见癌组织形成腺管或乳头,并有黏液分泌。

(3)神经内分泌细胞癌:主要包含小细胞癌、大细胞神经内分泌癌和类癌。小细胞癌为仅低于肺鳞癌及腺癌的相对常见的一型肺癌。其发生率占原发性肺癌的15%～20%。发病年龄较鳞癌低,好发于中年男性,与吸烟及职业性接触有一定关系。肿瘤恶性度极高,生长迅速。多有早期转移,一般不适合手术切除,但对化疗及放疗敏感。本型癌细胞小呈短梭形(燕麦型,图7-16)或小圆形(淋巴细胞样),核浓染,胞浆稀少形似裸核。癌细胞常密集成群,有时围绕小血管排列成假菊形团样结构。电镜下可见一部分癌细胞胞浆含有神经分泌颗粒,现认为该肿瘤起源于APUD系统,可伴有异位内分泌综合征。

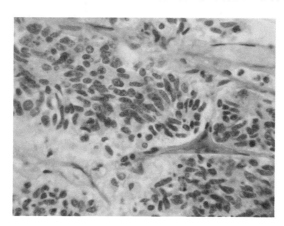

图7-16　燕麦细胞癌(HE染色,高倍)
癌细胞小呈短梭形或小圆形,常密集成群,围绕小血管排列成假菊形团样结构

(4)大细胞癌:肺大细胞癌属于未分化癌,恶性度高,癌生长迅速,早期发生转移。

(5)腺鳞癌:此型肺癌含有腺癌细胞及鳞癌细胞两种成分,属于混合性癌。现认为此型肺癌发生自支气管上皮的具多向分化潜能的干细胞。

(6)肉瘤样癌:为近年WHO新列出的一种肺癌分类,癌分化不成熟,恶性度高,有多形性、梭形细胞性、巨细胞癌及癌肉瘤等多种亚型。

(三)扩散与转移

1. 直接蔓延　中央型肺癌常直接侵及肿瘤周围组织如纵隔、心包及周围血管,或沿支气管向同侧甚至对侧肺组织蔓延。周围型肺癌可直接侵犯胸膜,在胸壁生长。

2. **转移** 肺癌沿淋巴道转移时首先转移至肺门淋巴结,再扩散至纵隔、锁骨上、腋窝和颈部淋巴结。周围型肺癌的癌细胞可到达胸膜下淋巴丛,引起胸膜腔的血性渗出液。血行转移常见于肝、脑、肾上腺、骨及肾等处。

(四)临床病理联系

肺癌早期因症状不明显易被忽视。患者可有咳嗽、痰中带血丝及胸痛等症状。肿瘤压迫或阻塞支气管可引起远端肺组织的化脓性炎、脓肿形成。癌组织侵及胸膜引起癌性胸膜炎、积液。侵犯纵隔内压迫上腔静脉引起面颈部水肿及颈、胸部静脉曲张(上腔静脉综合征)。肺尖部肺癌易侵犯交感神经引起病侧眼睑下垂、瞳孔缩小和胸壁皮肤无汗等交感神经麻痹综合征(Horner综合征)。有异位内分泌作用的肺癌,尤其是小细胞肺癌可因5-羟色胺分泌过多而引起类癌综合征,表现为支气管哮喘、心动过速、水样腹泻和皮肤潮红等。

知 识 链 接

肺癌生物治疗是一种利用细胞生物学与分子生物学手段调节机体免疫系统功能或肿瘤生长,从而达到抑瘤目的的治疗方法,是继手术、放疗、化疗模式之后新兴的治疗手段,它具有常规治疗方法无可比拟的优势,并显示出良好的临床应用前景。具体治疗包括树突状细胞疫苗、相关肿瘤抗原疫苗、肿瘤细胞疫苗、过继性细胞免疫治疗和分子靶向治疗等。肺癌的生物治疗不仅开辟了肺癌全新治疗模式,同时也丰富了肿瘤生物治疗范围。

 复习与思考

一、名词解释

COPD 慢性阻塞性肺气肿 小叶中央型肺气肿 全小叶型肺气肿 肺心病 大叶性肺炎 小叶性肺炎 肺肉质变 硅结节 燕麦细胞癌

二、问答题

1. 试述慢性支气管炎的病变特点。

2. 试述支气管扩张症的发病机制。

3. 试述慢性肺源性心脏病的病变及临床病理联系。

4. 试述大叶性、小叶性、间质性肺炎的病变特点及大、小叶性肺炎的鉴别点。

5. 硅肺的病理特点是什么? 硅结节是如何形成的?

6. 鼻咽癌的主要组织学类型及其扩散途径是什么?

7. 肺癌的常见病理类型有哪些?

8. 右肺上叶有一直径约1.5 cm的球形病灶,试考虑有哪些病变的可能及其病理特点。

三、临床病理分析

病史:患者男性,64岁。慢性咳嗽、咳痰28年,痰通常为白色泡沫样,有时发热伴脓痰。近五年来爬坡即感气急,近两年来稍活动即感气急,时有心悸,面部与下肢水肿。入院前一周开始发热,近三日来高达39 ℃,气急加重,指唇出现青紫,下肢水肿。

既往史:吸烟30年,日吸一包以上。

体检:体温 38.6 ℃,脉搏 100 次/分,呼吸 24 次/分,血压正常,神志清但迟钝。口唇轻度青紫,下肢轻度水肿,颈静脉稍充盈,胸廓呈桶状。腹部略膨胀,肝剑突下二横指,质中,轻度压痛。扣诊,心界扣不出。听诊:两肺可闻及广泛湿啰音,肺动脉瓣第二音亢进。X 线胸片,两肺透明度增高,肺纹理增强,两肺下叶有小片状模糊炎性阴影,横膈低平,心影扩大,肺动脉圆锥突起。

讨论题:

1. 试分析患者可能发生的疾病。
2. 试叙述疾病的发生发展过程。
3. 试阐明疾病的病理变化。

（任勇亚　许宁）

第 八 章

消化系统疾病

本章主要介绍消化系统常见疾病(胃炎、消化性溃疡、病毒性肝炎、门脉性肝硬化、食管癌、胃癌、大肠癌及肝癌)的病理形态特点和临床病理联系,对这些常见疾病的病因及发病机制也进行了简单的介绍。要求学员重点掌握溃疡病的病理变化及并发症、消化系统四大恶性肿瘤肉眼及组织学类型、病毒性肝炎和门脉性肝硬化的基本病理变化;熟悉慢性胃炎的基本病理特点、早期食管癌、胃癌及肝癌的概念、各型肝炎的病变特点。了解这些常见疾病的病因、发病机制及临床病理联系。

▶ 案例 8-1

【病例摘要】

患者,男,67 岁,因中上腹隐痛 3 个月余入院。既往体健。两个月来无明显诱因下出现中上腹隐痛不适,伴反酸,嗳气,伴食欲下降,近期伴体重下降。无恶心,呕吐,呕血,便血,黑便,无腹胀,腹泻,里急后重感。查胃镜示:胃角见一大小约 3.0 cm 溃疡面,质地硬,触之易出血。

【问题】

(1) 该患者胃部病变可能诊断有哪些?

(2) 试分析其可能的生长扩散机制。

第一节 慢性胃炎

胃炎是发生在胃黏膜的炎症,是十分常见的疾病。可分为急性胃炎(acute gastritis)和慢性胃炎(chronic gastritis)。急性胃炎包括急性刺激性胃炎、急性出血性胃炎、腐蚀性胃炎和急性感染性胃炎。

慢性胃炎是指由不同病因引起的胃黏膜的慢性非特异性炎症,发病率较高。慢性胃炎主要分为慢性浅表性胃炎(chronic superficial gastritis)、慢性萎缩性胃炎(chronic atrophic gastritis)、慢性肥厚性胃炎(chronic hypertrophic gastritis)、疣状胃炎等几种类型。

一、病因及发病机制

慢性胃炎的病因尚未完全明了,可能与以下因素有关:

(一)感染因素

近年来研究发现幽门螺杆菌(*helicobacter pylori*)的感染与慢性胃部疾患(胃炎、胃溃疡)及胃癌的发生密切相关。另外,口、鼻、咽喉部的慢性感染灶的细菌、毒素吞入胃内,对胃黏膜刺激亦可导致慢性炎症。

(二)长期服用刺激性食物或药物

浓茶、烈酒、喜食过于辛辣、过于粗糙的食物及滥用水杨酸等药物对胃黏膜有损害。

(三)十二指肠反流

十二指肠内胆汁反流至胃内,破坏胃黏膜屏障,可导致发病。

(四)自身免疫损伤

部分慢性萎缩性胃炎患者血中的抗壁细胞抗体(PCA)、抗内因子抗体(IFA)等自身抗体,在补体的参与下可导致胃黏膜组织发生免疫性损伤。这些患者常伴有恶性贫血的表现。

二、类型及病理改变

(一)慢性浅表性胃炎

慢性浅表性胃炎是最常见的胃部疾患之一,发病率为胃部疾患的 20%～40%,以胃窦部多见。胃镜下观察,病变的胃黏膜充血、水肿呈红白相间的花斑状改变,表面有灰白色或灰黄色渗出物,有时也可见点状出血或糜烂(黏膜的浅表性缺损)。镜下观,慢性浅表性胃炎大多局限于黏膜的浅层即黏膜层上 1/3,病变局部可见淋巴细胞、浆细胞为主的慢性炎细胞浸润,腺体无萎缩的现象。

(二)慢性萎缩性胃炎

慢性萎缩性胃炎可以由慢性浅表性胃炎进一步发展而来,也可以起病即为慢性萎缩性胃炎,好发于胃窦部。部分慢性萎缩性胃炎与胃癌的发生有一定的关系。胃镜下观察,胃黏膜萎缩变薄,黏膜皱襞变浅,透过菲薄的黏膜甚至可以见到黏膜下的血管。局部胃黏膜表面可呈细颗粒状,有时可见出血及糜烂。镜下观,慢性萎缩性胃炎表现为胃固有腺体变小、数目减少。胃底和胃体黏膜腺体中壁细胞和主细胞的数目均明显减少甚至消失,被黏液分泌细胞取代,称为"假幽门腺化生或幽门腺化生",黏膜上皮细胞转变成吸收上皮(出现纹状缘),并出现分泌黏液的杯状细胞,腺上皮中也出现杯状细胞和小肠腺体中特有的潘氏细胞(Paneth cell),称为肠上皮化生(图 8-1)。肠上皮化生是慢性萎缩性胃炎的十分常见现象,肠上皮化生与癌变并无直接关系,只是在大肠上皮化生(化生上皮中无潘氏细胞,亦称不完全性肠化)伴上皮不典型增生(即上皮内瘤变)者才属癌前病变。慢性萎缩性胃炎时炎细胞浸润以淋巴细胞、浆细胞为主,程度可轻可重,但浸润深度较慢性浅表性胃炎深,有时可达黏膜全层。病变时间较长者,黏膜固有层内可有淋巴滤泡的形成。慢性萎缩性胃炎分轻、中、重三度,主要根据固有腺体的减少量而定。慢性萎缩性胃炎也可分为 A、B 两型,A 型与自身免疫反应有关,常伴有严重贫血,病变在胃底和胃体,我国主要为 B 型,病变在胃窦与 H. *pylori* 感染有关。

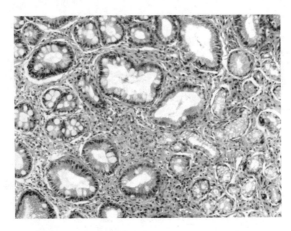

图 8-1 慢性萎缩性胃炎(HE 染色,低倍)

固有腺体减少伴肠上皮化生,慢性炎症细胞浸润

(三)慢性肥厚性胃炎

慢性肥厚性胃炎少见,病变特点主要为黏膜增厚,皱襞粗大,病变常发生在胃底及胃体部。镜下观,黏膜腺体肥大伴慢性炎症细胞(淋巴细胞、浆细胞为主)浸润。

(四)疣状胃炎

病因不明,病变多位于胃窦部,胃黏膜出现许多中心凹陷的疣状突起病灶,镜下病灶中心凹陷部胃黏膜上皮变性坏死并脱落,伴有急性炎性渗出物。

第二节 消化性溃疡

消化性溃疡(peptic ulcer)是指发生于胃和十二指肠黏膜的慢性溃疡,多见于成人,因其发生与胃液的自我消化有关,故称为消化性溃疡。其中,十二指肠溃疡占发病率的 70%,胃溃疡为 25%,胃、十二指肠复合性溃疡(胃和十二指肠同时发生溃疡)为 5%左右。

溃疡病是一种常见病,呈慢性经过。男性患者多于女性,且多为青壮年,80%的患者年龄在 40 岁以下。溃疡病的主要临床表现为有规律的上腹部疼痛、反酸、嗳气等。

一、病因与发病机制

溃疡病的发生是对胃黏膜的损害因素和与防卫因素之间的失衡。可能与幽门螺杆菌的感染、胃酸及胃蛋白酶对自身胃(肠)壁组织消化等因素有关。

(一)幽门螺杆菌的感染

幽门螺杆菌感染在溃疡病发病机制中有重要的作用。幽门螺杆菌可分泌尿素酶、裂解蛋白酶、磷酸酯酶等,有利于胃酸直接接触上皮细胞并进入黏膜。

(二)胃黏膜屏障作用的减弱和破坏

覆盖在黏膜表面的呈弱碱性的黏液、黏膜上皮顶部的紧密连接、黏膜上皮细胞高度的更新能力以及前列腺素、表皮生长因子的释放是重要屏障。各种原因如胃酸过多、胆汁反流、炎性介质、长期服用某些非甾体类药物、吸烟等,造成胃黏膜屏障作用的破坏。胃酸及胃蛋白酶对自身胃(肠)壁组织的消化是形成溃疡的重要原因。

（三）神经、内分泌功能的失调

精神过度紧张或忧虑及迷走神经兴奋可使胃泌素分泌增加,导致胃酸分泌过多,促进溃疡的形成。

（四）遗传因素

遗传因素如O型血的人发病率高于一般人群。

二、病理变化

肉眼观,胃溃疡多位于胃窦部,通常为单个,外形规则呈圆形或椭圆形,直径一般小于2 cm,较深,可达肌层甚至浆膜层。溃疡边缘较整齐,黏膜皱襞呈放射状,底部较平坦干净(图8-2)。

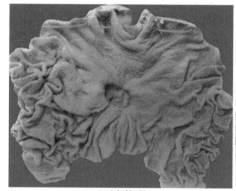
正面大体观

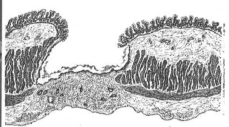
剖面观（模式图）：溃疡深达浆膜层，黏膜、肌层完全被破坏，溃疡表面为渗出物覆盖，底部大量纤维结缔组织增生（瘢痕）

图 8-2　胃溃疡

十二指肠溃疡常见于十二指肠球部的前壁或后壁。溃疡的特点与胃溃疡相似,只是直径较小,一般为0.5～1 cm,深度较浅,常可多发。

镜下观,溃疡面由浅及深由四层结构组成:最表面为渗出层,由纤维素及各种炎细胞组成。其下方为受胃液腐蚀而形成的坏死组织层。坏死的深部为新鲜的肉芽组织层。溃疡的最深部是随病程延长而逐渐由肉芽组织老化形成的纤维瘢痕层(图8-3)。瘢痕层内常见由于增殖性动脉内膜炎而形成的小动脉管壁增厚、管腔狭窄现象,甚至可见有血栓的形成。小血管的这些改变虽然可以防止因盐酸的侵蚀而导致的血管破裂,起到一定程度的防御作用,但也因其影响了溃疡底部的血供,使溃疡不易愈合。此外,溃疡底部还常可见到损伤的神经纤维断端呈小球状增生,增生的神经末梢对刺激特别敏感,使患者产生疼痛的感觉。

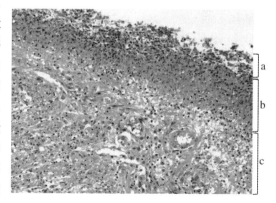
图 8-3　溃疡底镜下观(HE 染色,低倍)
可见到炎性渗出层(a)、坏死层(b)、肉芽组织层(c)

三、临床病理联系

(一)疼痛

上腹部有规律的较长期的疼痛是溃疡病的主要症状,但也有10%左右的患者从无上腹部疼痛的病史,而是以其并发症为首发临床表现。由于胃溃疡的发病机制是胃黏膜屏障受损,胃液中氢离子逆弥散入胃壁组织而引起组织损伤,加上病人常有迷走神经张力降低,胃蠕动及排空减慢,胃酸及食糜在胃中停留的时间延长,因此,胃溃疡患者的疼痛一般都表现为进食后(0.5～2小时)疼痛,即所谓的"饭后痛",当胃排空、胃酸停止分泌时疼痛缓解。十二指肠溃疡则不同,十二指肠溃疡患者在饥饿或夜间时,迷走神经兴奋性过高、胃泌素分泌量过多及壁细胞数量过多,因此胃酸分泌过多,甚至无进食时也可有胃酸分泌。因此常表现为空腹时疼痛,所谓"空腹痛",一旦进食,食糜与胃酸混合,中和、稀释了胃酸的作用,因此患者反而疼痛缓解。

(二)嗳气、反酸、呕吐

幽门梗阻时胃排空受阻,胃内食物发酵,常出现嗳气、反酸现象,十二指肠溃疡患者胃酸分泌过多者,反酸现象更明显。溃疡病变高度活动、疼痛明显或伴有幽门梗阻时,常出现恶心、呕吐症状。

四、结局及并发症

(一)愈合

经过有效的内科治疗,病因消除,大多数溃疡病都可痊愈。当组织变性坏死停止,溃疡底部的渗出和坏死物溶解吸收或脱落,肉芽组织增生填补溃疡创面(缺损),周围黏膜上皮再生覆盖于溃疡的表面,溃疡愈合。破坏的肌层一般不能再生而只能由肉芽组织形成的瘢痕组织修复。

(二)并发症

1. 出血　10%～35%的患者可出现出血,由于胃酸对溃疡底部血管的侵蚀,溃疡病的患者可有程度不同的出血现象。少量出血时,大便隐血试验阳性,也可出现大出血,一次出血量甚至可达1 000 ml以上,是上消化道大出血的常见原因之一,患者可出现呕血和(或)柏油样黑便。

2. 穿孔　5%～15%的患者可出现穿孔,溃疡穿破浆膜层时可引起急性穿孔,胃肠内容物进入腹腔引起急性弥漫性腹膜炎。有时溃疡侵及胃壁或肠壁浆膜层时,浆膜表面因炎症反应与周围的器官(大网膜、肝、胰等)发生粘连,溃疡可穿入这些周围器官而不发生急性弥漫性腹膜炎(可伴有局限性腹膜炎),此称"慢性穿孔"或"穿透性溃疡"。慢性穿孔多见于十二指肠后壁的溃疡,且较急性溃疡穿孔多见,临床表现不太明显,临床一般不将其列为并发症范围。

3. 幽门狭窄　约占3%,消化性溃疡大部分发生于幽门附近。活动性溃疡引起的幽门充血水肿、痉挛和(或)溃疡愈合过程中形成的多量的瘢痕结缔组织的收缩,常使幽门发生变形狭窄,引起梗阻。梗阻时,常可呕吐隔夜食物。

4. 癌变　少数胃溃疡可有癌变,一般认为不超过1%。十二指肠溃疡几乎不发生癌变。胃溃疡边缘的黏膜上皮和腺体上皮反复破坏、增生,在致癌因子的作用下上皮细胞最终可发生癌变。

第三节 炎症性肠病

炎症性肠病是一类病因和发病机制尚不十分清楚的肠道炎症性疾病,目前认为其发病与一组导致上皮防御功能缺陷的易感基因以及由正常肠腔内菌群驱动的黏膜免疫系统的激活有关。其中两个主要的代表性疾病是:Crohn 病和溃疡性结肠炎。因为有许多共同的临床特征,因此统称为炎症性肠病(inflammatory bowel disease,IBD),任何年龄均可发病。

一、Crohn 病

Crohn 病又称肉芽肿性结肠炎,是一种可累及全消化道的非连续性全层性炎症疾病,最常累及部位为回肠末端、结肠和肛周。临床主要表现为腹痛、腹泻、便血、腹部肿块。常见的肠道并发症包括肛周皮肤溃疡、中毒性巨结肠,极少部分病人可发展为大肠癌,但其发生率明显低于溃疡性结肠炎。多数大肠 Crohn 病患者经内科治疗无效后需要施行手术切除病变肠管。另外还可出现极为罕见的肠道外并发症如眼葡萄膜炎、多动脉炎、关节强直性脊柱炎等。

(一)病因与发病机制

目前病因不明,大多数学者认为具有遗传易感性,可能与分枝杆菌或其他细菌感染有关;大肠 Crohn 病可能不是独立的疾病,而是对包括血管异常在内的一种复杂反应形式。

(二)病理变化

大体:病变呈节段性分布(具有放射影像可以证实的"跳跃"区域),好发于右侧结肠,其中大约 1/4 病例累及直肠。溃疡可呈线状、匐行性且不连续,其间夹杂水肿的黏膜致黏膜面呈鹅卵石样外观,肠壁由于水肿及继发性的纤维化致肠壁增厚、管腔狭窄,重者溃疡可穿透肠壁形成瘘管。溃疡愈合后会形成长的铁轨状瘢痕。肛门病变见于 75% 病变,表现为慢性肛裂、瘘管和溃疡。

显微镜下:病变节段的病变累及肠壁全层,黏膜形态相对正常,黏膜呈非特异性炎性反应,肠壁淋巴组织增生,形成淋巴小结,黏膜下层水肿,继而纤维组织增生,肠壁各层增厚。溃疡表面见坏死,明显水肿及中性粒细胞浸润,可见肉芽组织形成及淋巴细胞浸润。约半数可见非干酪性结节病样肉芽肿,肉芽肿由巨噬细胞及多核巨细胞构成,但无干酪样坏死。

二、溃疡性结肠炎

溃疡性结肠炎是一种病因未明的慢性溃疡性炎症性疾病。疾病通常先累及直肠,逐渐向全结肠蔓延,病程一般很长,临床上有腹痛、腹泻、血性黏液便等症状,病情可多次缓解和加重,常伴有营养缺乏和贫血。溃疡性结肠炎患者大肠癌的发生率有所升高(2%～5%)。严重型和暴发型病例可导致中毒性巨结肠和肠穿孔等并发症。

(一)病因与发病机制

病因不明,大多数学者认为具有遗传易感性,尽管其遗传的重要性似乎不如 Crohn 病明显。

（二）病理变化

大体：左半结肠发病，通常起始于直肠乙状结肠区域，有些病例局限在直肠，但大多数病例向近端播散，有时可累及整个结肠。急性期，肠管黏膜表面有血液和黏液附着，呈现湿润有光泽的外观，常见瘀点性出血。肠黏膜出现大片坏死，随后形成大小不同的不规则形溃疡，残存黏膜水肿增生形成息肉样外观，成为假息肉，呈广基隆起性略带红色的结节，典型的结节小而多发，有时结节体积很大，临床和放射影像学可能会误诊为癌。后期，肠管纤维化、缩窄、变短，黏膜萎缩，结肠周围脂肪明显增多。

显微镜下：病变比较弥漫，主要位于黏膜层和黏膜下层，急性期为非特异性炎症，黏膜固有层炎症细胞数目增多，隐窝基底部及腺腔内中性粒细胞聚集，隐窝脓肿出现，由于许多陷窝互相融合并向肠腔破溃而形成大小不一、形状不规则的浅表溃疡，后期溃疡开始愈合，有非特异性肉芽组织覆盖，并可出现假息肉，息肉主要也是由肉芽组织组成，混有炎症性和充血性黏膜。后期病变区肠壁有大量纤维组织增生，在反复发作的患者扁平萎缩的肠黏膜中可见有黏膜腺体的异型增生性改变，提示有癌变的可能。

溃疡性结肠炎与 Crohn 病最大的病理学区别在于有无肉芽肿性病变及好发部位。

第四节　消化系统常见恶性肿瘤

一、食管癌

食管癌（carcinoma of esophagus）是由食管黏膜上皮或腺体发生的恶性肿瘤。患者男多于女，发病年龄多在 40 岁以上。本病在我国华北及河南地区多发，高发区集中在太行山区附近，河南省林州市是主要高发区。

（一）病因

1. 生活饮食习惯　长期饮酒、吸烟及食用过热饮食可能与本病的发生有关。在我国高发区调查发现，当地某些粮食及食品中含有一定量的亚硝胺，其检出率比非高发区高。这些因素都会刺激食管黏膜，长期的刺激会导致食管黏膜损伤和慢性炎症反应。各种长期不愈的食管炎可能是食管癌的癌前病变。Barrett 食管是食管腺癌发生的重要因素。

2. 环境因素　营养缺乏是食管癌高发区较普遍的现象。食管癌高发区地质土壤中缺钼、硒、钴、锰等微量元素可能是引起食管癌的间接原因。钼是硝酸盐还原酶的成分，可降低植物中的硝酸盐的含量。

3. 遗传因素　食管癌高发区患者具有一定的家族性。

（二）病理变化

食管癌好发于三个生理性狭窄部，食管中段最多见，下段次之，上段最少。可分为早期和中晚期两类。

1. 早期癌　此期临床上尚无明显症状。内镜下病变处黏膜轻度糜烂或轻度增生颗粒状，钡餐检查，食管基本正常或呈管壁轻度局限性僵硬。病变局限，多为原位癌或黏膜内癌，也有一部分病例癌组织可侵犯黏膜下层，但未侵犯肌层，无淋巴结转移。5 年存活率在

90％以上,预后较好。镜下观,几乎全部为鳞状细胞癌。

2. 中晚期癌　此期患者已出现临床症状,如进行性吞咽困难等。肉眼形态可分为4型。

(1)髓质型:肿瘤在食管壁内浸润性生长,使食管壁均匀增厚,管腔变窄。切面癌组织为灰白色,质地较软似脑髓组织,表面可形成浅表溃疡。

(2)蕈伞型:肿瘤为卵圆形扁平肿块,如蘑菇状突入食管腔内。此型浸透肌层者较其他类型少见。

(3)溃疡型:肿瘤表面形成溃疡,溃疡外形不整,边缘隆起,底部凹凸不平,深达肌层。

(4)缩窄型:癌组织在食管壁内浸润生长,累及食管全周,形成明显的环形狭窄,近端食管腔明显扩张。

镜下观,组织学上有鳞状细胞癌、腺癌、小细胞癌、腺棘皮癌等类型。其中以鳞状细胞癌最多见,约占食管癌的90％,腺癌次之。食管腺癌几乎都起源于Barrett食管。

(三)扩散

1. 直接浸润　癌组织穿透食管壁直接侵入邻近器官。食管上段癌可侵入喉部、气管和颈部软组织;中段癌多侵入支气管、肺;下段癌常侵入贲门、膈、心包等处。受浸润的器官可发生相应的并发症,如大出血、化脓性炎及脓肿、食管-支气管瘘等。

2. 淋巴道转移　转移沿食管淋巴引流途径进行。上段癌常转移到颈部及上纵隔淋巴结;中段癌多转移到食管旁及肺门淋巴结;下段癌常转移到食管旁、贲门及腹腔淋巴结。

3. 血道转移　主要见于晚期患者,转移到肝及肺为最常见。

二、胃癌

胃癌(carcinoma of stomach)是消化道最常见的恶性肿瘤之一。在我国不少地区的恶性肿瘤死亡统计中,胃癌居第一或第二位。胃癌好发于胃窦小弯侧,好发年龄为40～60岁,男多于女。

(一)病因

1. 饮食和环境因素　胃癌有一定的地理分布特点。胃癌的发病率可能与生活习惯以及环境因素有关。亚硝基类化合物经动物实验证明可诱发胃癌发生。

2. 幽门螺杆菌感染　流行病学调查幽门螺杆菌(HP)感染与胃癌的发生有关。HP可增加细胞的增殖活性、癌基因激活及抑癌基因的失活,诱发胃黏膜上皮细胞的癌变。

另外某些久治不愈的病变慢性萎缩性胃炎、胃溃疡伴有腺上皮异型增生是胃癌发生的病理基础。

(二)病理变化

好发部位为胃窦部,特别是小弯侧(约占75％),胃体部则少见,个别地区有特殊的好发部位。

根据胃癌的病理变化进展程度分为早期胃癌与进展期(晚期)胃癌两大类。

1. 早期胃癌　癌组织浸润仅限于黏膜层及黏膜下层者,无论有无淋巴结转移均属早期胃癌(early gastric carcinoma)。早期胃癌经手术切除治疗,预后颇为良好,术后5年生存率达90％以上,10年生存率75％。由于纤维胃镜活检和脱落细胞学检查方法的推广应用,早期胃癌的发现率有了明显提高。

早期胃癌的肉眼形态可分为 3 种类型：①隆起型（protruded type，Ⅰ型）：肿瘤从胃黏膜表面显著隆起，有时呈息肉状。②表浅型（superficial type，Ⅱ型）：肿瘤表面较平坦，隆起不显著。此型又可细分为：表浅隆起型（superficial elevated type，Ⅱa型），表浅平坦型（superficial flat type，Ⅱb型），表浅凹陷型（superficial depressed type，Ⅱc型），又名癌性糜烂。③凹陷型（excavated type，Ⅲ型）：有溃疡形成，溃疡可深达肌层。此型最为多见。

组织学分型：以高分化管状腺癌最多见，其次为乳头状腺癌，未分化型癌最少。

知 识 链 接

黏膜剥除术是早期胃癌的有效治疗手段之一。近年来开展的黏膜剥除术主要用于治疗胃肠道的癌前病变和早期胃癌，对癌组织未突破黏膜肌的早期胃癌可以在胃镜下进行黏膜剥除，在完整切除病变后（病理证实是早期癌，且边切缘和底切缘阴性）密切随访、观察，大多数病人预后良好。

2. 进展期胃癌（中晚期胃癌）　癌组织浸润到黏膜下层以下者均属进展期胃癌（advanced gastric carcinoma），或称为中晚期胃癌。癌组织浸润越深，预后越差。

肉眼形态可分为 3 型：①息肉型或蕈伞型（polypoid or fungating type）：癌组织向黏膜表面生长，呈息肉状或蕈伞状，突入胃腔内。②溃疡型（ulcerative type）：部分癌组织坏死脱落，形成溃疡。溃疡一般多呈皿状，有的边缘隆起，如火山口状（图 8-4，表 8-1）。③浸润型（infiltrating type）：癌组织向胃壁内呈局限或弥漫浸润，与周围正常组织无明显边界。当弥漫浸润时致胃壁增厚、变硬，胃腔缩小，黏膜皱襞大部消失。典型的弥漫浸润型胃癌其胃状似皮革制成的囊袋，因而有"革囊胃"（linitis plastica）之称（图 8-4）。

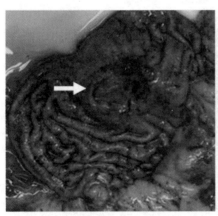 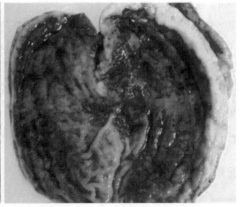

溃疡型：胃体小弯侧见一溃疡型肿块，周边不规则隆起，溃疡底部见坏死出血　　弥漫浸润型（革囊胃）：胃体大部被癌组织浸润，黏膜皱襞增粗，胃壁僵硬、弥漫增厚似皮革

图 8-4　进展期胃癌大体观

镜下观,常见类型有管状腺癌、乳头状腺癌、黏液腺癌和印戒细胞癌等(图8-5)。

需要指出,许多胃癌的组织学结构不是单一类型,在同一胃癌标本中往往有两种组织类型同时存在。

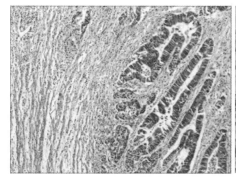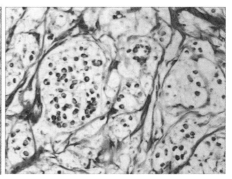

胃中分化管状腺癌(HE染色，中倍)，
异型腺体浸润生长，破坏平滑肌

胃印戒细胞癌(HE染色，中倍)，黏
液湖中见核偏位的印戒细胞漂浮

图 8-5　胃癌组织形态

表 8-1　良、恶性溃疡的肉眼形态区别

	良性溃疡	恶性溃疡
外　形	圆形或椭圆形	不整齐,皿状或火山口状
大　小	直径一般<2 cm	直径常>2 cm
深　度	较深	较浅
边　缘	整齐,不隆起	不整齐,隆起
底　部	较平坦	凹凸不平,有坏死出血
周围黏膜	皱襞向溃疡集中	皱襞中断,呈结节状肥厚

（三）扩散途径

1. 直接蔓延　浸润到胃浆膜层的癌组织,可直接扩散至邻近器官和组织,如肝、胰腺及大网膜等。

2. 淋巴道转移　为胃癌转移的主要途径,以胃小弯侧的胃冠状静脉旁淋巴结及幽门下淋巴结最为多见。可进一步扩散到腹主动脉旁淋巴结、肝门处淋巴结而达肝内;也可到达胰头上方及肠系膜根部淋巴结。转移到胃大弯淋巴结的癌瘤可进一步扩散到大网膜淋巴结。晚期,癌细胞可经胸导管转移到锁骨上淋巴结,且以左锁骨上淋巴结(Virchow 信号结)多见。

3. 血道转移　多在晚期,常经门静脉转移到肝,其次可转移至肺、骨及脑。

4. 种植性转移　胃癌特别是胃黏液癌细胞浸润至胃浆膜后,可脱落到腹腔,种植于腹壁及盆腔器官腹膜上。有时在卵巢形成转移性黏液癌,称克鲁根勃(Krukenberg)瘤。

三、大肠癌

大肠癌(carcinoma of large intestine)亦称结直肠癌,是大肠黏膜上皮和腺体发生的恶性肿瘤。常见于欧美等发达地区。中国是大肠癌的低发地区,但近年由于生活水平提高,饮食结构变化,本癌的发病有上升趋势。患者多为老年人,但中青年人发生率在逐渐上升。患者常有贫血、消瘦,大便次数增多、变形,并有黏液血便。有时出现腹部肿块与肠梗阻症状。

(一)病因

1. 饮食因素 高脂肪低纤维饮食人群中大肠癌的发病率较高。因为高脂肪低纤维食物残渣少不利于形成规律的排便,延长了肠黏膜与食物中含有的致癌物质的接触时间。

2. 遗传因素 大肠癌的发生有家族高发现象,特别是家族性遗传性多发性息肉病(图8-6)有很高的癌变倾向。

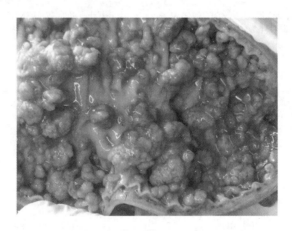

图8-6 结肠多发性息肉病

肠壁黏膜面布满大小不等息肉隆起样腺瘤

3. 慢性肠疾病 如息肉样腺瘤、绒毛状腺瘤、慢性血吸虫病、慢性溃疡性结肠炎等由于黏膜上皮过度增生而发展为癌。

(二)病理变化

发生部位:大肠癌以直肠为最多,其次为乙状结肠,两者可占全部病例的2/3以上。其次是盲肠、升结肠、降结肠、横结肠。

1. 早期大肠癌 早期大肠癌是指癌组织仅局限于黏膜及黏膜下层,无淋巴结转移者。

2. 进展期大肠癌 癌组织浸润到黏膜下层以下者均属进展期大肠癌。肉眼观:一般可分为:隆起型、溃疡型、浸润型、胶样型4型。镜下观组织学类型有:乳头状腺癌、管状腺癌、黏液腺癌、印戒细胞癌、未分化癌、腺鳞癌、鳞状细胞癌。

(三)分期

大肠癌的分期对预后有一定的意义,现广泛应用的分期是Dukes改良分期。分期的依据是大肠癌病变在肠壁的扩散范围、是否转移到局部淋巴结以及是否远处转移(表8-2)。

表 8-2 大肠癌分期及预后

分期	肿瘤生长范围	五年存活率(%)
A	肿瘤限于黏膜层(高级别上皮内瘤变)	100
B_1	肿瘤侵及肌层,但未穿透,无淋巴结转移	67
B_2	肿瘤穿透肌层,但无淋巴结转移	54
C_1	肿瘤未穿透肌层,但淋巴结转移	43
C_2	肿瘤穿透全层,并有淋巴结转移	22
D	有远隔脏器转移	极低

（四）扩散蔓延

1. 直接蔓延　当癌组织已浸润到浆膜层后,可直接蔓延到邻近器官,如前列腺、膀胱、腹膜及腹后壁。

2. 淋巴道转移　早期肿瘤可沿肠壁神经周围的淋巴间隙扩散,由淋巴管转移到淋巴结。结肠淋巴结可分为结肠上、旁、中间和终末淋巴结 4 组,结肠癌时均可有转移。直肠癌首先转移到直肠旁淋巴结,以后再扩散,侵入盆腔和肛周组织。

3. 血道转移　晚期大肠癌可经血行转移到肝、肺、骨等处。肝转移时,转移癌的部位与原发部位有关。一般右侧结肠癌多转移到肝右叶,左侧结肠癌则左、右肝叶均可转移。

4. 种植性转移　可种植到网膜、直肠子宫窝等处。

第五节　病毒性肝炎

案例 8-2

【病例摘要】

患者,男,48 岁,因中上腹不适 20 余天入院。既往自诉体健。20 天来无明显诱因下出现中上腹隐痛不适,伴乏力,食欲不振,恶心,呕吐,体重减轻。有乙型肝炎病史 15 余年。近日于当地医院就诊,查体:心率、呼吸正常,肝性面容,皮肤黄疸,腹部饱满,脾脏肋下一指可触及,叩诊腹部有移动性浊音。腹部 CT 示腹腔内大量积液,肝脏表面弥漫性高低不平,肝左叶有一占位性病变,大小约 4 cm×3 cm×3 cm。

【问题】

(1) 该患者肝脏病变最有可能的诊断是什么?

(2) 试述该患者的疾病是如何发生发展的。

病毒性肝炎(viral hepatitis)是由肝炎病毒引起的以肝细胞变性坏死为主要病变的一种常见传染病。肝炎在世界各地都有发病和流行,且发病率有不断升高的趋势。其发病无性别、年龄差异。目前已证实引起病毒性肝炎的肝炎病毒主要有甲(HAV)、乙(HBV)、丙(HCV)、丁(HDV)、戊(HEV)、庚(HGV)6 型。在我国以甲型和乙型肝炎为多见。

一、病因与发病机制

（一）病因及传播途径

见表 8-3。

表 8-3 各型肝炎病毒及其相应肝炎的特点

肝炎病毒类型	病毒性质	潜伏期(周)	传染途径	转成慢性	暴发型肝炎
HAV	单链 RNA	2～6	肠道	无	0.1％～0.4％
HBV	DNA	4～26	密切接触、输血、注射	5％～10％	<1％
HCV	单链 RNA	2～26	密切接触、输血、注射	>70％	极少
HDV	缺陷性 RNA	4～7	密切接触、输血、注射	共同感染 5％，重叠感染 80％	共同感染 3％～4％
HEV	单链 RNA	2～8	肠道	无	合并妊娠 20％
HGV	单链 RNA	不详	输血、注射	无	不详

另外，还有共同感染（coinfection）和重叠感染（super infection）。前者指 HDV 与 HBV 同时感染，后者指在慢性 HBV 感染的基础上重叠感染 HDV。

（二）发病机制及传播途径

病毒性肝炎发病过程中肝细胞损伤的发病机制较为复杂，至今尚未完全阐明。造成肝细胞损伤的主要原因是机体对肝炎病毒的免疫反应引起的。

1. 甲型肝炎病毒（HAV） 通过肠道上皮经门静脉系统到达肝脏，病毒在肝细胞内复制，分泌入胆汁，所以粪便中能检查到病毒。HAV 不直接损伤肝细胞，而可能通过细胞免疫机制对肝细胞造成损伤。HAV 一般不引起携带者状态，也不导致慢性肝炎。通常起病急，多数可以痊愈，极少发生急性重型肝炎（暴发性肝炎）。

2. 乙型肝炎病毒（HBV） 完整的 HBV 颗粒呈球形，具有双层衣壳，是 Dane 于 1970 年发现的，故又称 Dane 颗粒。HBV 有一糖蛋白外壳称 B 型肝炎表面抗原（HBsAg）；在感染的肝细胞表面可分泌大量 HBsAg，使机体免疫系统，尤其是 CD8$^+$ T 细胞识别并杀伤感染的肝细胞，导致肝细胞坏死或凋亡。在机体缺乏有效的免疫反应的情况下则表现为携带者状态。HBV 的核壳体有乙型肝炎核心抗原（HBcAg）；在核心区还有一多肽转录物（HBeAg）。HbcAg 一直在感染的肝细胞内，而 HbeAg 则分泌到血液中。在中国，HBV 是慢性肝炎的主要致病原，最终导致肝硬化，也可引起急性乙型肝炎、急性重型肝炎和无症状携带者状态。

3. 丙型肝炎病毒（HCV） 可直接破坏肝细胞，同时免疫机制也是肝细胞损伤的重要原因。HCV 感染者约 3/4 可演变成慢性肝炎。其中 20％可进展为肝硬化，部分可发生肝细胞性肝癌。

4. 丁型肝炎病毒（HDV） 为一复制缺陷性 RNA 病毒，它必须依赖同 HBV 复合感染才能复制。其感染可通过两种途径：一种是与 HBV 同时感染，此类约 90％可恢复，仅少数演变为 HBV/HDV 复合性慢性肝炎,少数发生急性重型肝炎;另外一种是 HBV 携带者再感染 HDV,此类约 80％演变为 HBV/HDV 复合性慢性肝炎,发生急性重型肝炎的比例亦较高。

5. 戊型肝炎病毒(HEV) 主要通过消化道传播,容易在雨季和洪水过后流行,多见于秋冬季(10～11 月)。HEV 多感染 35 岁以上的中老年人,病情往往较重。另外妊娠期戊型肝炎发生重症型肝炎的比例较高。HEV 引起的戊型肝炎病毒性肝炎主要见于亚洲和非洲等发展中国家,尤其像印度等国家。HEV 一般不导致携带者状态和慢性肝炎。多数预后良好,但在孕妇中死亡率可达 20％。

6. 庚型肝炎病毒(HGV) 透析的患者是易感人群,主要通过血液或者血制品传播,也可经性接触传播。部分患者可变成慢性。此型病毒是否为肝炎病毒尚存争议,目前认为 HCV 能在单核细胞中复制,因此此不一定是嗜肝病毒。

二、基本病变

各型病毒性肝炎的病变基本相似,都是以肝细胞的变性、坏死为主要特征,同时伴有肝细胞及间质的增生和其他的炎症反应,但变性、坏死、增生的程度不一,其基本病变如下:

（一）肝细胞变性

1. 细胞水肿 为最常见的病变。受损的肝细胞内水分增多,使肝细胞体积增大、胞浆疏松呈网状及染色变浅,称胞浆疏松化。严重时肝细胞形状变圆、胞浆几乎完全透明,整个细胞似吹胀的气球,故称作"气球样变性"。电镜下见内质网不同程度扩张,线粒体明显肿胀,溶酶体增多。

2. 嗜酸性变性(acidophilic degeneration) 形成原因与气球样变性相反,变性的肝细胞水分脱失、浓缩,体积变小、胞浆嗜酸性增强,故红染。此种变性一般仅累及单个或数个肝细胞。

（二）肝细胞坏死与凋亡

1. 溶解性坏死(lytic necrosis) 最多见。严重的气球样变性最终导致细胞膜破裂,细胞解体,称为"溶解性坏死"。少量的溶解性坏死很快被吸收,因此,病变局部常见不到坏死细胞的痕迹,只见到作为坏死后的炎细胞浸润反应。重型肝炎肝细胞受损严重,肝细胞可不经气球样变性阶段而直接发生大面积的溶解性坏死。不同类型的病毒性肝炎坏死的范围和分布不同,可分为:①点状坏死(spotty necrosis):指单个或数个肝细胞的坏死,常见于急性普通性肝炎。②碎片状坏死(piecemeal necrosis):指肝小叶周边部界板肝细胞的灶性坏死和崩解,常见于慢性肝炎。③桥接坏死(bridging necrosis):指中央静脉与汇管区之间,两个汇管区之间,或两个中央静脉之间出现的互相连接的坏死带,常见于中度与重度慢性肝炎。④大片坏死:指几乎累及整个肝小叶的大范围的肝细胞坏死,常见于重型肝炎。

2. 凋亡 以往曾被认为是嗜酸性坏死,实质属于细胞凋亡。由嗜酸性变性发展而来,胞质进一步浓缩,核也浓缩消失,最终形成深红色浓染的圆形小体,称为嗜酸性小体(凋亡小体)。凋亡小体形成后很快即可被肝内的枯否氏细胞吞噬消化。

（三）增生

1. 肝细胞再生 坏死的肝细胞由周围的肝细胞通过直接或间接分裂再生而修复。再生的肝细胞体积较大,胞质略呈嗜碱性,细胞核大且深染,有时出现双核甚至三核肝细胞。

2. 间质反应性增生和小胆管增生　间质反应性增生包括:①枯否氏细胞增生,并可脱入窦腔内变为游走的吞噬细胞,参与炎细胞浸润;②间质细胞和成纤维细胞增生参与损伤的修复。慢性病例在汇管区可见小胆管的增生。

(四)炎细胞浸润

肝有炎症时,在汇管区或肝小叶内散在性、灶性炎性细胞浸润,主要是淋巴细胞、单核细胞,有时也可见少量的浆细胞等。

三、临床病理类型

不同型别的病毒性肝炎,肝细胞变性坏死的范围和程度很不相同,炎症反应的表现也不尽相同,炎症的结局也有较大差异。根据这些不同点,临床上将病毒性肝炎分为急性肝炎、慢性肝炎和重型肝炎。

(一)急性普通型肝炎

此型肝炎最为常见。根据患者有无黄疸的出现又分为黄疸型和无黄疸型两种,我国多为无黄疸型,其中以乙型肝炎多见,一部分为丙型。黄疸型肝炎病变稍重,病程较短,多见于甲型、丁型和戊型肝炎。黄疸型和无黄疸型肝炎病理变化基本相同。

病理变化:肉眼观,肝脏肿大,质较软,表面光滑。镜下观,肝细胞广泛变性,以细胞水肿为主,细胞体积增大,呈胞浆疏松化或气球样变性,使肝细胞索排列紊乱、拥挤,肝窦受压变窄。肝细胞坏死现象较轻,可见肝小叶内散在的、范围很小的、仅涉及数个肝细胞的溶解性坏死灶,称点状坏死。也可见到散在的嗜酸性变性或嗜酸性小体形成(图 8-7)。肝小叶内与汇管区可见少量炎细胞浸润。黄疸型坏死往往偏重,毛细血管内常有淤胆和胆栓形成。

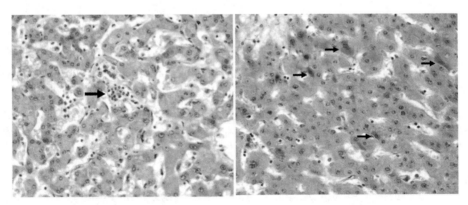

小叶内肝细胞点状坏死,　　　　　散在性肝细胞嗜酸性变性
炎细胞在坏死灶内浸润

图 8-7　急性普通型肝炎(HE 染色,中倍)

临床病理联系:由于肝细胞弥漫性肿大,使肝体积增大,被膜紧张,为临床上肝大、肝区疼痛或压痛的原因。肝细胞坏死,造成细胞内的酶释放入血,血清丙氨酸氨基转移酶(ALT)升高,同时还可以引起多种肝功能异常,病变严重者出现黄疸。

结局:急性肝炎预后良好,多数患者可在 6 个月内治愈。由于点状坏死的面积很小,肝内的网状纤维支架在肝细胞发生坏死时保持完整而不发生塌陷,因此,肝细胞可完全再生而修复。部分病人(乙型肝炎5%～10%,丙型肝炎约70%)可转变为慢性肝炎;不到1%的患者可恶化为重型肝炎。

(二)慢性肝炎

病毒性肝炎病程持续在半年以上者即为慢性肝炎。导致慢性化的因素有:感染的病原类型、治疗不当、营养不良、同时患有其他传染病、饮酒及服用对肝有损害的药物等,此外,自身免疫反应与慢性肝炎的发生有密切的关系。以往,根据肝内病变不同、临床表现及预后不同,慢性肝炎可分为慢性持续性肝炎和慢性活动性肝炎两种。目前学者们注意到 HCV 患者由慢性肝炎演变为肝硬化的几率极高,与最初的肝病变程度无关。因而慢性肝炎的病原分型更为重要。现多根据炎症、坏死、纤维化程度,将慢性肝炎分为下述三型:

1. 轻度慢性肝炎 点状坏死,偶见轻度碎片状坏死。汇管区有较多的淋巴细胞和巨噬细胞浸润,周围有少量纤维组织增生。但肝小叶轮廓清楚,界板无破坏。

2. 中度慢性肝炎 肝细胞变性、坏死较明显,出现桥接坏死和中度碎片状坏死。小叶内有纤维间隔形成。但小叶结构大部分保存。

3. 重度慢性肝炎 重度的碎片状坏死和大范围的桥接坏死。坏死区出现肝细胞不规则再生,纤维间隔分割肝小叶结构。

原来分类中的慢性活动性肝炎相当于中、重度慢性肝炎,出现特征性的碎片状坏死和桥接样坏死。晚期逐步转变为肝硬化。

由乙型肝炎病毒引起的慢性肝炎(以及无症状病毒携带者),由于机体抗乙肝病毒免疫力不足或缺乏,不能清除肝内的乙肝病毒和受染肝细胞,因此,肝细胞内的乙肝病毒可以大量复制,使内浆网中出现大量的病毒复制产物 HBsAg,HE 染色的切片上可见病变肝细胞胞浆内充满均匀红染的细颗粒,使细胞浆呈毛玻璃样改变,这种变性的肝细胞称"毛玻璃样肝细胞"(ground glass hepatocytes)。

(三)重型肝炎

重型肝炎的发病率大约为1%。由于肝组织发生大面积的坏死,肝功能严重受损,常导致急性肝功能不全,死亡率极高。重型肝炎常由乙肝病毒引起,根据起病缓急及病变程度不同,重型肝炎分为急性重型肝炎和亚急性重型肝炎两种。

1. 急性重型肝炎 很少见,发病率仅为 2‰～4‰。本型肝炎起病急,病情凶险,病变发展迅速,病死率极高,如抢救不及时,患者常在两周内死亡,故又名"暴发性肝炎"(fulminant hepatitis)。

病理变化:肉眼观,肝脏体积明显缩小,重量减轻至 600～800 g,尤以左叶为甚。包膜皱缩,质地变软,切面呈红褐色、土黄色或红黄相间的斑纹状,因而又称急性红色肝萎缩或急性黄色肝萎缩。镜下观,肝细胞发生大面积坏死。多数肝小叶全部或大部分发生溶解性坏死,仅在小叶边缘可见少量残留的变性肝细胞。坏死、溶解的肝细胞逐渐被吸收,残存的肝窦明显扩张充血或出血,Kupffer 细胞增生肥大,吞噬活跃,整个肝组织呈现一片"荒凉"景象。由于起病急、病变发展迅速、整个病程较短,因此网状纤维支架多无塌陷现象,残存的肝细胞也无明显增生现象。坏死区淋巴细胞、巨噬细胞浸润(图 8-8)。

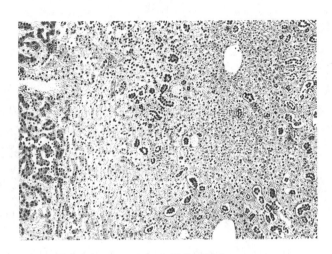

图8-8 急性重型肝炎

肝细胞大块坏死、溶解,仅在汇管区残留少量肝细胞

结局:本型肝炎大多数在短期内死亡,死亡原因主要为肝功能衰竭(肝性脑病),其次为消化道大出血、肾衰竭、弥散性血管内凝血等。少数迁延为亚急性重型肝炎。

2. 亚急性重型肝炎　多数由急性重型肝炎迁延而来,少数由急性普通型肝炎恶化进展或一开始就起病较缓,病情发展也较急性重型者慢,病程大约为一至数月。由于肝细胞坏死面积相对较小,残留的肝细胞较多,同时,有肝细胞再生,因此,死亡率较急性重型肝炎低。

病理变化:肉眼观,肝脏体积缩小,表面皱缩不平,切面可因胆汁淤积而呈黄绿色,故又称"亚急性黄色肝萎缩"。病程较长者,肝表面及切面可出现大小不等的浅黄色或黄绿色再生结节,结节周围是灰白色塌陷的坏死区。镜下观,本型肝炎的特点为既有肝细胞的大片坏死,又有肝细胞结节状再生。坏死区的网状纤维支架出现塌陷、融合、胶原化,使再生的肝细胞失去支撑而增生成不规则的肝细胞团,与原肝小叶的结构完全不同,称再生结节。坏死区网状纤维支架塌陷、相邻的汇管区相互靠拢集中,使汇管区扩大,其间可见多量的炎细胞浸润及小胆管、纤维结缔组织增生。

结局:亚急性重型肝炎若治疗及时而病情较轻者,有停止进展和治愈的可能性。若病程迁延时间较长(一年以上),病变可发展为肝硬化。若肝细胞持续变性坏死,病人可死于肝功能衰竭。

临床病理联系:重型肝炎时由于大量肝细胞的迅速溶解坏死,可导致:①胆红素大量入血引起肝细胞性黄疸;②凝血因子合成障碍导致出血倾向;③肝功能衰竭,对各种代谢产物的解毒功能发生障碍。此外,由于胆红素代谢障碍及血循环障碍,还可诱发肾衰竭(称肝肾综合征,hepatorenal syndrome)。

第六节　肝硬化

肝硬化(liver cirrhosis)是一种常见的慢性肝脏疾病,引起的因素很多。病变特点为弥漫性的肝细胞变性、坏死以及随之而发生的肝细胞结节状再生和纤维结缔组织增生,导致肝小叶结构和肝内的血管发生了改建,使肝脏变形,质地变硬,故称"肝硬化"。早期肝硬化不出现明显的症状,晚期出现严重的肝功能障碍和门静脉高压症。

一、分类

由于引起肝硬化的病因及其发病较为复杂,因而至今尚无统一的分类方法。具体如下:

（一）形态学分类

1. 小结节性肝硬化　再生结节直径一般≤3 mm,大小较均匀一致,纤维组织间隔宽度≤2 mm。

2. 大结节性肝硬化　再生结节直径一般≥3 mm,结节大小不一,最大者可达5～6 cm,纤维组织间隔常较宽,且厚薄不一。

3. 混合结节性肝硬化　大结节和小结节混合存在,二者比例大致相等。

4. 不全分隔或多小叶性肝硬化　纤维组织条索状向肝小叶内延伸,但尚未将肝小叶完全分隔,再生结节也不十分明显,或纤维组织包绕多个肝小叶,形成较大的多小叶性结节。此类型属于假小叶尚未完全形成的早期肝硬化或血吸虫病性肝纤维化。

（二）病因学分类

按肝硬化的发生原因可分为肝炎性肝硬化(若病毒的感染已消失、无肝炎的表现则称为肝炎后肝硬化)、酒精性肝硬化、胆汁性肝硬化等。

（三）结合病因及病变的综合分类

综合分类一般分为门脉性肝硬化、坏死后肝硬化、胆汁性肝硬化、淤血性肝硬化、寄生虫性和色素性肝硬化等。以上除坏死后肝硬化相当于大结节及大小结节混合型外,其余均相当于小结节型。其中门脉性肝硬化最常见,其次为坏死后肝硬化,其他类型较少。

我国常采用结合病因、病变特点以及临床表现的综合分类方法。

二、病因及发病机制

凡是能持续或反复引起肝实质损害的各种因素,都可以导致肝硬化的发生,其中主要有以下几种:

（一）病毒性肝炎

病毒性肝炎是我国肝硬化的主要病因,尤其是乙型和丙型。由病毒性肝炎引起的肝硬化称为肝炎性肝硬化或肝炎后肝硬化。

（二）慢性酒精中毒

由于长期酗酒而引起的肝硬化称酒精性肝硬化。酒精性肝硬化是欧美一些国家肝硬化的主要类型(占肝硬化总发病率的40％～50％),我国并不多见,但有上升趋势。长期酗酒者约10％可能发生酒精性肝硬化。乙醇导致肝硬化的原因主要是乙醇对肝细胞能量代谢的干扰以及乙醇的代谢产物(乙醛、乙酸)对肝细胞的直接毒性作用,造成脂肪肝及酒精性肝炎,最终发展成为肝硬化。

（三）胆道阻塞

胆石、肿瘤、炎症和畸形等可造成肝内、外胆道阻塞,引起肝内胆汁淤积。由于高浓度的胆酸和胆红素能够直接干扰细胞的氧化磷酸化过程,影响细胞的能量(ATP)产生,因此,肝细胞出现"羽毛状"变性坏死(细胞肿大、胞浆疏松呈网状、核消失)。由胆汁淤积引起的肝硬化称胆汁性肝硬化。

（四）营养不良

如食物中长期缺乏蛋氨酸或胆碱类物质时,使肝脏合成磷脂障碍而经过脂肪肝发展为肝硬化。

（五）其他

包括长期或过量服用对肝脏有直接毒性的药物或接触某些化学毒物可引起中毒性肝炎、慢性肝淤血晚期,肝细胞因缺氧而发生变性坏死、遗传缺陷引起的代谢紊乱(如肝豆状核变性时的铜沉积于肝脏、血色病时大量含铁血黄素沉积于肝)、寄生虫病引起的肝脏损伤(主要见于慢性血吸虫病)等,最终也可导致肝硬化的发生。

三、病理变化

肉眼观,肝硬化早、中期体积可正常或稍增大,重量增加,质地正常或稍硬。晚期体积明显缩小,重量减轻,可降至 1 000 g 以下(甚至达 600 g 左右),质地变硬。肝脏表面呈结节状,结节可大可小。切面可见再生结节弥漫地分布于整个肝脏,大小与肝表面的结节一致。结节周围为灰白色的纤维间隔包绕(图 8 - 9a)。

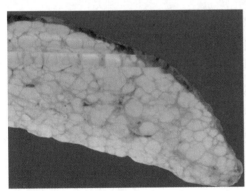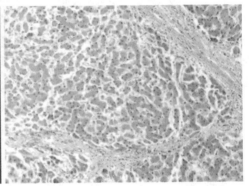

a. 肝硬化切面观　　　　　　　　　　b. 镜下观。均见肝细胞再生结节的周围为大量纤维结缔组织包绕(HE染色,低倍)

图 8 - 9　肝硬化

镜下观,正常肝小叶的结构破坏,增生的纤维组织将肝细胞分割、包绕形成大小不一的肝细胞团,称为假小叶(图 8 - 9b)。假小叶内肝细胞索排列紊乱,再生结节中的肝细胞常由于病因的持续存在或因缺血而出现不同程度的变性坏死。结节周边再生的肝细胞可表现为细胞体积增大,核深染,出现双核肝细胞。小叶中央静脉偏位或缺如,或有两个以上。甚至可在假小叶内见到汇管区结构。纤维组织增生形成纤维组织间隔,环绕在再生结节的周围,其中常有数量不等的淋巴细胞和巨噬细胞浸润,并有小胆管增生和无明显管腔的假胆管形成。

四、临床病理联系

（一）门静脉高压症

正常人的门静脉压平均为 1.76 kPa（18 cmH$_2$O）左右，肝硬化患者门静脉血回流受阻，门静脉压可增高至 2.94～4.9 kPa（30～50 cmH$_2$O）以上，并出现一系列的临床征候群，称"门静脉高压症"。

1. 肝硬化门静脉高压症的产生原因　①假小叶形成及纤维化压迫了小叶下静脉、中央静脉及肝静脉窦，导致门静脉回流受阻。②肝内血管网减少：假小叶形成的过程中，从门静脉到肝静脉的各级血管都有不同程度的破坏，特别是肝窦的数量大量减少；再生结节形成过程中增生的肝细胞团压迫了其周围薄壁的肝静脉小分支；再生结节周围增生的纤维组织的收缩、牵拉常使肝内残留的小血管发生扭曲或闭塞。这些因素使肝内的血管网数目大大减少。③肝动脉和门静脉之间的交通支扩张开放：正常情况下，肝动脉和门静脉之间的交通支不开放，肝硬化形成过程中由于门静脉血回流受阻，肝脏灌流量大大下降，促使肝动脉和门静脉之间的交通支扩张开放，高于门静脉压 8～10 倍的肝动脉血直接注入压力较低的门静脉分支（图 8-10），这种自身调节功能虽然提高了肝脏的灌注压，部分地改善了再生结节的缺血现象，但也给机体带来了严重的后果。

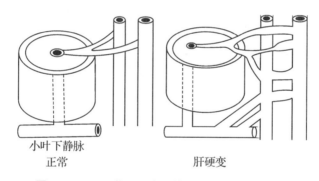

小叶下静脉

正常　　　　　　　　　肝硬变

图 8-10　肝硬化时肝内血管交通支的开放示意图

2. 门静脉高压症的临床表现及后果

（1）慢性淤血性脾脏肿大：肝硬化患者中有70％～85％出现脾肿大。肉眼观：脾脏肿大，重量一般在 500 g 以下，少数可达 800～1 000 g。镜下观：见脾窦扩张、窦内皮增生、肿大，脾小体萎缩，红髓内纤维组织增生，部分可见含铁结节。患者可因脾功能亢进而出现贫血、白细胞及血小板减少症。

（2）腹水：肝硬化晚期，患者腹腔内可积聚大量淡黄色透明的漏出液，称"腹水"。腹水产生的原因是多方面的，主要有：①门静脉高压使门静脉系统的毛细血管流体静压升高，管壁通透性增大，液体漏入腹腔；②肝静脉受再生结节压迫回流受阻，使肝淋巴液生成增多；③肝功能减低，白蛋白合成减少，因低蛋白血症使血浆胶体渗透压降低，也是腹水形成原因；④肝脏灭活激素的功能下降，抗利尿激素、醛固酮灭活不足，导致水钠潴留，促使腹水形成。

（3）侧支循环扩张开放：门静脉压的增高使门静脉与体静脉之间的一些侧支循环血管代偿性扩张开放，部分门静脉血可经这些侧支循环血管由体静脉回流至心脏（图 8-11）。主要的侧支循环有:①门静脉血经胃冠状静脉、食管静脉丛、奇静脉入上腔静脉,常致胃底与食管下段静脉丛曲张,甚至破裂发生致命性大出血,这种情况发生在腹压升高或受到粗糙食物磨损时,是肝硬化病人死亡的常见原因之一;②门静脉血经肠系膜下静脉、直肠静脉和髂内静脉进入下腔静脉,引起直肠静脉丛曲张,形成痔疮,破裂可引起便血;③门静脉血经附脐静脉,脐周静脉网,而后向上经胸腹壁静脉进入上腔静脉,向下经腹壁下静脉进入下腔静脉,引起脐周浅静脉高度扩张,形成"海蛇头"(caput medusae)现象。

(4)胃肠道淤血:门静脉压力升高,胃肠道静脉回流受阻,黏膜发生淤血、水肿,消化和吸收功能障碍,患者出现食欲不振、消化不良等症。

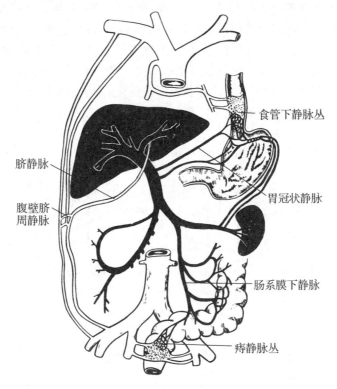

图 8-11　肝硬化时侧支循环开放示意图

(二)肝功能不全

1. 激素紊乱　雌激素灭活不全引起小动脉及其分支发生扩张(蜘蛛状血管痣),男子睾丸萎缩、乳房发育,女子闭经不育。抗利尿激素、醛固酮灭活不全,使尿量减少水钠潴留,促进了腹水和水肿的形成。

2. 出血倾向　由于凝血酶原、纤维蛋白原等凝血因子合成不足,加上脾功能亢进血小板破坏过多,患者出现鼻衄、齿龈出血、皮肤黏膜出血等。

3. 血浆蛋白合成不足　白蛋白合成降低,血浆胶体渗透压下降,腹水和水肿不易消退。同时由于从胃肠道吸收的一些抗原物质不经过肝细胞处理,直接经过侧支循环而进入体循环,刺激单核巨噬系统反应性增生,球蛋白合成增多,因此,血浆白蛋白降低且白蛋白、球蛋白比值降低,甚至出现倒置。

4. **解毒功能下降** 胆色素代谢障碍以及肝内胆管受压,患者常有黄疸;机体代谢及肠道吸收来的含氮化合物(特别是氨)不能通过肝脏转化,引起中枢神经系统中毒,患者出现肝性脑病,是肝硬化患者常见的死亡原因之一。

五、结局

肝硬化早期由于肝细胞有较强的代偿功能,许多肝功能检查正常,但肝形态结构难以恢复正常。晚期肝硬化预后较差,患者常因肝性脑病或上消化道大出血、感染、并发肝癌而死亡。

第七节　原发性肝癌

原发性肝癌(primary carcinoma of liver)是由肝细胞或肝内胆管上皮细胞发生的恶性肿瘤,简称肝癌。我国发病率较高,属于常见肿瘤之一,多在中年后发病,男多于女。肝癌发病隐匿,早期无临床症状,故临床发现时多已为晚期,死亡率较高。近年来,甲胎蛋白(AFP)测定和影像学检查使早期肝癌的检出率明显提高。一些直径在 1 cm 以下的早期肝癌被发现并取得满意的疗效。

(一)病因

以下因素与肝癌发生有关:

1. **病毒性肝炎** 现知乙型肝炎与肝癌有密切关系,其次为丙型肝炎。肝癌病例 HBsAg 阳性率可高达 80% 以上。近年报道,在 HBV 阳性的肝癌患者可见 HBV 基因整合到肝癌细胞 DNA 中。HBV 基因组编码的 HBx 蛋白能够抑制 P53 蛋白功能,还能激活有丝分裂原活化的蛋白激酶(MAPK)和 Janus 家族酪氨酸激酶(JAK)信号转导和转录激活因子通路(STATA),活化原癌基因,诱导肝癌发生。HCV 的致癌机制尚不明确,HCV 在体内不断变异,一些研究发现可能与 HCV 的直接细胞毒性作用和宿主介导的免疫损伤有关,反复再生的肝细胞可能不断积累细胞的突变,最终发生恶性转化。

2. **肝硬化** 肝硬化与肝癌之间有密切关系。据统计,一般需经 7 年左右肝硬化可发展为肝癌。

3. **酒精** 是一种肝癌的致癌因子,间接经由肝硬化,而后修补过程中产生肝癌。

4. **真菌及其毒素** 黄曲霉菌、青霉菌、杂色曲霉菌等都可引起实验性肝癌。其中以黄曲霉菌(aspergillus flavus)最为重要。

5. **亚硝胺类化合物。**

(二)病理变化

1. **肉眼类型** (1)早期肝癌:也称小肝癌,是指单个瘤结节直径在 3 cm 以下或结节数目不超过 2 个,直径之和小于 3 cm,患者常无症状,而血清 AFP 阳性的原发性肝癌。形态特点:瘤结节呈球形或分叶状,灰白色质较软,切面无出血坏死,与周围组织界限清楚。(2)中晚期肝癌:肝脏体积明显增大,重量显著增加,可达 2 000～3 000 g 以上。癌组织可局限于肝的一叶(多为右叶),也可弥散于全肝并大多合并肝硬化。肉眼可分三型:①巨块型:肿瘤体积巨大,甚至达儿头大,圆形,右叶多见。切面中心常有出血、坏死。瘤体周围常有多少不一的卫星状癌结节。本型不合并或仅合并轻度肝硬化。②多结节型:最常见,通常合并有肝硬化。癌结节散在,圆形或椭圆形,大小不等,如融合则形成较大结节。③弥漫型:癌组织弥散于肝内,结节不明显,常发生在肝硬化基础上,形态上与肝硬化易混淆,此型较少见。

2. 组织学类型　按组织发生可将肝癌分为三大类:(1) 肝细胞癌:最多见,是由肝细胞发生的肝癌。其分化较高者癌细胞类似肝细胞,分泌胆汁,癌细胞排列呈巢状,血管多,间质少。分化低者癌细胞异型性明显,常有巨核及多核瘤细胞。有的癌细胞排列成条索状(索状型);亦可呈腺管样(假腺管型)或实体团块状(实体型)。(2) 胆管上皮癌:较为少见,是由肝内胆管上皮发生的癌。其组织结构多为腺癌或单纯癌,可分泌黏液,间质较多。较少合并肝硬化。有时继发于华支睾吸虫病。(3) 混合性肝癌:具有肝细胞癌及胆管上皮癌两种结构,最少见。

（三）蔓延和转移

肝癌首先在肝内蔓延和转移。癌细胞常沿门静脉播散,在肝内形成转移癌结节,还可逆行蔓延至肝外门静脉主干,形成较大的癌栓,有时可阻塞管腔引起门静脉高压。

肝外转移常通过淋巴道转移至肝门淋巴结、上腹部淋巴结和腹膜后淋巴结。晚期可通过肝静脉转移到肺、肾上腺、脑及骨等处。有时肝癌细胞可直接种植到腹膜和卵巢表面,形成种植性转移。

知 识 链 接

肝癌的恶性度很高,三年生存率和五年生存率较低,特别是中晚期肝癌。近年来随着治疗手段的多样化,生存时间有所延长。介入治疗和肝移植是中晚期肝癌治疗的重要手段。

复习与思考

一、名词解释

嗜酸性小体　碎片状坏死　桥接坏死　假小叶　假胆管　小肝癌　早期食管癌　早期胃癌　革囊胃

二、问答题

1. 慢性萎缩性胃炎的病理改变有哪些?

2. 请叙述溃疡病的好发部位,肉眼及镜下观病变特点。

3. 胃窦部发现一个溃疡,用学过的病理知识怎样说明此溃疡是良性溃疡还是恶性溃疡?

4. 消化性溃疡有哪些常见的并发症?

5. 病毒性肝炎的基本病变有哪些?

6. 病毒性肝炎的病理类型有哪些? 各有何特点?

7. 肝硬化时再生结节和纤维化是如何形成的?

8. 肝硬化门静脉高压的发生原因及主要临床表现是什么?

9. 肝硬化肝功能不全的发生原因及主要临床表现是什么?

10. 中晚期胃癌、食管癌、肝癌的肉眼类型有哪些?

11. 十二指肠溃疡与胃溃疡比较有何特点?

三、临床病理分析

病史摘要：

杭××，男，56 岁，患支气管炎多年，五天前咳嗽加重，在当地医院用青、链霉素治疗未见好转。三天前开始腹泻、乏力、发热，一天前因颜面、下肢水肿、少尿、谵妄、昏迷而入院治疗。

入院体检，昏迷，贫血貌，瞳孔对光反射存在。肺部可闻及干性啰音。心音稍低，腹部平坦，肝肋下 2 cm，剑突下 2.5 cm，有压痛。

化验结果，血常规：白细胞计数 15×10^9/L，中性粒细胞 89％，淋巴细胞 10％，单核细胞 1％，血小板 100×10^9/L。肝功能：黄疸指数 80 U，门冬氨酸氨基转移酶 120 U，丙氨酸氨基转移酶 415 U，乳酸脱氢酶 650 U，血氨 107～164 μmol/L。

患者入院后血压下降，昏迷不断加重，经抢救无效死亡。

尸检所见：

体表：全身皮肤及巩膜黄染，皮肤散在出血点，颜面、下肢水肿。

体腔：胸腔、腹腔、心包腔积液，分别有 250 ml，300 ml，150 ml。

心脏：重 400 g，右心室肺动脉瓣下 2 cm 处心肌厚 0.5 cm，其他均未见明显异常。

主动脉：主动脉各段均散在黄色条纹，粥样斑块，部分斑块出血、小溃疡形成。

肝：体积明显缩小，重 660 g，质软，表面切面红黄相间，镜下观肝细胞大片坏死，仅小叶周边残存少量肝细胞。

肺：两肺体积增大，弹性下降，切面呈海绵状，镜下观肺泡腔扩张，肺泡间隔变窄，部分肺泡间隔断裂。

脑、胰、肾、肾上腺等镜下观毛细血管、小静脉扩张充血，散在小灶出血。

讨论题：

1. 根据本例临床病史及病理解剖检查作出全面诊断，列出诊断依据。

2. 试分析病人可能的死亡原因。

（沈蓉　黄攀　陈淼）

第 九 章　淋巴造血系统疾病

本章主要介绍淋巴造血系统的两类恶性肿瘤:恶性淋巴瘤和白血病。要求掌握恶性淋巴瘤的概念及分类、霍奇金淋巴瘤的病变特点和组织学类型,白血病的概念及主要类型;熟悉非霍奇金淋巴瘤的分类及其病理改变、急性白血病的分类、病理改变及临床表现;了解慢性白血病的分类、病理改变及临床表现。

淋巴造血系统包括髓性组织(myeloid)和淋巴组织(lymphoid tissue)两个部分,髓性组织主要由骨髓和血液中的各种血细胞成分构成,包括红细胞和白细胞(粒细胞、淋巴细胞、单核细胞等)。淋巴组织包括胸腺、脾脏和淋巴结及在人体广泛分布的淋巴组织,如扁桃体、腺样体、肠黏膜固有层的集合和孤立淋巴小结群等。

本章主要介绍源于这两种淋巴造血组织的恶性肿瘤性疾病。

➤ 案例 9-1

【病例摘要】

患者,女,26 岁,因左侧颈部肿块渐增大半年入院。期间曾给予抗感染治疗,无明显效果。既往无特殊病史。体检:可见双颈部多发性肿大淋巴结,左颈部淋巴结巨大,质硬,已广泛融合固定,大小约 12 cm×6 cm,延伸至颈后,双侧锁骨上均触及肿大淋巴结,质软,无压痛,表面光滑,活动可,大小约 1.2 cm×1 cm。颈部 CT(增强)示:两侧颈部、两侧锁骨上及左侧腋下多发淋巴结肿大。

【问题】

(1) 若欲确诊,尚需哪些检查?

(2) 该患者可能的病理诊断及镜下病理形态是什么?

第一节　淋巴瘤

一、概述

淋巴瘤(lymphoma)也称恶性淋巴瘤(malignant lymphoma,ML),是指原发于淋巴结和结外淋巴组织等处的淋巴细胞及其前体细胞克隆性增生而形成的一类恶性肿瘤。根据瘤细胞的形态、免疫表型和分子生物学特点,可将其分为霍奇金淋巴瘤(Hodgkin Lymphoma,HL)和非霍奇金淋巴瘤(non-Hodgkin Lymphoma,NHL)两大类。后者包括前体 B 和 T 细胞肿瘤、成熟 B 细胞肿瘤、成熟 T 和 NK 细胞肿瘤等,绝大多数为 B 细胞源性,其次为 T/NK 细胞源性,而组织细胞性肿瘤罕见。

淋巴瘤在我国占所有恶性肿瘤的 3％～4％。近年来淋巴组织肿瘤的发病在国内外均呈上升趋势。

二、WHO 关于淋巴瘤的分类

WHO 关于淋巴瘤分类(2008)以细胞系为线索,是集淋巴细胞、髓细胞、组织细胞与树突状细胞和肥大细胞的肿瘤于一体的分类。该分类将肿瘤的组织病理学、免疫学表型、遗传学特征和临床表现相结合来确定每一个独立亚型;根据淋巴瘤的病变范围及其生物学行为,引进了惰性(indolent)、侵袭性(aggressive)和高侵袭性(highly aggressive)淋巴瘤的概念,更容易为临床医生所理解。

在 WHO 分类中,根据肿瘤细胞的起源,淋巴组织肿瘤被分为前体 B 细胞肿瘤(不成熟 B 细胞肿瘤)、外周 B 细胞肿瘤(成熟 B 细胞肿瘤)、前体 T 细胞肿瘤(不成熟 T 细胞肿瘤)、外周 T 细胞肿瘤(成熟 T 细胞肿瘤)和霍奇金淋巴瘤,详见表 9-1。

表 9-1　WHO 关于淋巴组织肿瘤的分类(2008)*

一、非霍奇金淋巴瘤	2. T 细胞大颗粒淋巴细胞白血病
(一)前 B 细胞性肿瘤	3. 蕈样霉菌病
前 B 细胞性白血病/淋巴瘤	4. 外周 T 细胞淋巴瘤,非特指
(二)成熟(外周)B 细胞肿瘤	5. 血管免疫母细胞性 T 细胞淋巴瘤
1. 慢性淋巴细胞白血病/小淋巴细胞淋巴瘤	6. 间变性大细胞淋巴瘤
2. B 细胞幼淋巴细胞白血病	7. 肠病型 T 细胞淋巴瘤
3. 淋巴浆细胞淋巴瘤	8. 皮下脂膜炎样 T 细胞淋巴瘤
4. 套细胞淋巴瘤	9. 肝脾 γδT 细胞淋巴瘤
5. 滤泡性淋巴瘤	10. 成人 T 细胞白血病/淋巴瘤
6. 结外边缘区淋巴瘤	11. 结外 NK/T 细胞淋巴瘤,鼻型
7. 脾脏和结边缘区淋巴瘤	12. 侵袭性 NK 细胞白血病
8. 毛细胞性白血病	二、霍奇金淋巴瘤
9. 浆细胞瘤/浆细胞骨髓瘤	1. 结节性淋巴细胞为主型
10. 弥漫大 B 细胞淋巴瘤(多种亚型)	2. 经典型霍奇金淋巴瘤
11. 伯基特淋巴瘤	结节硬化型
(三)前 T 细胞性肿瘤	混合细胞型
前 T 细胞性白血病/淋巴瘤	淋巴细胞丰富型
(四)成熟(外周)T 细胞/NK 细胞淋巴瘤	淋巴细胞消减型
1. T 细胞幼淋巴细胞性白血病	

* 此为简化版。引自 Robbin's Basic Pathology(9th ed)。

三、淋巴瘤的临床分期

关于淋巴瘤的临床分期，目前仍使用的是 1971 年在 Ann Arbor 召开的关于 HL 的临床治疗工作会议上制定的、Costwolds(1989)修改的临床分期，Ann Arbor 分期系统也同样适用于 NHL，详见表 9-2。

表 9-2　淋巴瘤的临床分期(Ann Arbor,1971)

分期	肿瘤累及范围
Ⅰ期	病变局限于一组淋巴结(Ⅰ)或一个结外器官或部位(Ⅰ$_E$)
Ⅱ期	病变局限于膈肌同侧的两组或两组以上的淋巴结(Ⅱ)或直接蔓延至一个结外器官或部位(Ⅱ$_E$)
Ⅲ期	累及膈肌两侧的淋巴结(Ⅲ)或再累及一个结外器官或部位(Ⅲ$_E$)或脾脏(Ⅲ$_S$)或两者(Ⅲ$_{SE}$)
Ⅳ期	弥漫或播散性累及一个或多个结外器官，如骨髓和胃肠道等

E:结外(exranodal)

四、非霍奇金淋巴瘤

非霍奇金淋巴瘤(NHL)占所有淋巴瘤的 80%～90%，其中 2/3 原发于淋巴结，1/3 原发于淋巴结外器官或组织，如消化道和呼吸道、肺、皮肤、涎腺、甲状腺和中枢神经系统等(图 9-1)。与 HL 不同之处在于发病部位的随机性或不定性，肿瘤扩散的不连续性，组织学分类的复杂性和临床表现的多样性。在某些 NHL，淋巴瘤与淋巴细胞白血病有重叠，两者为同一疾病的不同发展阶段。

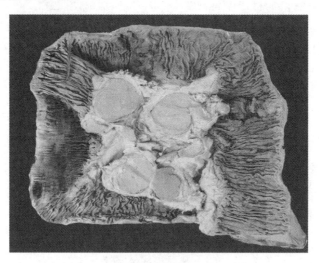

图 9-1　肠系膜淋巴结非霍奇金淋巴瘤
肿瘤切面细腻,鱼肉样

在我国发生在成人淋巴结的 NHL 主要是弥漫大 B 细胞淋巴瘤；在儿童和青少年则是急性淋巴母细胞白血病/淋巴瘤和 Burkitt 淋巴瘤；淋巴结外淋巴瘤主要有黏膜相关淋巴瘤和鼻型 NK/T 细胞淋巴瘤，前者主要发生在胃肠道、涎腺和肺等，后者主要累及中线面部的器官和组织。下面将对当前我国常见的一些 NHL 类型进行介绍。

（一）外周（成熟）B 细胞肿瘤

1. 弥漫大 B 细胞淋巴瘤　弥漫大 B 细胞淋巴瘤（diffuse large B-cell lymphoma，DLBCL）是一组异质性 B 细胞淋巴瘤，是最常见的 NHL，占所有 NHL 的 30%～40%。

（1）病理改变：相对单一形态、体积较大的瘤细胞弥漫浸润，其直径为小淋巴细胞的 4～5 倍。细胞形态多样，类似中心母细胞、免疫母细胞、间变大细胞或浆母细胞（图 9-2）。核圆形或卵圆形，染色质边集，有单个或多个核仁。胞浆中等，嗜碱性。也可有间变性的多核瘤细胞出现，类似霍奇金淋巴瘤或 R-S 细胞。肿瘤细胞表达 B 细胞分化抗原 CD19、CD20 和 CD79a，多数表达表面免疫球蛋白（SIg），不表达末端脱氧核苷酸转移酶（terminal deoxynucleotidyl transferase，TdT）。

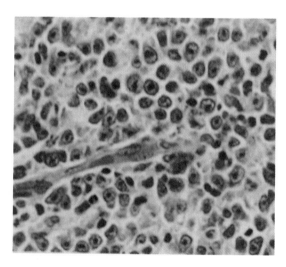

图 9-2　弥漫大 B 细胞淋巴瘤（HE 染色，高倍）

（摘自《WHO 造血与淋巴组织肿瘤分类》（第 4 版）

肿瘤细胞形态学表现一致，中位核仁

（2）临床表现：老年男性患者略多，平均年龄 60 岁。常在短时期内出现淋巴结迅速长大或结外肿块。病情进展迅速，可累及肝脾，但骨髓受累者少见。该肿瘤除原发于淋巴结外，还可原发于纵隔、口咽环、胃肠道、皮肤、骨和脑等处。DLBCL 是一种侵袭性肿瘤，若未及时诊断和治疗，患者会在短期内死亡。一般采用强化治疗，60%～80% 的患者可完全缓解，约 50% 的患者可达临床痊愈。

2. 滤泡性淋巴瘤　滤泡性淋巴瘤（follicular lymphoma，FL）是滤泡生发中心细胞来源的惰性 B 细胞肿瘤，欧美国家常见，占所有 NHL 的 25%～45%。在中国，约占 NHL 的 10%～13%。

（1）病理改变：FL 的组织学特征是在低倍镜下肿瘤细胞常呈明显的结节状生长方式。肿瘤性滤泡主要由中心细胞和中心母细胞以不同比例组成。中心细胞的细胞核形态不规则、有裂沟，核仁不明显，胞质稀少；中心母细胞的体积比正常淋巴细胞大 3～4 倍，核圆形或分叶状，染色质呈斑块状近核膜分布，有 1～3 个近核膜的核仁。多数 FL 的肿瘤细胞是中心细胞，随着病程的进展，中心母细胞数量逐渐增多。生长方式从滤泡型发展成弥漫型，提示肿瘤侵袭性增高。FL 的肿瘤细胞表达 CD19、CD20、CD10 和单克隆性的 SIg。约 90% 的病例之肿瘤细胞表达 Bcl-2 蛋白，而正常滤泡生发中心 B 细胞为 Bcl-2 阴性。几乎所有肿瘤细胞都表达 Bcl-6。因此，Bcl-2 蛋白也是区别反应性增生的滤泡和 FL 的肿瘤性滤泡的有用标记。

（2）临床表现：FL 常见于中年人。主要表现为局部或全身淋巴结无痛性肿大，以腹股沟淋巴结受累多见。常有脾脏大，部分患者发热和乏力等。30%～50% 的病例有骨髓受累，但不影响预后。尽管 FL 难以治愈，强化治疗也不会改善病情，但在临床上表现为惰性过程，病情进展缓慢，预后较好。5 年生存率超过 70%。30%～50% 的患者可转化为 DLBCL。

3. Burkitt 淋巴瘤 Burkitt 淋巴瘤（Burkitt lymphoma，BL）是淋巴滤泡生发中心细胞来源的高侵袭性 B 细胞肿瘤。其发病与 EB 病毒感染密切相关。

（1）病理改变：BL 的组织学特点是淋巴结结构破坏，中等大小、相对单一形态的淋巴细胞弥漫性浸润。瘤细胞核圆或卵圆形，直径相当于反应性组织细胞的核，有三到五个明显的核仁，染色质比较粗糙。胞质中等量，HE 染色呈双色性。瘤细胞间散在分布着吞噬有核碎片的巨噬细胞，构成所谓满天星图像。瘤细胞表达成熟 B 细胞分化抗原，如 CD19、CD20、CD79a，表达滤泡生发中心细胞标记 Bcl-6 和 CD10 等。表达 IgM；表达单一 Ig 轻链蛋白。用反映细胞增殖活性的 Ki-67 抗体染色，瘤细胞几乎 100% 阳性。所有的 BL 都存在与第 8 号染色体上 c-myc 基因有关的异位。

几乎所有的地方性 BL 都存在 EB 病毒隐性感染，约 25% 的 HIV 相关肿瘤和 15%～20% 的散发性 BL 也伴有 EB 病毒感染。

（2）临床表现：BL 多见于儿童和青少年，肿瘤常发生于淋巴结外的器官和组织，可表现为颌面部巨大包块，以及腹腔脏器的受累等。BL 属高侵袭性肿瘤，但对短期、大剂量化疗反应好，多数儿童和年轻患者可治愈，但在年长者多预后不良。

（二）外周 T 和 NK 细胞肿瘤

1. 非特指外周 T 细胞淋巴瘤 非特指外周 T 细胞淋巴瘤（peripheral T-cell lymphoma，un-specified，PTCL-U）是胸腺后成熟 T 淋巴细胞来源的肿瘤。在 WHO 分类中，除已单列的、有独特的临床病理表现的 T 细胞淋巴瘤以外的所有外周 T 细胞淋巴瘤均归于此项下。因此，PTCL-U 是一组异质性的侵袭性肿瘤。

病理改变：淋巴结结构破坏，瘤细胞在副皮质层或弥漫浸润，有较多的高内皮血管，瘤细胞侵入血管现象。背景中可见嗜酸性粒细胞、浆细胞、组织细胞和上皮细胞等，胶原纤维穿插分隔病变组织。瘤细胞的大小和形态各异，细胞核形态极不规则，可见核扭曲或多分叶状，核染色质呈粗颗粒状，部分瘤细胞有明显的核仁，核分裂象多见。

瘤细胞表达 T 细胞分化抗原，如 CD2、CD3、CD45RO 和 CD43 等。大多数病例有 TCR 基因的克隆性重排。常可见染色体数量和结构的异常。

2. NK/T 细胞淋巴瘤 NK/T 细胞淋巴瘤（natural killer/T-cell lymphoma）被认为是自然杀伤细胞来源的侵袭性肿瘤，约 2/3 的病例发生于中线面部，发生在其他部位者称为结外鼻型 NK/T 细胞淋巴瘤。在中国，该肿瘤约占所有 NHL 的 15%，属 EB 病毒相关淋巴瘤。

病理改变：该肿瘤的基本病理改变是在凝固性坏死和混合炎细胞浸润的背景上，肿瘤性淋巴细胞散布或呈弥漫性分布。瘤细胞大小不等、形态多样、细胞核形态不规则，核深染，不见核仁或呈圆形，染色质边集，有1～2个小核仁。瘤细胞可浸润血管壁而致血管腔狭窄或闭塞。肿瘤细胞表达部分T细胞分化抗原如CD2、CD45RO、CD3；表达NK细胞相关抗原CD56，以及细胞毒性颗粒相关抗原，如T细胞内抗原1（T-cell intracellular antigen1，TIA-1）、穿孔素（perforin）和粒酶B（granzyme B）等。

五、霍奇金淋巴瘤

霍奇金淋巴瘤（Hodgkin Lymphoma，HL），亦称霍奇金病（Hodgkin's disease，HD），是一个独特的淋巴瘤类型，占所有淋巴瘤的10%～20%。其特点：①约90%的病例原发于淋巴结，病变往往从一个或一组淋巴结开始，逐渐由近及远地向附近的淋巴结扩散；②HL的肿瘤细胞是一种独特的瘤巨细胞即Reed-Sternberg cell（R-S cell）（图9-3），瘤细胞在病变组织的所有细胞成分中仅占1%～5%；③HL病变组织中常有不等量的各种炎细胞存在和不同程度的纤维化；④在HL的后期，约10%的病例可累及骨髓；⑤目前的研究结果证实HL的肿瘤细胞具有生发中心或生发中心后B淋巴细胞的特征，故HL实为一类B细胞肿瘤。

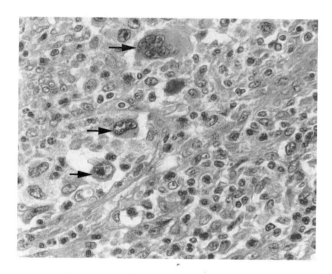

图9-3　霍奇金淋巴瘤（HE染色，高倍）
肿瘤组织由R-S细胞（箭示较典型者）和各种反应性炎细胞组成

（一）病理改变

HL多发生于颈部和锁骨上淋巴结，其次是腋下、纵隔、腹膜后和主动脉旁淋巴结等。首发症状是局部淋巴结的无痛性、进行性肿大。晚期可累及脾、肝和骨髓等器官，以脾脏受累最多见。

1. 大体改变　受累淋巴结肿大，随着病程进展，相邻的肿大淋巴结彼此粘连、融合，直径可达到10 cm以上，不活动。若发生在颈淋巴结时，可形成包绕颈部的巨大肿块，随着纤维化程度的增加,肿块质地由软变硬。肿块常呈结节状,切面灰白色呈鱼肉样。

2. 镜下改变 HL 的组织学特征是以多种反应性炎细胞混合浸润为背景,数量不等的、形态不一的肿瘤细胞散布其间。肿瘤细胞包括 R-S 细胞及其变异型细胞。典型的 R-S 细胞(诊断性 R-S 细胞)是一种直径 15~45 μm 的双核或多核瘤巨细胞。瘤细胞胞质丰富,略嗜酸或嗜碱性,核圆形或椭圆形,双核或多核。染色质沿核膜聚集呈块状,核膜厚。核内有一大而醒目的、直径与红细胞相当的、包涵体样的嗜酸性核仁,核仁周围有空晕。典型的双核 R-S 细胞其双核呈面对面排列,彼此对称,形成所谓"镜影细胞"(mirror image cell)(图 9-4)。除了典型的 R-S 细胞外,具有上述形态特征的单核瘤巨细胞称为霍奇金细胞(Hodgkin cell),这类细胞的出现提示 HL 的可能。其他变异型的 R-S 细胞常见于 HL 的某些亚型中:①陷窝细胞(lacunar cells),瘤细胞体积大,胞质宽而空亮,核多叶有皱褶,核膜薄,染色质稀疏,有一个或多个较小的嗜碱性核仁。胞质空亮是由于甲醛固定后胞质收缩至核膜附近所致;②L&H 型细胞(lymphohistiocytic variant,L&H),亦称"爆米花"细胞(popcorn cells),瘤细胞的体积大,多分叶状核,染色质稀少,有多个小的嗜碱性核仁,胞质透明;③多核瘤巨细胞,瘤细胞体积巨大,形态不规则,染色质粗,常可见大而明显的、嗜酸性的包涵体样核仁。常见多极核分裂。R-S 细胞的死亡方式是凋亡,凋亡细胞皱缩,核固缩,即所谓木乃伊化,又称干尸细胞。

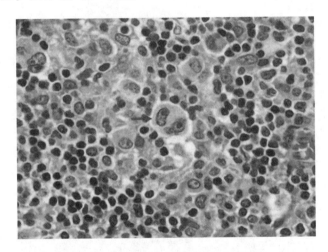

图 9-4 霍奇金淋巴瘤(HE 染色,高倍)

肿瘤组织由 R-S 细胞和大量淋巴细胞组成,箭头示镜影细胞

(二)组织学分型

在 WHO 分类中,将 HL 分为经典型霍奇金淋巴瘤(classical Hodgkin Lymphoma,CHL)和结节性淋巴细胞为主型霍奇金淋巴瘤(nodular lymphocyte predominance Hodgkin Lymphoma,NLPHL)两大类,根据病变组织中肿瘤细胞核淋巴细胞的数量和比例,以及组织构象特征等,又将 CHL 分为四个组织学亚型,即结节硬化型、混合细胞型、富于淋巴细胞型和淋巴细胞消减型;经典型霍奇金淋巴瘤的瘤细胞表达 CD30(80%)和 CD15(70%),而不表达 B 细胞分化抗原,如 CD20、CD79a;结节性淋巴细胞为主型霍奇金淋巴瘤之瘤细胞特征性地表达 B 细胞的免疫表型,而不表达 CD15,少有表达 CD30。

1. 结节性淋巴细胞为主型霍奇金淋巴瘤(NLPHL)　约占所有 HL 的 5%。病变淋巴结呈深染的模糊不清的结节状,典型 R-S 细胞难觅,常见的是多分叶核的爆米花细胞,即 L&H 型细胞。嗜酸性粒细胞、中性粒细胞和浆细胞少见,几乎无坏死和纤维化。瘤细胞表达 B 细胞标记,不表达 CD15,偶表达 CD30。3%~5%的病例可转化为弥漫大 B 细胞瘤。不伴 EB 病毒感染。NLPHL 患者多为男性,年龄小于 35 岁。主要表现是颈和腋下肿块,预后极好,10 年生存率高达 80%。

2. 经典型霍奇金淋巴瘤

(1) 结节硬化型(nodular sclerosis,NS):多见于年轻女性,好发于颈部、锁骨上,特别是纵隔淋巴结。组织学特征是:①肿瘤细胞为陷窝细胞;②粗大的胶原分隔病变的淋巴结为大小不等的结节。多种细胞浸润背景中,肿瘤细胞散在分布。

(2) 混合细胞型(mixed cellularity,MC):占所有 HL 的 20%~25%,肿瘤细胞与各种炎细胞混合存在。诊断性 R-S 细胞及其单核变异型均多见。MC 以男性多见,常伴 EB 病毒感染。

(3) 富于淋巴细胞型(lymphocyte-rich,LR):少见,病变组织中有大量反应性淋巴细胞存在。多数病例之淋巴结弥漫性受累,有时可见残余淋巴滤泡。该型 HL 与结节性淋巴细胞为主型 HL 的主要区别是:该型常见单核或诊断型 R-S 细胞。约 40%的病例伴 EB 病毒感染,预后好。

(4) 淋巴细胞消减型(lymphocyte depletion,LD):最少见的 HL 亚型,不到 5%。病变组织中有极少量的淋巴细胞和大量 R-S 细胞或其多形性变异型瘤细胞。肿瘤细胞免疫表型与 MC 和 NS 相同。LD 好发于老年人、HIV 阳性者,以及发展中国家和地区的人群等,与其他亚型的 HL 相比较,预后差。

(三) 临床表现、分期和预后

局部淋巴结无痛性肿大是 HL 的主要临床表现,也是导致患者就诊的主要原因。多数患者就诊时为临床Ⅰ或Ⅱ期,常缺乏系统性症状;而临床Ⅲ、Ⅳ期者常有症状,如发热、盗汗和体重减轻等。

HL 的扩散是可预知的,首先是局部淋巴结肿大,然后是脾脏、肝脏,最终是骨髓累及和淋巴结外病变。对局部病变者可采用放射治疗。临床Ⅰ和Ⅱ期患者的治愈率接近 90%;即使是进展性 HL,5 年无病生存期可达 60%~70%。

第二节　白血病

白血病(leukaemia)是骨髓造血干细胞克隆性增生形成的造血系统恶性肿瘤,其特征为骨髓内异常的白细胞弥漫性增生取代正常骨髓组织,并进入周围血和浸润肝、脾、淋巴结等全身各组织和器官,造成贫血、出血和感染。因异常增生的白细胞可见于周围血液中,白血病因此而得名。骨髓中的多能干细胞可以向两个方向分化:向髓细胞方向克隆性增生形成粒细胞、红细胞、巨核细胞和单核细胞系统的肿瘤,统称为髓系肿瘤;向淋巴细胞方向克隆性增生形成淋巴细胞性肿瘤。因起源于髓外的前 B 和 T 细胞(淋巴母细胞)肿瘤易进入白血病期,与前者难以区别,故现已将淋巴细胞性白血病归入淋巴瘤,但由于其本质上仍为白血病,因此放在本节叙述。

法、美、英三国协作组(FAB协作组)制定的FAB分类为临床所通用。该分类是根据异常白血病细胞的来源和分化程度,将急性白血病分为急性淋巴细胞白血病(acute lymphoblastic leukaemia, ALL)和急性粒细胞白血病(acute myelogenous leukaemia, AML),将慢性白血病分为慢性淋巴细胞白血病(chronic lymphoblastic leukaemia, ALL)和慢性粒细胞性白血病(chronic myelogenous leukaemia, CML)。

我国白血病发病率为2.76/10万。恶性肿瘤死亡率中,白血病居第6位(男性)和第8位(女性),在儿童及35岁以下成人中居第1位。我国急性白血病比慢性白血病多见(约5.5:1)。本节选择临床上较为常见的白血病类型进行介绍。

一、急性白血病

(一)前B和T细胞(淋巴母细胞)白血病/淋巴瘤

常见于儿童和青少年,由幼稚的淋巴母细胞组成。

B淋巴母细胞肿瘤的特征主要是广泛累及骨髓和外周血,占淋巴母细胞白血病80%~85%;而T淋巴母细胞肿瘤主要累及胸腺,在纵隔形成肿块,占淋巴母细胞淋巴瘤85%~90%。由于B和T淋巴母细胞肿瘤在细胞形态上不能区分,因此两者在临床上通常都有急性淋巴母细胞白血病(acute lymphoblastic leukaemia, ALL)的表现。

1. 分类 根据骨髓中母细胞的形态和细胞化学特点,FAB分类法将ALL分为3型:

L1:原始和幼淋巴细胞以小细胞(直径≤12 μm)为主。胞浆较少,核型规则,核仁不清楚。

L2:原始和幼淋巴细胞以大细胞(直径>12 μm)为主。胞浆较多,核型不规则,常见凹陷或折叠,核仁明显。

L3:原始和幼淋巴细胞以大细胞为主,大小较一致,胞浆较多,细胞内有明显空泡,胞浆嗜碱性,染色深,核仁清楚且较规则。

2. 病理变化 用瑞-姬姆萨染色的涂片可见淋巴母细胞的核染色质稍粗或片块状,有1~2个核仁;95%的淋巴母细胞白血病/淋巴瘤病例出现TdT阳性,可以区别幼稚的髓母细胞和成熟的淋巴细胞肿瘤。进一步区分是前B还是前T细胞性肿瘤,则需进一步免疫组化染色,如B细胞CD19、CD22阳性;T细胞CD2、CD3阳性。

3. 临床表现 起病急缓不一。儿童和青年起病多急骤,有高热,进行性贫血和出血倾向。部分成人和老年人可缓慢起病,常因低热、乏力、脸色苍白、活动后气急、牙龈肿胀、皮肤紫癜和月经过多而就医。常全身淋巴结、肝、脾肿大。如瘤细胞浸润骨膜,可引起骨痛。大多数病人白细胞计数增多,疾病晚期增多更显著,最高者可超过$100×10^9/L$。也有不少病人的白细胞计数在正常水平或减低,低者可$<1.0×10^9/L$。重要的是在周围血和骨髓中找到淋巴母细胞。在骨髓,淋巴母细胞比例高达60%~100%。

(二)急性髓母细胞白血病

急性髓母细胞白血病又称急性非淋巴细胞性白血病、急性粒细胞性白血病,多见于成人,儿童较少见,骨髓涂片中的原始细胞大于30%。当患者被证实有克隆性重现性细胞遗传学异常,如t(8;21)(q22;q22)、inv(16)(p13.1;q22)或t(16;16)(p13.1;q22)以及

t(15；17)(q22；q12)时，即使原始细胞＜20％，也应诊断急性髓系白血病。

1. 分型 FAB 分类方案根据白血病细胞的分化程度和主要细胞类型，将 AML 分为 M0～M7 八个类型。

M0(急性粒细胞白血病微小分化型)：肿瘤细胞胞浆透明，嗜碱性，无嗜天青颗粒和 Auer 小体，核仁明显。髓过氧化物酶(MPO)(＋)，CD33 或 CD13 等髓系标记可(＋)。通常淋巴系抗原为(－)。

M1(急性粒细胞白血病未分化型)：占所有 AML 的 20％，主要为极不成熟的髓母细胞，至少 3％细胞为 MPO(＋)。

M2(急性粒细胞白血病部分分化型)：原粒细胞占骨髓非红系细胞的 30％～89％，单核细胞＜20％。少数病例的染色体有 t(8;21)异位，可查到 AML1/ETO 融合基因。

M3(急性早幼粒细胞白血病)：骨髓中以多颗粒的早幼粒细胞为主，此类细胞在非红系细胞中≥30％。可查到染色体 t(15;17)异位和 PML/RARA 融合基因。

M4(急性粒－单核细胞白血病)：瘤细胞向粒细胞和单核细胞两种方向分化，骨髓中原始细胞占非红系细胞的 30％以上，各阶段粒细胞占 30％～＜80％，各阶段单核细胞＞20％。CD14 阳性。

M5(急性单核细胞白血病)：骨髓非红系细胞中原单核、幼单核≥30％。如果原单核细胞≥80％为 M5a，＜80％为 M5b。CD14 阳性。

M6(急性红白血病)：骨髓中幼红细胞≥50％，非红系细胞中原始细胞≥30％。

M7(急性巨核细胞白血病)：骨髓中原始巨核细胞≥30％。CD41，CD62，CD42 阳性。

2. 病理变化 肿瘤细胞核染色质微细，3～4 个核仁，胞质可见细小嗜天青颗粒。部分病例可见明显红染的 Auer 小体，尤其在原始髓细胞。在瑞－姬姆萨染色的血或骨髓涂片中，白细胞胞质中的 Auer 小体为红色细杆状物质，1 条或数条不等，长 1～6 μm，也称为棒状小体。Auer 小体只出现在肿瘤性髓母细胞，因此具有诊断价值。AML 偶尔在骨髓外器官或组织内增生形成实性肿块称为髓肉瘤(myeloid sarcoma)(图 9-5)，其中绝大部分为粒细胞肉瘤，因新鲜的粒细胞肉瘤外观呈绿色，故也称绿色瘤(chloroma)，暴露于日光后迅速褪色，若用还原剂处理，绿色可重现。

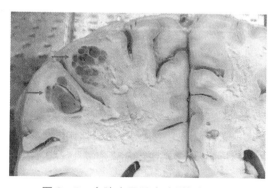

图 9-5 大脑皮层髓肉瘤(箭头所示)

3. 临床表现 主要症状为发热、乏力、进行性贫血和出血倾向，脾和淋巴结肿大不如淋巴母细胞白血病。多见于成年人，随年龄增加，发病率升高，中位年龄为 50 岁。

二、慢性白血病

（一）慢性淋巴细胞性白血病和小淋巴细胞性淋巴瘤

慢性淋巴细胞性白血病和小淋巴细胞性淋巴瘤（chronic lymphocytic leukaemia / small lymphocytic lymphoma，CLL/SLL）实际上是同一种肿瘤，其差别仅是累及外周血的程度不同。外周血中有大量瘤细胞（$\geqslant 5 \times 10^9$/L）时称慢性淋巴细胞性白血病，没有白血病表现的病例称小淋巴细胞性淋巴瘤。患者年龄通常大于 50 岁，男多于女。大多数患者诊断时表现为白血病。

1. 病理变化　淋巴结肿大，结构破坏，以假滤泡方式规则分布的淡染区域构成了增殖中心，其内有较大的细胞，周围是小淋巴细胞组成的深染背景。该结构对 CLL/SLL 具有诊断意义。病变以小淋巴细胞为主，较正常淋巴细胞稍大，染色质块状，核圆形，核分裂活性常很低。增殖中心由前淋巴细胞和副免疫母细胞构成，呈一系列小、中、大细胞。除淋巴结外，肿瘤常侵犯骨髓、脾和肝。在骨髓和外周血涂片中，CLL 是小淋巴细胞，染色质块状，胞浆少。煤球（smudge）或篮球（basket）细胞是血涂片中见到的典型细胞。CLL/SLL 是一种成熟的外周 B 细胞肿瘤，表达 B 细胞标记，如 CD19、CD20、CD79a、PAX5、CD23，表达免疫球蛋白（IgM、IgD）轻链 κ 或 λ。肿瘤细胞也表达 T 细胞相关抗原 CD5。

2. 临床表现　90% 的 CLL/SLL 病人在 50 岁以上发病。起病十分缓慢，往往无自觉症状。早期可能有乏力疲惫，后期出现食欲减退、消瘦、低热、盗汗及贫血等症状。淋巴结肿大常首先引起病人注意。50%～70% 病人有轻至中度脾大。白细胞 $> 10 \times 10^9$/L，超过 100×10^9/L 者不少。骨髓显示有核细胞增生活跃，淋巴细胞 $\geqslant 40\%$，以成熟淋巴细胞为主。约 50% 病人有染色体异常。12 号染色体出现三倍体的情况可见于 20% 的病例。CLL/SLL 的病程和预后差异很大，大部分患者在诊断后生存 10 年以上。中位生存时间是 4～6 年。

（二）慢性髓性白血病

慢性髓性白血病又称慢性粒细胞性白血病，属于骨髓增殖性肿瘤，任何年龄均可发病，以中年最多见，男性略多于女性。大多数病人因急变而死亡。

1. 细胞遗传学　90% 以上的慢性髓性白血病有特征性 t(9;22)(q34;q11)易位，形成 Ph1 染色体。这种易位使 22 号染色体长臂上的 BCR 基因序列与 9 号染色体长臂上的 ABL1 基因序列融合，形成 BCR/ABL1 融合基因，该基因蛋白产物具有酪氨酸激酶活性，放大生长信号，促进细胞增殖。PCR 检查 BCR/ABL1 融合基因灵敏度达 1/106，对微小残留病灶的检测很有帮助。

2. 病理变化　白细胞数明显增高，常超过 20×10^9/L，晚期可达 100×10^9/L 以上。血涂片中性粒细胞显著增多，可见各阶段粒细胞，以中性中幼、晚幼和杆状核粒细胞居多；原始细胞一般为 1%～3%，不超过 10%。嗜酸、嗜碱粒细胞增多，后者有助于诊断。骨髓增生明显至极度活跃，以粒细胞为主，粒：红比例可增至（10～50）：1，其中中性中幼、晚幼级杆状核粒细胞明显增多。

3. 临床表现　病程发展缓慢，最初症状无特异性，主要为疲劳、衰弱、体重下降，可有贫血和明显的脾肿大。因无根治性治疗方法，大多数患者从慢性期或是突然进展为急变期或是经过一个过渡性的加速期后进入急变期,有些病例于加速期内死亡而无急变期。未经治疗的中位生存时间为 2～3 年。化疗后中位生存期约 4 年。5 年生存率 25％～50％。

 复习与思考

一、名词解释

R－S 细胞　镜影细胞　绿色瘤　Ph1 染色体　Auer 小体

二、问答题

1. 试述霍奇金淋巴瘤的诊断要点。
2. 霍奇金淋巴瘤和非霍奇金淋巴瘤在临床和病理上有何异同?
3. 急、慢性粒细胞性白血病在临床和病理上有何差异?

（张永胜　干文娟　刘加豪）

第十章　泌尿系统疾病

本章重点介绍肾小球疾病和肾盂肾炎；简单介绍肾细胞癌和膀胱乳头状移形细胞癌。要求掌握各种原发性肾小球肾炎的基本病变及临床病理联系，急、慢性肾盂肾炎的病理变化。熟悉肾细胞癌和膀胱移行细胞癌的组织学类型及生物学特性，各型原发性肾小球肾炎的病因、发病机制、分类。了解肾盂肾炎的病因与发生机制。

泌尿系统由肾、输尿管、膀胱和尿道组成。其生理功能是排泄代谢废物及毒物，以维持机体内水、盐代谢，渗透压和酸碱平衡。肾脏是泌尿系统中最重要的脏器，以肾单位（nephron）为基本的结构和功能单位，由肾小球（glomerulus）和与之相连的肾小管（renal tubule）及间质构成。肾小球是由入球小动脉和出球小动脉、肾球囊和伸入囊内的丛状的毛细血管襻组成。毛细血管襻是肾小球的基本结构，内衬内皮细胞，外为基膜和脏层上皮覆盖，并由系膜（mesangium）支持固定。肾小球滤过膜（filter membrane）由内皮细胞（endothelial cell）、基膜（basement membrane，BM）和脏层上皮细胞（visceral epithelial cell）共同构成，其超滤屏障是尿液形成时所必需。肾球囊又称鲍曼囊（Bowman's capsule），是肾小管盲端凹陷形成的杯状双层囊，分别由脏层上皮和壁层上皮构成，两层间的腔为肾小囊腔。脏层上皮有许多突起突向囊腔称为足突（foot process），所以脏层上皮又被称为足细胞（foot cell or podocyte）。系膜由系膜细胞（mesangial cell）和基膜样的系膜基质（mesangial matrix）构成。

肾脏的主要功能是排泄代谢产物，调节水、电解质和酸碱平衡。肾脏还具有内分泌功能，分泌肾素（renin）、促红细胞生成素（erythropoietin，EPO）、前列腺素（prostaglandin，PG）和1,25-二羟胆骨化醇（1,25-dihydroxy cholecalciferol）等。肾脏具有很强的代偿功能，但超过了其代偿能力，就可以发生各种肾脏疾病，严重时可发展成肾衰竭（kidney failure）。

泌尿系统疾病中以累及肾脏的疾病对人体造成的危害性最为严重，而且是引起慢性肾衰竭的主要原因。泌尿系统的疾病很多，根据病因和病变发生的部位可分为以下几类：①以肾小球损害为主的疾病，如原发性肾小球肾炎；②以肾小管损害为主的疾病，如急性肾小管坏死；③血管源性疾病，如高血压病的肾细动脉硬化和动脉粥样硬化性肾硬化；④以间质病变为主的疾病，如急、慢性肾盂肾炎、肾结核；⑤泌尿道梗阻，如肾和尿路的结石、肾盂积水等；⑥先天性发育畸形，如多囊肾；⑦肿瘤，如肾细胞癌、肾母细胞瘤等。

第一节　肾小球疾病

肾小球疾病（glomerular diseases），又称肾小球肾炎（glomerulonephritis，GN），是以肾小球损伤和改变为主的一组疾病。肾小球疾病可分为原发性肾小球肾炎、继发性肾小球疾病和遗传性肾炎（hereditary nephritis）。原发性肾小球肾炎，肾是唯一或主要受累的脏器；

而在继发性肾小球疾病时,肾的损害往往是全身性疾病损害的一部分。例如系统性红斑狼疮;血管病变如高血压和结节性多动脉炎;代谢性疾病如糖尿病;遗传性肾炎则显示有遗传性家族性疾病,例如 Alport 综合征(由于编码 IV 型胶原 cx 链的基因突变导致肾小球基膜变薄,出现血尿或蛋白尿等症状)、Fabry's 病等。本章主要讨论原发性肾小球肾炎。

一、肾小球肾炎的发病机制

有两种基本的肾小球损伤的机制:免疫机制和非免疫机制。大部分原发性肾小球肾炎和许多继发性肾小球疾病是由免疫机制引起。

(一)免疫机制

与肾小球肾炎有关的抗原分为内源性和外源性两大类。内源性抗原包括肾小球性抗原[肾小球基膜(glomerular basement membrane,GBM)抗原、足细胞、内皮细胞和系膜细胞的细胞膜抗原等]和非肾小球性抗原(DNA、核抗原、免疫球蛋白、肿瘤抗原和甲状腺球蛋白等);外源性抗原包括细菌、病毒、寄生虫、真菌和螺旋体等生物性病原体的成分,以及药物、外源性凝集素和异种血清等。

在肾小球内的抗原抗体复合物的沉积是肾小球损伤的主要机制,复合物可在肾小球原位形成或在循环中形成。少数可为细胞免疫机制。

1. 原位免疫复合物性肾炎　抗体能与肾小球原位抗原成分直接发生反应引起肾小球病变,这些原位抗原可能来自肾小球本身的固有抗原或经血液循环植入肾小球的植入抗原,多为不溶性的。相关的类型有:

(1)抗肾小球基膜抗体引起的肾炎:这是由抗肾小球基膜抗体与肾小球本身的抗原(肾小球基膜抗原)成分反应引起的自身免疫性疾病(图 10-1)。

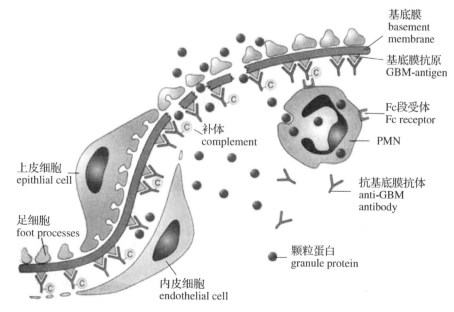

图 10-1　原位免疫复合物性肾炎的模式图

显示抗肾小球基膜抗体引起的肾炎,抗肾小球基膜抗体与肾小球本身的抗原(肾小球基膜抗原)成分反应

　　电镜见抗体沿基膜沉积,免疫荧光检查显示有特征性的连续的线性荧光(图 10-2)。目前证实该抗原为基膜Ⅳ型胶原 α3 链羧基端非胶原区即 α3(Ⅳ)NCl 结构域。作用的机制可能是由于细菌或其他物质与肾小球基膜成分具有共同抗原特性(交叉抗原)引起了交叉免疫,或可能是由于肾小球基膜在与细菌病毒等物质的某些成分结合后使基膜结构发生改变获得了抗原性(自身抗原)。若该抗肾小球基膜抗体还与肺泡壁毛细血管基膜结合,临床引起肺部出血,则称为肺出血肾炎综合征(Goodpasture's syndrome)。

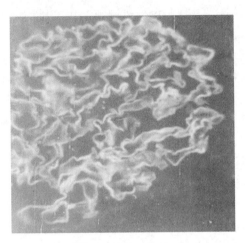

图 10-2　抗肾小球基膜抗体引起的肾炎
免疫荧光检查显示有特征性的连续的线性荧光

　　(2) Heymann 肾炎:这是研究人类原发性膜性肾小球病变的经典的动物模型。复制原理是:由于肾小球脏层上皮细胞足突表面的糖蛋白(即 Heymann 抗原)与肾小管刷状缘抗原有共同的抗原性,所以当用近曲小管刷状缘成分为抗原免疫大鼠,使大鼠产生抗体,然后抗体与足细胞小凹上的抗原复合物结合,并激活补体,引起与人膜性肾小球病相似的病变,但抗原是否一致尚未确定。电镜检查显示毛细血管基膜与足细胞之间有许多小块状电子致密沉积物。免疫荧光检查显示弥漫的颗粒状分布的免疫球蛋白或补体沉积。

　　(3) 抗体与植入抗原的反应:所谓植入性抗原即指外源性或内源性的植入于肾小球的抗原,是由肾小球以外的成分,随血液流经肾脏时,通过与肾小球成分反应定位于肾小球形成。体内产生的抗体与被植入的抗原反应而非肾小球。免疫荧光检查显示散在的颗粒状荧光。

　　2. 循环免疫复合物性肾小球肾炎　机体受刺激后产生的抗体与非肾小球性可溶性抗原在血循环中结合形成抗原抗体复合物(循环免疫复合物),随血液循环沉积于肾小球,并常与补体结合引起肾小球病变(图 10-3)。抗原可为内源性的(如核抗原、免疫球蛋白、甲状腺球蛋白等)或是外源性的(如感染因子,包括细菌、病毒和寄生虫等的抗原成分)。在人类的肾小球肾炎中,致病的内源性或外源性抗原常常是未知的。电镜见高密度电子沉积物,可分别定位于系膜区、内皮和基膜间构成内皮下沉积或基膜与足细胞间构成上皮下沉积。免疫荧光检查显示肾小球病变部位有颗粒状免疫荧光,为免疫球蛋白或补体成分(图 10-4)。

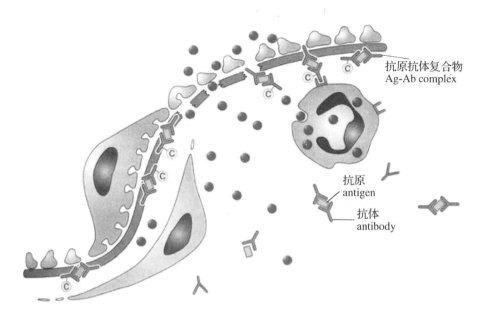

图 10 - 3 循环免疫复合物性肾小球肾炎的模式图

机体受刺激后产生的抗体与非肾小球性可溶性抗原在血循环中结合形成抗原抗体复合物（循环免疫复合物），随血液循环沉积于肾小球

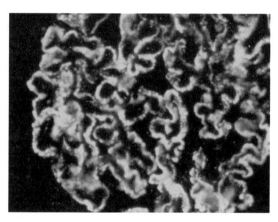

图 10 - 4 免疫荧光检查显示沿肾小球毛细血管壁
分布之颗粒状荧光

　　循环免疫复合物是否在肾小球内沉积、沉积的部位和数量受多种因素的影响，其中两个最重要的因素是复合物分子的大小和复合物携带的电荷。大分子复合物常被血液中的吞噬细胞清除，小分子复合物易通过肾小球滤过膜，均不易在肾小球内沉积。含阳离子的复合物可穿过基膜，易沉积于上皮下（毛细血管基膜与脏层上皮细胞之间），含阴离子的复合物不易通过基膜，常沉积于内皮下（毛细血管基膜与内皮细胞之间）；电荷中性的复合物易沉积于系膜区。其他影响免疫复合物沉积的因素包括肾小球血流动力学、系膜细胞的功能和滤过膜的电荷状况等。

3. 细胞免疫性肾小球肾炎 细胞免疫可能是未发现抗体反应的肾炎发病的主要机制。现已证明致敏的 T 淋巴细胞可引起肾小球损伤,这是因为致敏的 T 淋巴细胞可释放多种淋巴因子,吸引单核细胞,后者被活化分化成巨噬细胞,除具有吞噬功能外,还能分泌胶原酶、弹性蛋白酶及其他蛋白酶,均能损伤肾小球。

此外,抗肾小球细胞抗体和补体替代途径的激活也可引起肾小球损伤。

4. 肾小球损伤性介质 肾小球内出现免疫复合物或致敏 T 淋巴细胞后需有各种介质的参与才能引起肾小球损伤,这些介质包括细胞性(中性粒细胞源性、单核细胞-巨噬细胞-淋巴细胞源性、血小板源性、肾小球源性)和体液来源的大分子可溶性介质(图 10-5)。各自功能概括如下:

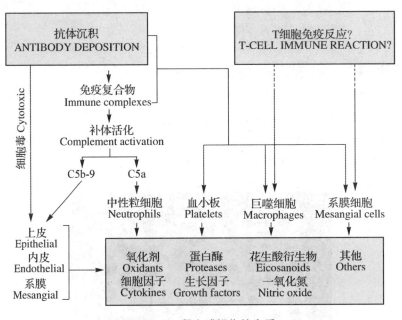

图 10-5 肾小球损伤的介质

(1) 免疫复合物沉积的肾小球疾病中,补体-白细胞介导的机制是引起肾小球病变的一个重要途径。补体激活后产生 C5a 等趋化因子,引起中性粒细胞和单核细胞浸润。中性粒细胞释放蛋白酶,在补体活化反应区积聚然后释放蛋白酶、花生四烯酸代谢产物和氧自由基。蛋白酶使肾小球基膜降解,氧自由基引起细胞损伤,花生四烯酸代谢产物使肾小球滤过率降低。另一些肾炎病变中炎细胞数量很少,病变则可能由不依赖白细胞的补体依赖性机制引起。如 C5b-C9 末端膜攻击复合物可引起细胞溶解并刺激肾小球系膜细胞释放复杂的蛋白酶、氧自由基、白细胞介素-1 和前列腺素。

(2) 在未发现免疫复合物沉积的肾小球疾病中,抗肾小球细胞抗体引起的细胞损伤可能起主要作用。抗体可直接与肾小球细胞的抗原成分反应,通过抗体依赖的细胞毒反应等机制诱发病变。抗系膜细胞抗原的抗体造成系膜溶解,并使系膜细胞增生;抗内皮细胞抗原的抗体引起内皮细胞损伤和血栓形成;抗脏层上皮细胞糖蛋白抗体引起的损伤可导致蛋白尿。

(3) 其他引起肾小球损伤的介质 包括：①单核细胞和巨噬细胞：通过抗体或细胞介导的反应浸润至肾小球，被激活时释放大量生物活性物质[细胞中介物、细胞因子(cytokine)和生长因子]，加剧肾小球损伤；②血小板：聚集在肾小球内的血小板可释放花生四烯酸代谢物和生长因子等，促进肾小球的炎性改变；③肾小球固有细胞：肾小球固有细胞包括系膜细胞、上皮细胞和内皮细胞，肾小球免疫损伤中生成的多种细胞因子、系膜基质和肾小球基膜降解产物可作用于细胞表面相应的受体，使之激活，并释放多种介质。系膜细胞受炎症刺激时可释放活性氧、细胞因子、趋化因子、花生四烯酸衍生物、一氧化氮和内皮素等。在无炎细胞浸润的情况下，系膜细胞等肾小球固有细胞释放的介质可引起肾小球病变；④凝血蛋白，特别是纤维蛋白，可引起白细胞浸润和肾小球细胞增生，可能是新月体形成的主要刺激物之一。

(4) 其他炎性介质 详见炎症章，也可引起肾小球的损伤。

综上所述，肾小球损伤机制的要点为：①抗体介导的免疫损伤是肾小球损伤的重要机制，这一机制主要通过补体和白细胞介导的途径发挥作用；②大多数抗体介导的肾炎由循环免疫复合物沉积引起，免疫荧光检查时，免疫复合物呈颗粒状分布；③抗肾小球基膜成分的自身抗体可引起抗肾小球基膜性肾炎，免疫荧光检查时抗体呈线性分布；④抗体可与植入肾小球的抗原发生反应，导致原位免疫复合物形成，免疫荧光检查显示颗粒状荧光。

(二) 非免疫机制

不论何种肾脏疾病，肾小球的或是其他方面的，损坏大量的肾单位都会降低肾小球滤过率(glomerular filtration rate, GFR)至正常的 $30\%\sim50\%$，晚期必然会引起肾小球硬化和肾衰竭(尽管病程不一)。长期的高血压会导致上皮和内皮的损伤，产生蛋白尿。肾小球基膜的变化，包括系膜细胞增生和基质沉积，以及肾小球内的凝固作用将导致肾小球硬化症。肾小球的损害会导致肾功能的进一步丧失和进行性肾小球硬化症的恶性循环。

二、肾小球肾炎的基本病理变化

不论肾小球疾病的病因是什么，肾小球对损伤的反应主要有以下几种基本病变，肾小球疾病时可出现一种或联合出现几种基本病变，包括：

1. 细胞增多 表现有肾小球内细胞数目增多(图10-6)，可能与肾小球内系膜细胞、内皮细胞或上皮细胞的增殖有关，或与炎性细胞如中性白细胞或单核细胞的浸润有关。毛细血管内增生指内皮细胞增生，伴或不伴有系膜细胞的增生。而毛细血管外增生指上皮细胞的增生，有利于形成细胞性新月体。细胞增生是潜在可逆的过程。

2. 渗出和坏死 表现有肾小球内中性白细胞的浸润，纤维蛋白的沉积，毛细血管纤维素样坏死(图10-7)，基膜的断裂，可能伴有血栓形成。病变通常是节段性的(累及肾小球的部分小叶)，可能伴有细胞性新月体或被细胞性新月体掩盖。坏死性病变愈合后形成节段性硬化。

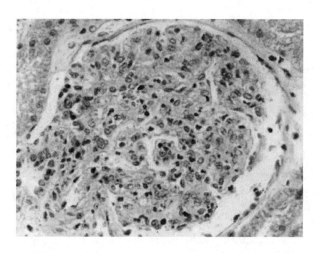

图 10 - 6　肾小球肾炎基本病理变化(HE 染色,高倍)

肾小球体积增大,其内细胞数目增多,包含有系膜细胞、内皮细胞,炎性细胞浸润如中性粒细胞和单核细胞

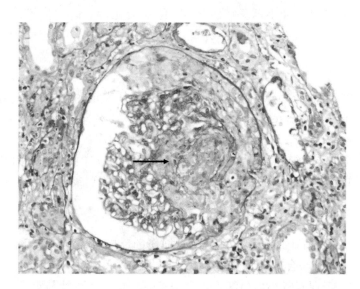

图 10 - 7　肾小球肾炎基本病理变化(PAS 染色,高倍)

肾小球毛细血管丛节段纤维素样坏死(箭头所示),细胞性新月体形成

3. 基膜增厚　光镜下,过碘酸-Schiff(periodic acid-schiff, PAS)和过碘酸六亚甲基四胺银(periodic acid—sliver methenamine,PASM)等染色可显示基膜增厚。电镜观察表明基膜改变可以是基膜本身的增厚,也可为内皮下、上皮下或基膜内免疫复合物沉积。

4. 玻璃样变性和硬化　肾小球玻璃样变性亦称肾小球硬化,在光镜下呈现非细胞的嗜伊红物质(图 10 - 8),主要为糖蛋白,与淀粉样物质(图 10 - 9)不易区分。

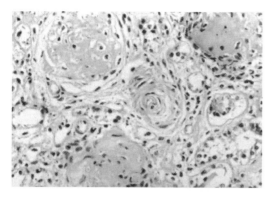

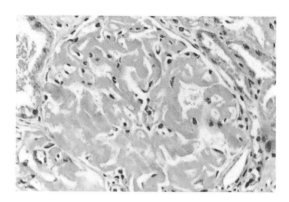

图 10-8　肾小球玻璃样变性(HE 染色,高倍)　　　　图 10-9　肾小球内淀粉样物质沉积(HE 染色,高倍)

电镜下见细胞外出现无定形物质,可为沉积的血浆蛋白、增厚的基膜和增多的系膜基质。胶原纤维进一步增加则肾小球固有细胞减少甚至消失,最终导致节段性或整个肾小球的硬化,这是一个不可逆过程,常伴有泡沫细胞黏附到鲍曼囊(Bowman's capsule)壁。PAS或 PASM 染色能很好地显示硬化,借此可将硬化与纤维化相鉴别,纤维化时 PAS 或 PASM染色呈阴性。透明变性和淀粉样物的鉴别则依赖特殊染色或超微结构。

5. 肾小管和间质的改变　继发于肾小球玻变和硬化,相应肾小管萎缩或消失,肾间质可不同程度地充血、水肿、炎细胞浸润和纤维化。若肾小管上皮细胞变性,肾小管腔内还可能出现蛋白质管型、细胞管型或颗粒管型。

肾穿刺活检标本的光镜学检查是肾脏疾病常用的病理学检查方法,相应的组织切片染色除常规苏木素伊红(HE)染色外,更常借助 PAS 染色、PASM 和 Masson 三色染色等特殊染色法。PAS 染色可显示基膜和系膜基质,PASM 对基膜的染色更为清晰;Masson 染色可显示特殊蛋白性物质(包括免疫复合物),也可显示胶原纤维等。此外,还可用 Fibrin 染色显示血栓和纤维素样坏死。肾活检组织还常规运用免疫荧光法检查免疫球蛋白(IgG,IgM,IgA)和补体成分(C3,C1q 和 C4)沉积。透射电镜被用以观察超微结构改变和免疫复合物沉积的状况及部位。

三、肾小球肾炎的主要临床表现

肾小球肾炎的临床症状主要包括尿量、尿性状的改变、水肿和高血压等表现。尿量的改变有少尿、无尿、多尿或夜尿。若 24 小时尿量少于 400 ml 则为少尿,其中少于 100 ml 为无尿,若 24 小时尿量超过 2 500 ml 则为多尿。尿性状的改变有血尿、蛋白尿和管型尿。血尿分为肉眼血尿和显微镜下血尿。尿中蛋白含量每天超过 150 mg 为蛋白尿,每天超过3.5 g 则为大量蛋白尿。管型由蛋白质、细胞或细胞碎片在肾小管凝集形成,尿中出现大量管型称为管型尿。若肾小球滤过率下降,血尿素氮和血浆肌酐水平增高,则形成氮质血症。尿毒症可发生于各型肾炎晚期,除氮质血症的表现外,还具有一系列自体中毒的症状和体征,常出现胃肠道、神经、肌肉和心血管等系统的病理改变,如尿毒症性胃肠炎、周围神经病变、纤维素性心外膜炎等。急性肾衰竭表现为少尿和无尿,并出现氮质血症。慢性肾衰竭表现为多尿、夜尿、低比重尿,和持续出现的尿毒症。

肾小球肾炎的临床表现因不同的病理类型而出现上述不同的症状和体征,二者既密切联系又非完全对应,而且疾病的病程、病变性质和程度也常使疾病呈现不同的临床表现。肾小球肾炎患者所表现出来的这种具有一定结构和功能联系的症状组合,即为综合征。不同的肾小球肾炎具有的综合征可概括如下:

1. 急性肾炎综合征　起病急,肉眼血尿、蛋白尿、水肿和高血压,肾小球滤过率降低伴氮质血症。见于急性弥漫性肾小球肾炎。因少尿使机体代谢产物排出受阻,结果血中尿素氮、肌酐等非蛋白氮含量增高称氮质血症。

2. 急进性肾炎综合征　起病急,肉眼血尿、水肿、蛋白尿,迅速进展的少尿或无尿,氮质血症和快速进行性肾衰竭,可伴贫血。见于急进性肾小球肾炎。

3. 肾病综合征　大量蛋白尿,每天尿中蛋白含量超过 3.5 g;严重水肿、低蛋白血症、高脂血症和脂尿。见于多种类型的肾小球肾炎。

4. 无症状性血尿或蛋白尿　持续或复发性肉眼或镜下血尿,和(或)轻度蛋白尿。多见于 IgA 肾病。

5. 慢性肾炎综合征　慢性进行性,多尿、夜尿、低比重尿,可伴血尿、蛋白尿、高血压、贫血、氮质血症和尿毒症。见于慢性肾小球肾炎。

四、肾小球肾炎的病理类型

肾小球肾炎可分为原发性和继发性,原发性是指病因不明和(或)主要累及肾小球的病变。继发性肾小球肾炎指肾小球病变与已知的系统性疾病有关,在继发性病变中病变可以以肾小球病变为主,也可以以其他病变为主。有些疾病如 IgA 肾病由于对它的发病机制还不完全理解,可能有其他的分类标准。

由于原发性肾小球肾炎的病因不明,因此该病主要根据各自的形态学特点来分类。原发性肾小球肾炎的主要病理类型包括:急性弥漫性增生性肾小球肾炎;急进行性(新月体)肾小球肾炎;膜性肾小球病(膜性肾病);轻微病变性肾小球病(脂性肾病);局灶性节段性肾小球硬化;膜性增生性(系膜毛细血管性)肾小球肾炎;IgA 肾病(Berger 病);慢性肾小球肾炎。

继发性肾小球肾炎是根据相关的病因或系统性疾病进行分类。如狼疮性肾炎提示肾小球病变与系统性红斑狼疮相关。继发性肾小球肾炎的一些分类可进一步进行亚分类,如代谢性肾小球疾病包括特征性的糖尿病性肾小球硬化、淀粉样物沉积、多发性骨髓瘤、冷球蛋白血症、肝疾病等。

WHO 规定以下术语可用于肾小球疾病的分类。由于术语很好地反映了形态学特点,有实用价值。

(1) 局灶性:基本病变累及部分但不是所有肾小球(<50%);

(2) 弥漫性:基本病变累及到所有或几乎所有肾小球(>50%);

(3) 节段性:基本病变累及肾小球的部分毛细血管襻(不超过肾小球切面的 50%);

(4) 球性:基本病变累及整个肾小球的全部或大部分毛细血管襻。

▶ 案例 11 - 1

【病例摘要】

令××,女性,16 岁。近 3 天全身水肿,小便呈酱油色。2 周前曾"感冒"一次。血压 140/100 mmHg。实验室检查:蛋白尿 2+,血清白蛋白 32 g/L;尿沉渣红细胞 3+。肾穿刺检查发现肾小球内皮细胞、系膜细胞增生以及中性粒细胞浸润;局灶节段肾小球毛细血管壁纤维素样坏死,约 20%肾小球有新月体形成;肾小管上皮细胞颗粒变性和玻璃样变,腔内偶见红细胞管型;间质充血。免疫荧光检查显示沿肾小球毛细血管壁分布的颗粒状荧光。

【问题】

(1) 试问本病最可能的诊断是什么?

(2) 为什么会出现全身水肿?

(一) 急性弥漫性增生性肾小球肾炎

急性弥漫性增生性肾小球肾炎(acute diffuse proliferative glomerulonephritis),以包括双肾所有肾小球在内的急性炎症、弥漫性毛细血管内皮细胞和系膜细胞增生、中性粒细胞和巨噬细胞浸润为特征。因减少了肾小球的滤过率,所以又称毛细血管内增生性肾小球肾炎,临床简称急性肾炎。因多数病例发生于溶血性链球菌感染后,因此又称为感染后肾小球肾炎。根据感染病原体的类型,又分为链球菌感染后性肾炎和非链球菌感染性肾炎。前者较为常见。后者由肺炎球菌、葡萄球菌等细菌和腮腺炎、麻疹、水痘和乙型肝炎等病毒引起。

本病主要表现为急性肾炎综合征,好发于儿童和青年,男性比女性更多见,是临床预后较好的肾炎类型。

1. 病因和发病机制 本型肾炎主要由感染引起,常发生于 A 族乙型溶血性链球菌(致肾炎菌株12、4、1 型)感染后 1~4 周,与抗体和免疫复合物形成时间相符,同时患者血清抗链球菌溶血素"O"和抗链球菌其他抗原的滴度增高,说明患者近期链球菌的感染史。患者血清补体水平降低,说明有补体的激活和消耗。但肾小球内并不存在链球菌。免疫学、免疫荧光和电镜研究表明此病由循环免疫复合物的沉积引起,免疫球蛋白呈颗粒状"满天星"分布或在上皮下呈"驼峰状"沉积。

2. 病理变化 (1)肉眼观:双肾轻到中度肿大,被膜紧张,表面充血,故称大红肾,有时肾表面见散在粟粒状的出血点,故又有蚤咬肾之称(图 10 - 10)。切面见肾皮质增宽,有小出血点。

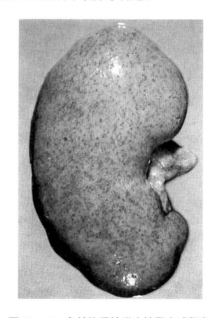

图 10 - 10 急性弥漫性增生性肾小球肾炎

大体见肾脏充血肿大,被膜紧张,表面可见散在粟粒状的出血点(蚤咬肾)

（2）光镜下：HE 显示双肾大多数肾小球广泛受累。肾小球体积增大，毛细血管丛的细胞数明显增多（即球高细胞性），主要是由于内皮细胞、系膜细胞明显增生，伴中性粒细胞和单核细胞浸润所致（图 10 - 11）。受增生细胞的充填和挤压，毛细血管腔及肾小球囊狭窄或闭塞，肾小球血量减少。病变严重的病例，毛细血管壁可发生节段性纤维素样坏死，局部出血，可伴血栓形成。在某些病例中，少数肾小球可显示沿鲍曼囊排列的上皮细胞增生，并伴早期"新月体"形成。

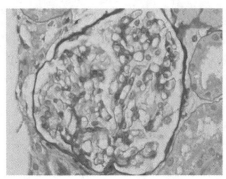
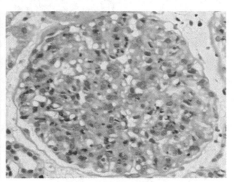

A. 正常肾小球(PAS染色，高倍)　　　　B. 增大的肾小球中见系膜和内皮细胞增生伴中性粒细胞浸润(HE染色，高倍)

图 10 - 11　急性弥漫性增生性肾小球肾炎

肾小管改变不如肾小球明显，但是炎症严重时可发生小管扩张、上皮细胞水肿、细胞内玻璃样变性（透明小滴变性）或脂肪样变性，严重者发生坏死。部分肾小管管腔内出现蛋白管型、红细胞或白细胞管型及颗粒管型。肾间质常有不同程度的充血、水肿和少量淋巴细胞、中性粒细胞浸润。

（3）电镜下：见电子密度较高的沉积物，通常呈驼峰状（图 10 - 12A），多位于上皮下（脏层上皮细胞和肾小球基膜之间），也可位于内皮细胞下、基膜内或系膜区。

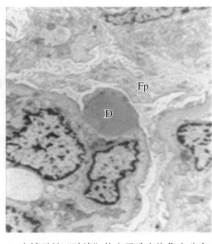
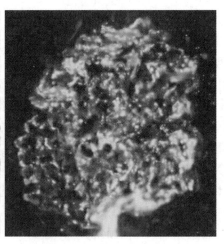

A. 电镜示呈"驼峰"状电子致密物集中分布于毛细血管襻上皮下区，D示电子致密物，Fp示足突　　　　B. 免疫荧光显示肾小球内有颗粒状荧光

图 10 - 12　急性弥漫性增生性肾小球肾炎

(4) 免疫荧光:检查显示肾小球内有颗粒状 IgG,IgM 和 C3 沿毛细血管襻分布(图 10 - 12B)。

3. 临床病理联系　急性肾炎综合征:即由急性发作所致的以肾小球症状占优势。表现有血尿、轻-中度蛋白尿、各种管型(红细胞管型为主)、少尿、水肿、高血压,常伴血尿素氮增高。

蛋白尿、血尿、管型尿是因为肾小球损伤、滤过膜通透性增加所致。蛋白尿一般较轻。血尿多为镜下血尿;约 30%呈肉眼血尿,常常描述为烟色、赭色或红褐色(酱油色)(由于红细胞释放的血红蛋白在酸性尿中变成血黄质所致),严重血尿可因肾小球毛细血管壁发生纤维素样坏死、出血所致。

少尿是因为毛细血管丛的细胞增生及炎细胞浸润致毛细血管腔狭窄,血流减少,滤过率下降,但肾小管重吸收功能正常,因而少尿甚至无尿。

水肿为最初症状,轻症早期为眼睑水肿,重者波及全身。主要原因是肾小球滤过率降低,水、钠潴留。超敏反应引起的毛细血管通透性增高可使水肿加重。

高血压的原因可能是钠、水潴留,血容量增加。病人的血管神经兴奋性增高也可能起作用,但血浆肾素水平一般不增高。成人患者的症状不典型,可表现为高血压和水肿,常伴有血尿素氮增高。

4. 预后　95%以上的患病儿童能康复,尤其儿童链球菌感染后肾小球肾炎预后更好,约 1%的患儿迁延不愈或发展为快速进行性肾小球肾炎,极少数进展为慢性肾衰竭。在成人,以流行病模式发病的有较好的预后,但以散发模式发病的仅有 60%康复,余下者进展为快速进行性肾小球肾炎、慢性肾衰竭。

(二)急进性(新月体性)肾小球肾炎

急进性(新月体性)肾小球肾炎(rapidly progressive or crescentic glomerulonephritis)是一种临床较为少见的肾小球肾炎,可发生于任何年龄组,成人多见。临床上起病急,发展快速,以快速进行性肾小球肾炎综合征为主要表现,并通常在数周至数月内发展成肾衰竭而死亡。主要病理特征为大多数肾小球的鲍曼氏囊腔内细胞积聚,形成"新月体"(crescent)。

1. 病因和发病机制　新月体性肾小球肾炎为一组由不同原因引起的疾病,可原发于感染后,也可继发于全身性疾病,更多见于特发性原因不明。相应的发病也各有差异,但多数由免疫机制引起。临床常根据免疫学和病理学检查结果,将其病变分为三个类型(表 10 - 1)。

表 10 - 1　新月体性肾小球肾炎的分类

Ⅰ型(抗 GBM 抗体性)	Ⅱ型(免疫复合物性)	Ⅲ型(免疫反应缺乏性)
原发性	原发性	ANCA* 相关性
Goodpasture 综合征	感染后性	原发性
	系统性红斑狼疮	Wegener 肉芽肿病
	过敏性紫癜	显微型结节性多动脉炎/显微型多血管炎
	其他	

* 抗中性粒细胞胞质抗体

Ⅰ型为抗肾小球基膜性肾炎。免疫荧光检查呈特征性的线性荧光,主要为 IgG 沉积,少部分伴有 C3 沉积。一些病人的抗 GBM 抗体还与肺泡壁基膜发生交叉反应,引起肺出血-肾炎综合征。病人血清中可检出抗 GBM 抗体,血浆置换疗法可清除循环血液中的抗体。

Ⅱ型为免疫复合物性肾炎,我国较常见。可发生在链球菌感染后、系统性红斑狼疮、IgA 肾病及过敏性紫癜等引起的免疫复合物性肾炎中。免疫荧光检查呈颗粒状荧光,电镜见高密度电子致密物。血浆置换通常无效。

Ⅲ型又称为免疫反应缺乏型肾炎。电镜和免疫荧光检查均呈阴性。主要表现为大部分病人血清内可检出抗中性粒细胞胞质抗体。该抗体与某些类型血管炎的发生有关。本型可以是 Wegener 肉芽肿病或显微型多动脉炎等系统性血管炎的组成部分。但许多病例的病变局限于肾脏,有的学者认为此类病变由局限于肾小球的血管炎引起。

三种类型中约有 50%的病例为原发性病因不明,其余病例与已知的肾脏和肾外疾病有关。三种类型的共同特点是有严重的肾小球损伤。

2. 病理变化

(1)肉眼观:双肾对称性肿大,柔软,色苍白,有"大白肾"之称,表面可不光滑甚至有点状出血。切面皮质增厚。

(2)光镜下:超过 50%肾小球囊内有新月体形成。新月体是肾小球肾炎的一种严重病变,是由于肾小球基膜的灶性损伤处渗出的纤维素等刺激了球囊壁层上皮细胞,使其增生成层,状如新月,故称之。若围绕肾球囊呈环状,则称环状体。新月体主要由增生的壁层上皮细胞和渗出的单核细胞构成,可伴有纤维素以及中性粒细胞和淋巴细胞浸润。早期新月体以细胞成分为主,称为细胞性新月体,或称上皮性新月体(图 10-13A);之后在单核细胞分泌转化生长因子、成纤维细胞生长因子等的作用下,上皮细胞可转分化为成纤维细胞,产生胶原纤维渐增多,转变为纤维-细胞性新月体(图 10-13B);最终完全被纤维所取代,成为纤维性新月体。新月体可使肾小球球囊腔变窄或闭塞,并压迫毛细血管丛,使肾血流量减少,肾小球滤过率下降。部分病人肾小球可分别出现节段性坏死、弥漫或局灶性内皮细胞增生或系膜细胞增生等改变。

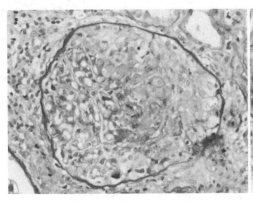 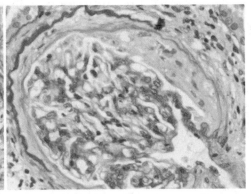

A. 可见细胞性新月体以及肾小球　　　　　B. 可见纤维-细胞性新月体以及肾小球
　　毛细血管丛节段纤维素样坏死　　　　　　　毛细血管丛受压、萎缩

　　　　图 10-13　新月体性肾小球肾炎(PAS 染色,高倍)

肾小管上皮细胞可因缺血而出现细胞水肿,因蛋白被吸收而形成细胞内玻璃样变。严重时肾小管上皮细胞可萎缩、坏死甚至消失。肾间质常水肿,炎细胞浸润和纤维化。

(3)电镜下:见新月体,基膜局灶性缺损和断裂(图 10-14)。Ⅱ型病例还可在上皮下或内皮下见电子致密沉积物。

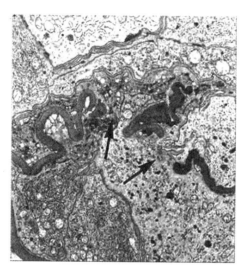

图 10-14 新月体性肾小球肾炎
电镜下见基膜局灶性缺损和断裂(箭头所示)

(4)免疫荧光:见 IgG 和 C3 沿毛细血管襻分布,Ⅰ型为线性荧光,Ⅱ型为颗粒状荧光,Ⅲ型免疫荧光检查结果为阴性。

3. 临床病理联系　主要表现为快速进行性肾小球肾炎综合征。起病急,进展快,少尿或无尿,明显血尿,伴红细胞管型或中度蛋白尿、高血压、氮质血症和快速进行性肾功能不全。

由于肾小球毛细血管纤维素样坏死、基膜缺损和缺血,故血尿明显,蛋白尿相对较轻。由于大量新月体形成和球囊腔阻塞,肾小球滤过率下降而肾小管重吸收功能尚正常,故病人迅速出现少尿、无尿和氮质血症等症状。高血压主要是由于钠、水潴留,血容量增加,新月体压迫肾缺血激活的肾素-血管紧张素系统有协同作用。病变后期肾小球玻璃样变,肾单位功能丧失,最终发生肾衰竭。

4. 预后　新月性肾小球肾炎预后较差,尽管通过适当的血液透析后症状可显著减轻,但大多数病人最终还是发展为慢性肾衰竭。病人的预后一般与呈现新月体的肾小球的比例相关,新月体性肾小球少于 75% 者病程稍长,超过 80% 者多在半年内死于尿毒症。

(三)肾病综合征及相关的肾炎类型

肾病综合征最重要的特征是肾小球毛细血管壁损伤,使血浆蛋白滤过增加,形成大量蛋白尿。若滤过膜的损伤相对较轻,滤过的为低分子量的清蛋白和转铁蛋白,则为选择性蛋白尿,相反,损伤严重时大分子量的蛋白也可滤过,则形成非选择性蛋白尿。若长期大量蛋白尿使血浆蛋白丢失过多,则形成低蛋白血症,血浆胶体渗透压降低,大量水分外漏引起组织高度水肿,同时血容量下降,使肾小球滤过减少,醛固酮和抗利尿激素分泌增加,致使钠、水潴留,水肿加重。低蛋白血症还可刺激肝脏合成脂蛋白,引起高脂血症。肾小球基膜通透性增高,脂蛋白滤过增加则可引起脂质尿。

多种原发性肾小球肾炎和系统性疾病均可引起肾病综合征。年龄与肾病综合征的发生有关,其中儿童主要由原发性肾小球病引起,成人中系统性疾病的比例增高。常见的病因见表10-2。本部分介绍几种能引起肾病综合征的原发性肾小球病。

表 10-2　肾病综合征的原因

原因	患病率(%)*	
	儿童	成人
原发性肾小球病		
膜性肾小球病	5	30
微小病变性肾小球病	65	10
局灶性节段性肾小球硬化	10	35
膜增殖性肾小球肾炎	10	10
IgA 肾病及其他	10	15
伴肾病表现的系统性疾病		
糖尿病		
淀粉样变性		
系统性红斑狼疮		
某些药物(金,青霉胺,海洛因)		
传染病(疟疾,梅毒,乙肝,艾滋病)		
恶性肿瘤(癌,黑色素瘤)		
其他(蜂叮咬,遗传性肾炎)		

*引自 Robbins Basic Pathology(第9版)。儿童的肾病综合征中约有95%由原发性肾小球病引起,系统性疾病仅约5%;成人的肾病综合征中原发性肾小球病约占60%,系统性疾病占40%。

1. 膜性肾小球病(膜性肾病)　膜性肾小球病(membranous glomerulopathy),或称膜性肾小球肾炎,因病变早期光镜下肾小球炎症不明显,所以又称膜性肾病(membranous nephropathy)。为缓慢进展性疾病,常见于30～50岁,在我国是引起成人肾病综合征最常见的原因,特征为含有免疫球蛋白的电子致密物沉积于肾小球基膜的上皮下,使毛细血管壁弥漫性增厚。

(1)病因和发病机制:膜性肾小球病是慢性免疫复合物性肾炎的一种类型,约有85%为原发性,其余为继发性。原发性膜性肾小球病被认为是与 Heymann 肾炎相似的与易感基因有关的自身免疫病。自身抗体与肾小球上皮细胞膜抗原反应,在上皮细胞和基膜之间形成免疫复合物。病变部位通常没有中性粒细胞、单核细胞浸润和血小板沉积,但有补体出现,由补体 C5b - C9 组成的膜攻击复合体可激活肾小球上皮细胞和系膜细胞,释放蛋白酶和氧化剂,引起毛细血管壁损伤和蛋白漏出。

(2)病理变化:肉眼见双肾肿大,色苍白,有"大白肾"之称。晚期体积缩小,表面呈颗粒状。光镜下早期肾小球基本正常,之后肾小球毛细血管壁均匀一致的弥漫性增厚(图 10 - 15A)。若用 PASM 染色可显示黑色的基膜上有钉突状突起(图 10 - 15B)。后期,极度增厚的基膜使毛细血管腔受压狭窄或闭塞,肾小球缺血,最终导致肾小球纤维化和玻变。近曲小管上皮细胞肿胀,内常含有玻璃样小滴及脂肪空泡,为被吸收的蛋白小滴。肾间质有慢性炎细胞浸润和纤维化。电镜显示上皮细胞肿胀,足突消失,上皮与基膜之间有大量电子致密沉积物,呈钉突或圆顶状。早期,沉积物之间基膜样物质增多,形成钉状突起与增厚的基膜垂直,形如梳齿。之后,钉突向沉积物表面延伸并将其覆盖,使基膜明显增厚。晚期,被包裹的沉积物逐渐被溶解吸收,形成"虫蚀状"空隙(图 10 - 16)。最后,基膜上的空隙被基膜样物质所填充,基膜显著增厚,毛细血管腔受压狭窄或闭塞,肾小球缺血,最终导致肾小球纤维化和玻变。免疫荧光显示免疫球蛋白 IgG 和补体 C3 沉积,沿基膜呈弥漫性的颗粒状分布(图 10 - 17)。病变后期无免疫球蛋白或仅有少量 C3 沉积。

(3)临床病理联系:本型多见于成人,起病隐匿,主要表现为肾病综合征,或呈低于肾病范围的蛋白尿(约占 15%)。由于肾小球基膜严重损伤,滤过膜通透性增高显著,常表现为非选择性蛋白尿。部分病人伴有血尿或轻度高血压。

任何患有膜性肾小球肾炎的病人必须首先排除上述的各种继发性疾病。随着肾小球硬化的进展,肾功能日趋丧失,并在晚期出现尿毒症,表现为终末期慢性肾小球肾炎的症状。

(4)预后:膜性肾小球病对类固醇类药物治疗不敏感,病程多呈慢性进行性,约一半原发性病例经过 2~20 年时间进展为慢性肾衰竭,仅 10%~30% 的病人可部分或全部缓解,10 年内死亡率低于 10%。

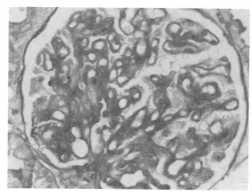 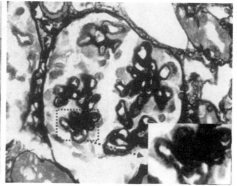

A. PAS染色,显示弥漫性毛细血管壁增厚但没有细胞数目的增加   B. PASM染色可见黑色的基膜上有钉状突起(右下小图为局部放大)

图 10 - 15 膜性肾小球病(高倍)

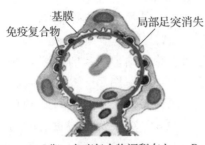

A. Ⅰ期：免疫复合物沉积在上皮下，足突局部消失

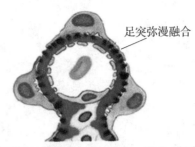

B. Ⅱ期：沉积物之间基膜样物质增多，形成"钉突状或圆拱状"，与增厚的基膜垂直，形如梳齿

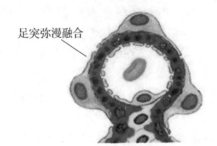

C. Ⅲ期：钉突向沉积物表面延伸并将其覆盖，使基膜明显增厚

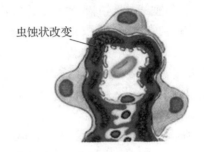

D. Ⅳ期：被包裹的沉积物逐渐被溶解吸收，形成"虫蚀状"空隙

图 10－16　膜性肾小球病发展阶段模式图

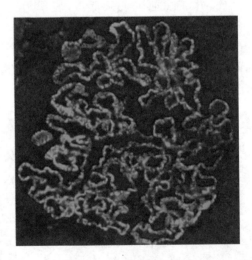

图 10－17　膜性肾小球病

IgG 免疫荧光沿肾小球毛细血管基膜分布，呈颗粒状

2. 微小病变性肾小球病（脂性肾病或足突病）　微小病变性肾小球病（minimal change glomerulopathy）又称微小病变性肾小球肾炎或微小病变性肾病，是引起儿童（通常为 2 至 6 岁）肾病综合征最主要的原因。病变特征为光镜下肾小球基本正常，但在电镜下可见到均匀弥漫性的脏层上皮细胞足突消失，上皮足突的变平和融合是最显著的变化。肾近曲小管

上皮内可显示有玻璃样小滴(蛋白尿的证据)和脂质小滴(脂尿的证据),故曾名"脂性肾病"。本病相对良性,临床最显著的特征是对皮质类固醇治疗有显著的疗效。

(1)病因和发病机制:脂性肾病的病因和发病机制不明,由于肾小球内无免疫复合物沉积,一般认为是非免疫复合物或抗肾小球基膜抗体引起的,目前多认为与 T 细胞免疫功能异常有关。可能是 T 淋巴细胞和巨噬细胞分泌的细胞因子损伤了脏层上皮细胞,引起滤过膜阴离子丧失的结果。最近有研究显示编码肾素等肾小球蛋白基因的突变与本病有关。

(2)病理变化:肉眼可见肾体积稍肿大,颜色苍白。切面肾皮质见黄白色条纹,是因肾小管上皮细胞吸收脂质并沉积引起。光镜可见:肾小球结构基本正常,部分病例有轻微的系膜增生和基质增多(图10-18A)。肾近曲小管上皮细胞内出现大量脂质空泡和玻璃样蛋白小滴。电镜可见肾小球基膜基本正常,无沉积物,主要改变是弥漫性脏层上皮细胞足突融合或消失(图 10-18B,C),上皮细胞胞质内常有空泡形成,细胞表面微绒毛增多。值得注意的是膜性肾小球病和糖尿病等疾病也显示有足突消失,所以只有在光镜下肾小球结构正常,脏层上皮细胞足突消失才具有诊断价值。经肾上腺皮质激素治疗后,足细胞的改变可恢复正常。免疫荧光检查显示无免疫沉积物。

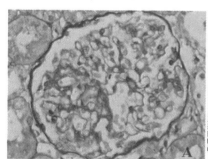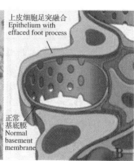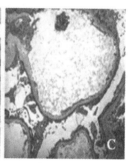

A.肾小球结构基本正常　　　B.示意图显示足突　　　C.超微结构变化特点:足突
　(PAS染色,高倍)　　　　　 的弥漫性消失　　　　　 融合或消失,未见沉积物

图 10-18　微小病变性肾小球病

(3)临床病理联系:本病多见于儿童。可发生于呼吸道感染或免疫接种之后。临床主要表现为肾病综合征。水肿常为最早出现的症状。蛋白尿通常为选择性的,成分为小分子的血清蛋白,主要是白蛋白,机制可能是因为 T 细胞免疫功能异常损伤了脏层上皮细胞,使肾小球多聚阴离子(负性电荷)的丧失,毛细血管壁呈选择性通透性增高。

(4)预后:本病相对良性,90%以上的患儿对短期皮质类固醇治疗敏感,即使部分病人会伴有类固醇激素的依赖,但远期的预后较好。成人患者对激素治疗反应缓慢,疗效较差。不到 5%的患者在 25 年后可以发展为慢性肾衰竭。

3.局灶性节段性肾小球硬化　局灶性节段性肾小球硬化(focal segmental glomerulosclerosis,FSGS)可引起肾病综合征或严重的蛋白尿,病变特点是部分肾小球硬化(局灶性的),以及在受累的肾小球中仅有部分毛细血管襻受到影响(节段性的)。

(1)病因和发病机制:本病具体的病因和发病机制尚不清楚,主要是由脏层上皮细胞的损伤和改变引起。可能由于一些循环因子引起局部通透性明显增高,血浆蛋白和脂质在细胞外基质内沉积,激活系膜细胞而导致。分别见于特发性的、继发性的(继发于另一种形式的肾小球肾炎或慢性肾脏疾病,如 IgA 肾病、复发性肾病,和伴发性的(伴发于特定的情况,如 HIV 肾病,海洛因成瘾者肾病)的三种情况。据报道有病人体内存在一种约 50kD 的非免疫球蛋白性因子,该因子可引起蛋白尿。

(2)病理变化:光镜下病灶呈局灶性,表现为病变的肾小球内部分毛细血管襻系膜基质增加,基膜崩解,玻璃样物质和脂质沉积(图 10-19),早期累及皮髓交界处肾单位,后期可波及皮质全层。偶尔肾小球可以完全硬化伴有肾近曲小管萎缩和间质纤维化,为晚期改变。电镜显示脏层上皮细胞足突消失,部分上皮细胞从肾小球基膜剥脱。免疫荧光为阴性,或在病变部位有 IgM 和 C3 沉积。

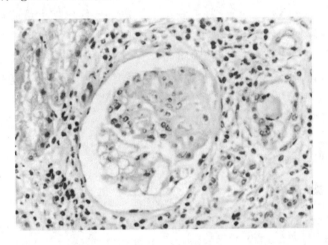

图 10-19　局灶性节段性肾小球硬化

病变显示肾小球内部分毛细血管襻系膜基质增加,基膜崩解,玻璃样物质和脂质沉积(HE 染色,高倍)

(3)临床病理联系:大部分病人临床表现为肾病综合征,少数仅表现为蛋白尿。

原发性或特发性局灶性节段性肾小球硬化占肾病综合征的 10%,在儿童须与由脂性肾病引起的肾病综合征鉴别,因为临床病理显著不同。局灶性节段性肾小球硬化的以下特点可与轻微病变性肾小球病相区别:①出现血尿,肾小球滤过率下降和高血压的比例较高;②非选择性蛋白尿;③类固醇疗效差或无效;④至少 50% 的病人 10 年内发展为慢性肾衰竭;⑤在硬化区域内出现 IgM 和 C3 沉积。

(4)预后:本病多发展为慢性肾小球肾炎,50% 的病人在发病后十年内发展为终末期肾小球肾炎。小儿患者预后较好。

4. 膜性增生性肾小球肾炎　膜性增生性肾小球肾炎(membranoproliferative glomerulonephritis, MPGN)是一种比较严重的组织学类型,临床上大部分病例(2/3)表现为肾病综合征。病变既有毛细血管基膜不规则增厚,又有肾小球系膜细胞增生和系膜基质增多,又称为系膜毛细血管性肾小球肾炎。根据发病机制和电镜下电子致密物沉积部位不同,又可分为Ⅰ型、Ⅱ型和Ⅲ型,Ⅲ型极为少见。

(1)病因和发病机制:本病可以是原发性的,也可以是继发性的。Ⅰ型由循环免疫复合物沉积引起,并有补体的激活。引起免疫反应的抗原成分尚未确定。Ⅱ型显示有激活补体替代途径的证据(血清 C3、备解素和 B 因子减少)。大多数Ⅱ型病人在血清中有 C3 致肾炎因子,该因子是一种自身抗体,与 C3 转化酶结合,使之不易被降解,导致补体替代途径持续激活,C3 不断分解。由于 C3 过度消耗和肝脏 C3 合成减少,病人出现低补体血症。C3 致肾炎因子引起肾小球损伤的确切机制和致密沉积物的性质目前还不清楚。

(2)病理变化:光镜下两个类型的病变相似。肾小球体积增大,系膜细胞和内皮细胞数量增多,可有白细胞浸润,肾小球基膜不规则增厚。部分病例有新月体形成。由于系膜细胞增生和系膜基质增多,血管球小叶分隔增宽,呈"叶"状,故又称分叶状肾炎(图 10 - 20A)。上述变化经用 PASM(图 10 - 20B)和 PAS 染色特别明显。电镜下肾小球毛细血管壁基膜增厚呈"双轨状"或"履带状"(图 10 - 21A),后者由系膜细胞、内皮细胞或白细胞突起嵌入延伸插入邻近的毛细血管襻所致,所以称为"系膜插入物",这也是另一个命名"系膜毛细血管性肾小球肾炎"的由来。Ⅰ型显示有内皮下的电子致密沉积物和少数上皮下和系膜区的 C3 沉积物(图 10 - 21B)、早期的补体成分(C1q 和 C4)以及呈颗粒状沉积的免疫球蛋白。Ⅰ型改变可能发生在伴有 SLE、乙型或 C 型肝炎、房室分流后感染、血吸虫病、α1 - 抗胰蛋白酶缺乏症、慢性肝病的病人和某些恶性病例。Ⅱ型(致密沉积物病)较少见,显示肾小球基膜内含有带状形式的电子密度极高的沉积物(图 10 - 21C)。偶尔也会发现上皮下"驼峰状"沉积物,C3 也有显示,但没有早期补体成分。

(3)临床和预后:本病多发生于儿童和青年,主要表现为肾病综合征(占儿童和成人原发性肾病综合征的 5%~10%),常伴有血尿,也可仅表现为蛋白尿。病变常为慢性进展性,预后较差。伴有大量新月体形成的病人可出现急进性肾炎的临床表现。尽管类固醇可延缓该病的病程,还是有约 50% 的病人在 10 年内发展为慢性肾衰竭。本病在接受肾移植的受体中有很高的复发率,尤其是Ⅱ型疾病患者。

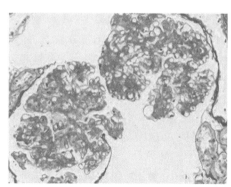 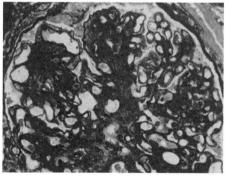

A. PAS染色显示肾小球毛细血管丛呈
分叶状,系膜细胞和内皮细胞增生,
毛细血管壁增厚(中倍)

B. PASM染色显示基膜因增厚伴局部分隔,
而呈"双轨"状(高倍)

图 10 - 20 膜性增生性肾小球肾炎

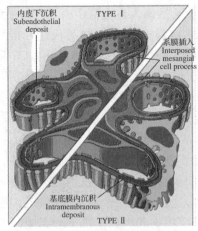 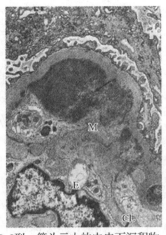 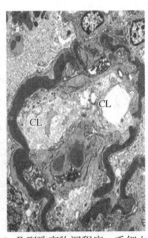

A. 两型示意图显示I型为内皮下沉积，Ⅱ型为基膜内沉积(致密物沉积病)

B. I型，箭头示大的内皮下沉积物插入到系膜基质，M为系膜基质；E为内皮；CL为毛细血管腔

C. Ⅱ型致密物沉积病，毛细血管基膜致密层内有高电子密度致密沉积物，粗大呈带状，CL为毛细血管腔

图 10-21　膜性增生性肾小球肾炎

知 识 链 接

C3 肾小球病是近年提出的新概念，其诊断标准为：肾小球以补体 C3 沉积为主(C3 免疫荧光强度较其他免疫分子荧光强度≥2＋)。包括致密沉积物病(dense deposit disease DDD)和 C3 肾小球肾炎；DDD 的特征是：在肾小球基膜致密层呈均质飘带样电子致密物的沉积；除 DDD 以外的其他 C3 肾小球病基本都被归为 C3 肾小球肾炎，C3 肾小球肾炎的电子致密物可在系膜区、内皮下、上皮下、甚至肾小球基膜内(但与 DDD 电子致密物的性质不同)沉积，C3 肾小球肾炎的光镜表现可多样，如膜性增生性肾小球肾炎、系膜增生性肾小球肾炎、毛细血管内增生性肾炎、轻微病变或光镜表现正常，严重时可伴不同程度的新月体形成。

---

5. 系膜增生性肾小球肾炎　　系膜增生性肾小球肾炎(mesangioproliferative glomerulonephritis)的病变特点是弥漫性系膜细胞增生及系膜基质增多。本病在我国和亚太地区常见，在欧美则较少发生。

(1)病因和发病机制：原发性系膜增生性肾小球肾炎的病因和发病机制尚未明确，可能存在多种致病途径，如循环免疫复合物沉积或原位免疫复合物形成等。免疫反应通过介质的作用刺激系膜细胞，导致系膜细胞增生、系膜基质增多。

(2)病理变化：光镜下：主要改变为弥漫性系膜细胞增生和系膜基质增多。电镜下：1/4～1/2 病例可在系膜区见到少量稀疏的细颗粒状和云雾状的电子致密物。免疫荧光检查常显示不同的结果，分如下四类：①以 IgM 为主的免疫球蛋白及 C3 沉积者；②以 IgG 为主的免疫球蛋白及 C3 沉积者；③仅补体 C3 沉积者(上述免疫球蛋白及补体均呈颗粒状沉积于系膜区，有时也同时沉积于肾小球毛细血管壁)；④免疫病理检查阴性者。在我国最常见的是 IgG 及 C3 沉积，在其他国家则多表现为 IgM 和 C3 沉积(又称 IgM 肾病)。

（3）临床病理联系：本病多见于青少年，男性多于女性。起病前常有上呼吸道感染等前驱症状。临床表现具有多样性，可表现为肾病综合征，也可表现为无症状蛋白尿（约30%）和（或）血尿（70%～90%，其中多为镜下血尿，约30%病例为反复发作的肉眼血尿）。

（4）预后：本病可用激素和细胞毒药物治疗。病变轻者疗效好，约50%以上的病人用激素治疗后可获得完全缓解，其远期预后目前仍不十分清楚。病变严重者预后多数不好，迟早会出现较严重的局灶性节段性肾小球硬化，甚至出现肾功能障碍与衰竭。

（四）IgA 肾病

IgA 肾病（IgA nephropathy）常发生于儿童和青年，在全球范围内是最常见的肾炎类型，但在不同地区的发病率差别很大，在亚洲和太平洋地区的发病率很高。据报道在我国的发病率约占原发性肾小球疾病的30%。本病通常表现为反复发作的镜下或肉眼血尿，是引起反复发作的肾小球性血尿最主要的原因。因病变特点是免疫荧光显示系膜区有 IgA 沉积，故名 IgA 肾病，又由于本病由 Berger 于1968年最先描述，又称 Berger 病。

1. 病因和发病机制　IgA 肾病可为原发、独立的疾病，也可由过敏性紫癜、肝脏和肠道疾病等继发引起。病人血清中聚合 IgA 增高，或可出现含有 IgA 的免疫复合物。IgA 肾病的发生与某些 HLA 表型导致的 IgA 合成、分泌或清除的调节异常有关。资料表明病毒、细菌和食物蛋白等的刺激，可使呼吸道或消化道黏膜 IgA 合成增多，其中的 IgA1 或含 IgA1 的免疫复合物沉积于系膜区，并激活补体替代途径，引起了肾小球损伤。

2. 病理变化　IgA 肾病的组织学改变差异很大。最常见的是系膜增生性病变（图10-22A），也可表现为局灶性节段性增生或硬化。少数病例可有较多新月体形成。

电镜检查显示系膜区有电子致密沉积物（图10-22B）。免疫荧光的特征为系膜增生和系膜区 IgA 沉积（图10-22C），提示大的循环 IgA 复合物积聚在系膜区。IgA 肾病常伴有 C3 和备解素，也可出现少量 IgG 和 IgM，通常无补体早期成分。

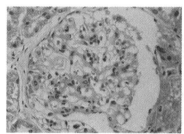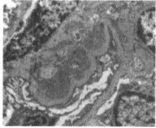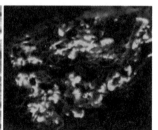

A. 系膜区弥漫增宽伴系膜细胞增生和系膜基质增多(HE染色，高倍)　B. 电镜检查显示系膜区有电子致密沉积物　C. 免疫荧光检测见系膜区IgA呈颗粒状、团块状沉积

图 10-22　IgA 肾病

3. 临床病理联系　IgA 肾病可发生于不同年龄的个体，儿童和青年多发。发病前常有上呼吸道感染，少数发生于胃肠道或尿路感染后。30%～40%的病人仅出现镜下血尿，可伴有轻度蛋白尿。5%～10%的病人表现为急性肾炎综合征。血尿的典型症状为持续数天而后消退，但每过数月便会复发。

4. 预后　本病预后差异很大，尽管多数病人病情开始为良性，但15%～40%的病人病情缓慢进展，50%的病人在20年内会发展为慢性肾衰竭。若发病年龄大，严重蛋白尿、高血压、新月体形成和血管硬化则提示预后不佳。肾移植后可重新出现 IgA 沉积,并引起相应的临床改变。

（五）慢性肾小球肾炎

慢性肾小球肾炎(chronic glomerulonephritis)为许多不同类型肾小球肾炎发展而来的肾小球疾病的终末期共同病变(终末肾),多见于成人,预后差。病变特点是双侧肾小球弥漫性萎缩、玻璃样变和硬化,又称慢性硬化性肾小球肾炎,也称慢性肾炎。

1. 病因和发病机制　慢性肾小球肾炎由不同类型的肾炎发展形成,这些肾炎类型及进展比例包括:

（1）链球菌感染后肾小球肾炎(儿童 1%～2%,成人比例较高);

（2）急进性肾小球肾炎(90%);

（3）膜性肾小球病(50%);

（4）局灶性节段性肾小球硬化(50%～80%);

（5）膜性增生性肾小球肾炎(50%);

（6）系膜增生性肾炎;

（7）IgA 肾病(30%～50%);

（8）约 20%的病例不清楚由何种肾小球疾病发展而来或缺乏早期肾小球肾炎病史。一是因为慢性肾小球肾炎中的肾小球大多被玻璃样结缔组织所取代,起始的病变类型很难辨认。二是因为有相当数量的慢性肾炎病人发病隐匿,没有明确的急性或其他类型肾炎的病史,发现时已进入慢性阶段。

2. 病理变化

（1）肉眼观:呈继发性颗粒性固缩肾,表现为双肾体积缩小,质硬,表面呈弥漫性细颗粒状(图 10 - 23),包膜粘连。切面肾皮质变薄、不规则变窄和瘢痕化并伴有正常结构纹理的消失。皮髓质界限不清,肾盂周围脂肪增多。

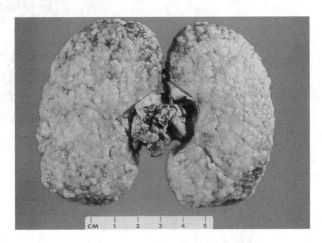

图 10 - 23　慢性肾小球肾炎
肾脏对称性缩小,皮质表面呈弥漫颗粒样

（2）光镜下:病变早期可能显示有相应类型肾炎的改变,呈现慢性增生性反应,伴有系膜细胞和基质增加(系膜瘢痕化)。之后随病变进展,肾小球内 PAS 染色阳性的嗜酸性玻璃样物质增多,细胞减少,肾内细、小动脉发生渐发生玻璃样变性和内膜增厚,管腔狭窄。至终末期大量毛细血管闭塞使绝大多数肾小球部分或全部瘢痕化(图 10-24)。此时各种类型导致的肾炎病变表现相似,特征表现为病变严重区大部分肾小球(≥75%)发生纤维化和玻璃样变,相应肾小管萎缩消失,代之以间质的纤维化。由于纤维组织的收缩,使玻璃样性的肾小球相互靠拢,称为肾小球相对集中。病变较轻区肾单位则出现代偿性改变,表现为肾小球体积增大,肾小管扩张,腔内可出现各种管型。肾间质纤维结缔组织明显增生,内见淋巴细胞浸润,有时也见浆细胞和组织细胞。

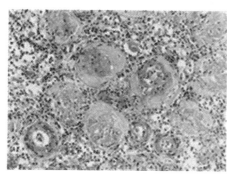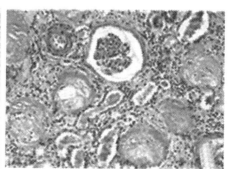

A. HE染色,肾小球完全消失,玻璃样变, B. Masson三色显示几乎所有肾小球均
并可见肾小管萎缩,间质纤维化(低倍) 被蓝染的胶原代替(低倍)

图 10-24 慢性肾小球肾炎

(3)电镜下:可有毛细血管基膜局灶性增厚,局灶性内皮下沉积物和足突变平。

3. 临床病理联系 部分病人有其他类型肾炎的病史。部分患者起病隐匿。早期可有食欲差、贫血、呕吐、乏力和疲倦等症状。有的病人则表现为蛋白尿、高血压或氮质血症,亦有表现为水肿者,但由于肾小球闭塞时,蛋白丢失的途径关闭,因此在进展病变中肾病综合征不常见。晚期病人主要症状为慢性肾炎综合征,表现为多尿、夜尿、低比重尿、高血压、贫血、氮质血症和尿毒症。

多尿、夜尿和低比重尿主要由于大量肾单位结构破坏,功能丧失,血液流经残留肾单位时速度加快,肾小球滤过率增加,但肾小管重吸收功能有限,尿浓缩功能降低。尽管可有镜下血尿,但肉眼血尿不常见。

高血压很常见,并可以是主要的临床表现,主要由于肾小球硬化和严重缺血,肾素分泌增多。高血压导致细、小动脉硬化,肾缺血加重,使血压持续增高。长期高血压可导致左心室壁肥厚。

贫血主要由肾单位破坏,促红细胞生成素分泌减少引起。此外,体内代谢产物堆积对骨髓造血功能具有抑制作用。大量肾单位受损使代谢产物不能及时排出,水、电解质和酸碱平衡失调,导致氮质血症和尿毒症。尿毒症患者可出现心外膜炎和胃肠炎等。

4. 预后 慢性肾小球肾炎病程进展的速度差异很大,但若不治疗的话,预后均很差,残酷地发展为尿毒症,最终多死于因尿毒症或由高血压引起的心力衰竭或脑出血。在首发症状出现到死亡大概是几年或更长些,肾透析和肾移植可以改变这一过程,获得较长期的生存时间。

附:常见原发性肾小球病特点小结(表 10-3)。

表 10-3 原发性肾小球病特点小结

类型	主要临床表现	发病机制	病理特点		
			光镜	免疫荧光	电镜
急性弥漫性增生性肾炎	急性肾炎综合征	免疫复合物,循环或植入的抗原	弥漫性系膜细胞和内皮细胞增生	CBM 和系膜区颗粒状 IgG 和 C3 沉积	上皮下驼峰状沉积物
急进性肾炎	急进性肾炎综合征	抗 GBM 型免疫复合物型免疫反应缺乏型	新月体形成	线性 IgG 和 C3 颗粒状 阴性或极弱	无沉积物 有沉积物 无沉积物
膜性肾小球病	肾病综合征	自身抗体与抗原原位反应	弥漫性 GBM 增厚,钉突形成	基膜颗粒状 IgG 和 C3	上皮下沉积物 GBM 增厚
微小病变性肾小球病	肾病综合征	不清,肾小球阴离子丧失,足细胞损伤	肾小球正常,肾小管脂质沉积	阴性	上皮细胞足突消失,无沉积物
局灶性节段性肾小球硬化	肾病综合征 蛋白尿	不清,循环性通透性增高因子作用? 足细胞损伤	局灶性节段性玻璃样变和硬化	局灶性,IgM 和 C3	上皮细胞足突消失、上皮细胞剥脱
膜增生性肾炎	肾病综合征血尿、蛋白尿慢性肾衰	I型免疫复合物II型自身抗体,补体替代途径激活	系膜增生,插入,基膜增厚,双轨状	(I)IgG+C3; C1q+C4. (II) C3 ,无IgG、C1q 或 C4	(I)内皮下沉积物 (II)致密沉积物
系膜增生性肾炎	蛋白尿、血尿肾病综合征	不明	系膜细胞增生系膜基质增多	系膜区 IgG、IgM 和 C3 沉积	同光镜,系膜区沉积物
IgA 肾病	反复发作的血尿或蛋白尿	不明,IgA 分泌与清除异常	局灶性节段性增生或弥漫性系膜增宽	系膜区 IgA 和 C3 沉积,可有 IgG 和 IgM	系膜区沉积物
慢性肾炎	慢性肾炎综合征,慢性肾衰	根据原病变类型	肾小球玻璃样变、硬化	因肾炎起始类型而异	因肾炎起始类型而异

第二节 肾小管-间质性肾炎

肾小管-间质性肾炎,又名"间质性肾炎、小管间质性肾病、小管间质性肾炎、间质性肾病"等,为一组累及肾小管和肾间质的炎性疾病,分为急性和慢性两大类,可为由细菌等生物病原体感染和药物、重金属等中毒引起的原发性损伤,也可为肾小球病变、血管性病变、多囊肾和代谢性疾病进展的结果。

肾小管-间质性肾炎的病变主要在髓质,可呈局灶性或弥漫性损害。急性肾小管-间质性肾炎主要表现为间质水肿、间质和肾小管内中性粒细胞等炎细胞浸润,常伴有局灶性肾小管坏死。慢性间质性肾炎表现为淋巴细胞、单核细胞浸润,肾间质纤维化和肾小管萎缩。

本节主要讨论肾盂肾炎和药物引起的肾小管-间质性肾炎。

一、肾盂肾炎

肾盂肾炎(pyelonephritis)是指肾实质和肾小管都通过间质感染而引起的炎症,以间质的化脓性炎症为特征,包括急性和慢性两种。

（一）病因和发病机制

肾盂肾炎多由细菌感染引起,致病菌以肠道革兰阴性菌最常见,其中多数为大肠埃希菌（占60%~80%）,其他有变形杆菌、副大肠埃希菌、肠球菌、粪链球菌、葡萄球菌等,还可由霉菌引起。急性肾盂肾炎通常为一种细菌感染引起,慢性肾盂肾炎则可能为多种细菌的混合感染。但由于正常尿液具有自净作用,所以只有在机体全身抵抗力下降或泌尿道局部防御机制被破坏时,致病菌才可能经血源性或上行性感染引起病变。

感染途径及相应的病因有:

（1）血源性传播:亦称下行性感染,多为双侧性,通常在败血症基础上由葡萄球菌或大肠埃希菌引起。

（2）上行性感染:单侧或双侧性,通常由大肠埃希菌、变形杆菌或其他细菌等,引起下尿路感染时,细菌通过尿道、膀胱、膀胱输尿管反流进入肾实质,最终形成肾内反流,或经输尿管周围的淋巴管上行到肾盂、肾盏和肾实质。

易感因素有:①尿路堵塞;②使用器械不当（尤其是操作导管插入时）;③膀胱输尿管反流（经结构错乱的膀胱输尿管结合处）;④妊娠;⑤先天性异常;⑥糖尿病;⑦免疫抑制;⑧前列腺增生、结石和肿瘤等。

由于女性尿道短、尿道口靠近肛门,容易遭受感染,加上尿道括约肌作用弱,女性激素水平的变化有利于细菌对尿道黏膜的黏附以及性交时黏膜容易受伤等,所以肾盂肾炎在女性非常常见,尤其在15~40岁年龄组,女性与男性发病比率为8∶1。

（二）急性肾盂肾炎

急性肾盂肾炎(acute pyelonephritis)是肾盂、肾间质和肾小管常见的化脓性炎症,主要由细菌感染引起（特别是大肠埃希菌）,偶可由多瘤病毒等病毒引起。尿道感染是主要的表现,包括下尿道感染（膀胱炎、前列腺炎、尿道炎）或上尿道肾盂肾炎或同时上、下尿道感染。病变特征为不均匀的、间质性的、化脓性炎症。

1. 病理变化

（1）肉眼观:肾体积增大,表面充血,表面可见稀疏的黄白色脓肿(图10-25A),周围见紫红色充血带。病灶局限或弥漫分布,相互融合可形成大脓肿。切面沿髓放线见黄色条纹,向皮质延伸。肾盂黏膜充血水肿,表面有脓性渗出物。严重时,肾盂内有积脓。

（2）镜下：特征为灶性间质性化脓性炎或脓肿形成、肾小管坏死和白细胞管型（图 11 - 25B）。上行性感染首先累及肾盂，随后波及肾小管；血源性感染常先累及肾皮质，发生于肾小球及其周围的间质，再扩展破坏邻近组织，并向肾盂蔓延。

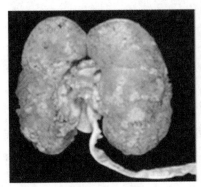
A. 皮质表面显示灰白色炎症区域和脓肿形成

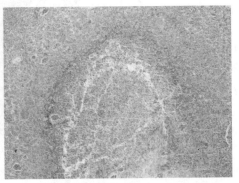
B. 可见局部大量脓细胞(中性粒细胞)聚集，肾组织结构破坏、消失(HE染色，低倍)

图 10 - 25　急性肾盂肾炎

2．临床病理联系　通常起病突然，出现发热、寒战、白细胞增多等全身症状，以及尿液的改变，如脓尿、菌尿、血尿、管型尿和蛋白尿等。通常有膀胱和尿路刺激症状如排尿困难、尿频、尿急和尿痛。肾肿大和肾包膜炎病人常伴有肋腰部的疼痛。尿液培养可发现细菌。白细胞管型有临床诊断意义。由于急性肾盂肾炎病变多呈灶状分布，肾小球通常较少受累，一般不出现高血压、氮质血症和肾功能障碍。伴有尿路阻塞、糖尿病或免疫障碍病人的病情常较严重，可发生败血症。并发肾乳头坏死时可发生急性肾衰竭。

3．预后　急性肾盂肾炎使用抗生素治疗疗效好。即使本病不治疗其经过也是良性和自限性的，症状往往持续不超过一周，但菌尿可以存在较长时间，若引起感染的诱因未去除或治疗不彻底不确当，则病变易反复发作慢性化，最终使肾组织瘢痕形成并伴有皮质及其下的肾盂肾盏的纤维化变形（上行性感染者易发生）。

常见并发症有：

（1）肾乳头坏死（papillary necrosis）：病变特征是肾锥体乳头侧 2/3 区域内出现境界清楚的灰白或灰黄色梗死样坏死灶（图 10 - 26）。病变累及单个或所有肾乳头。显微镜下肾

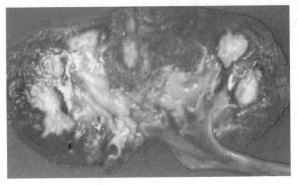
图 10 - 26　肾乳头坏死
灰白色的坏死区指向肾乳头

乳头发生梗死样的凝固性坏死,正常组织和坏死组织交界处可见中性粒细胞浸润。肾乳头坏死尤其见于糖尿病和尿路堵塞的病例。

（2）肾盂积脓(pyonephrosis)：严重尿路阻塞,特别是上尿路的阻塞,脓性渗出不能排除,发生滞留在肾盂、肾盏内形成积脓。

（3）肾周围脓肿(perinephric abscess)：病变严重时肾内化脓性改变可穿破肾被膜,在肾周组织形成脓肿。

（三）慢性肾盂肾炎

慢性肾盂肾炎(chronic pyelonephritis)为肾小管-间质的慢性炎症,伴皮、髓质肾实质瘢痕形成,以及明显的肾盂和肾盏扩张、变平和变形。可由急性肾盂肾炎发展而来,或开始即为慢性。病变呈反复发作性,按原因分有两种类型,分别如下：

（1）慢性阻塞性肾盂肾炎：长期尿路堵塞使肾易于感染,反复多次感染可产生慢性肾盂肾炎。通常由肠道细菌引起,可因阻塞部位的不同而分别呈双侧或单侧性。

（2）伴有反流性肾病：又称为慢性反流性肾盂肾炎,这是慢性肾盂肾炎最常见的原因。起始于儿童,是由于先天性膀胱输尿管反流或肾内反流,可以是单侧或双侧,引起的感染导致慢性肾盂肾炎。反流性肾病起病隐匿,常伴有高血压和多尿症。

1. 病理变化

（1）肉眼观：一侧或双侧肾脏体积缩小,出现不规则的瘢痕,双侧不对称性(图 10 - 27 A)。瘢痕多少不等,分布不匀,多见于肾的上、下极。切面见皮髓质界限不清,肾乳头萎缩,肾盏和肾盂因瘢痕收缩而变形,肾盂黏膜粗糙。

（2）镜下：早期肾小球很少受累,主要是局灶性的淋巴细胞、浆细胞浸润和间质纤维化。肾盂黏膜粗糙,在上皮下可见淋巴细胞团。严重的间质炎症可引起肾小管的逐渐萎缩和破坏,甚至导致肾小球玻璃样变。代偿扩张的肾小管内可充满胶样管型类似甲状腺组织形态(甲状腺化)(图 10 - 27B)。最终,导致形成粗糙 U 形瘢痕,肾脏体积极度缩小,功能丧失。

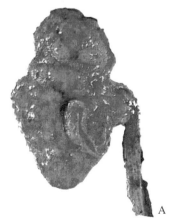
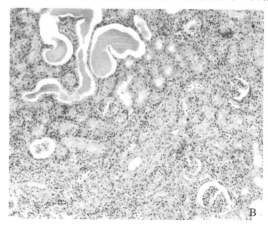

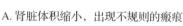

A.肾脏体积缩小，出现不规则的瘢痕　　B.肾间质中淋巴细胞、浆细胞局灶性浸润和不规则纤维化，肾小管萎缩和破坏，伴肾小球萎缩和肥大；扩张的肾小管内充满胶样管型类似甲状腺组织形态(HE染色，低倍)

图 10 - 27　慢性肾盂肾炎

慢性肾盂肾炎通常是双侧性病变,但两侧肾脏的损害和固缩并不一致。其终末期表现在临床上可与慢性肾小球肾炎混淆。慢性肾盂肾炎急性发作时出现大量中性粒细胞,并有小脓肿形成。

尽管慢性肾盂肾炎的多数病例可追溯到急性病史,有持续或反复的细菌感染,但有相当数量的慢性病例与先前的急性发病阶段无关。尤其需注意的是不伴有尿路堵塞的慢性肾盂肾炎的病人,通常没有以前或当前受感染的证据。这种病例不能排除先前已有无症状性细菌感染的可能性,还提示可能有除了感染以外的其他因素可引起本病。

2. 临床病理联系 慢性肾盂肾炎常反复发作,伴有腰背部疼痛、发热,频发的脓尿和菌尿。肾小管功能特别是浓缩能力的丧失会导致多尿和夜尿。钠、钾和重碳酸盐丧失可引起低钠、低钾及代谢性酸中毒。肾组织纤维化和小血管硬化导致局部缺血,肾素分泌增加,引起高血压。晚期肾组织破坏严重,出现氮质血症和尿毒症。X 线检查可显示不对称的固缩肾,伴有典型的粗糙瘢痕、肾盂肾盏变平和变形。菌尿是本病的特征,但在终末阶段常消失。肾盂造影术和 X 线检查均有助于本病的诊断。

3. 预后 若能及时去除诱发因素,病变可获控制,肾功能可获代偿而不引起严重后果。若频繁发作并广泛累及双肾,最终必将引起慢性肾衰竭(占 11%～20%)和高血压,危及生命。一些伴有肾盂肾炎瘢痕的病人可在数年后发展为局灶性节段性肾小球硬化,预后多不佳。

二、药物和中毒引起的肾小管-间质性肾炎

抗生素和镇痛药的广泛应用已使药物成为引起肾脏损伤的主要原因之一。药物和中毒可诱发间质的免疫反应,引起双侧非化脓性肾间质病变,称为急性过敏性间质性肾炎,也可造成肾小管的慢性损伤,最终导致慢性肾功能不全。

(一)急性过敏性间质性肾炎

急性过敏性间质性肾炎,又名急性药物性间质性肾炎、过敏性急性小管间质性肾炎、变应性小管间质性肾炎、急性过敏性小管间质性肾炎等,是常见的免疫介导的肾脏损害。

1. 病因和发病机制 目前发现引起急性过敏性间质性肾炎的药物种类很多,可由抗生素、利尿药、非甾体抗炎药(NSAIDs)及其他药物引起。抗生素引起的占 2/3,常见的如氨基糖苷类、青霉素类、头孢菌素类、两性霉素、四环素族、磺胺类、阿霉素、抗结核药等。利尿药如噻嗪类、呋塞米、三氨蝶啶、氯噻酮。NSAIDs 如吲哚美辛、布洛芬、阿司匹林等。其他药物如抗癫痫药物、麻醉剂、中枢兴奋剂、免疫抑制剂等。

急性药物性间质性肾炎主要由免疫机制引起。药物作为半抗原与肾小管上皮细胞胞质或细胞外成分结合,产生抗原性,引起 IgE 的形成和(或)细胞介导的免疫反应,导致肾小管上皮细胞和基膜的免疫损伤和炎症反应。

2. 病理变化 肾间质出现严重的水肿、淋巴细胞和巨噬细胞浸润,并有大量嗜酸性粒细胞(图 10-28)和中性粒细胞,可有少量浆细胞和嗜碱性粒细胞。新型青霉素 I 和噻嗪类利尿药等药物可引起具有巨细胞的间质肉芽肿性改变。肾小管出现不同程度的变性和坏死。肾小球通常不受累,但非甾体抗炎药引起的间质性肾炎可伴有微小病变性肾小球病和肾病综合征。

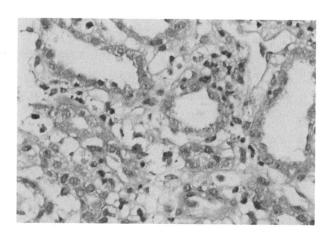

图 10 - 28　药物诱导性间质性肾炎(HE 染色,高倍)
病变显示小管间质水肿、中性粒细胞、嗜酸性粒细胞浸润

3. 临床病理联系　病变可发生于任何年龄,常在用药后 2～40 天(平均 15 天)出现发烧、皮疹(占 25%)、关节痛、一过性嗜酸性粒细胞增高等症状(占 60%～80%)。肾脏病变引起血尿(占 95%)、轻中度蛋白尿和白细胞尿,且 86% 的尿白细胞中嗜酸性粒细胞占 30% 以上。约 50% 病人血清肌酐水平增高,也可出现少尿等急性肾衰竭的症状。但非甾体抗炎药引起的本病主要发生在老年人(64.6 岁±2.1 岁),常发生在数月之后,只有 5% 的患者有嗜酸性粒细胞尿,24 小时尿蛋白定量小于 1.5 g。短时间的嗜酸性粒细胞增多,对本病诊断有较大帮助。

4. 预后　及时停用相关药物后病情可缓解,但常需要几个月的时间肾功能才能完全恢复正常。少数老年病人的肾脏功能难以恢复。常见并发症主要为代谢性酸中毒、心衰及急性肾衰竭。

(二)镇痛药性肾炎

镇痛药性肾炎,又称镇痛药性肾病,是由于病人长期或大量混合服用镇痛药,其累积量超过 1～2 kg 时引起的慢性肾脏疾病,病变特点是慢性肾小管-间质性炎症和(或)肾乳头坏死。也称镇痛剂所致慢性小管间质性肾炎、无痛性肾病。

1. 病因和发病机制　常见的引起镇痛药肾病的药物有对乙酰氨基酚、阿司匹林、非那西汀等混合镇痛药等。

发病原因为病人长期或大量服用至少两种镇痛药,累积量超过 1～2 kg 时,即可患病,累积量超过 6 kg 者肾脏受累可达 50%～80%。发病机制主要是复方镇痛药中部分成分如对乙酰氨基酚在肾髓质中堆积,并在由细胞色素 P - 450 系统参与的代谢过程中生成过多的活性氧成分,同时抑制前列腺素合成,引起肾血流量减少,肾小球滤过率下降导致肾缺血性肾乳头坏死,还可引起肾组织的直接毒性作用和局部过敏反应及肾小血管硬化,肾乳头损伤是药物的毒性作用和缺血共同作用的结果。此外,细胞凋亡可能也参与慢性间质性肾炎的发生。

2. 病理变化　肉眼上双肾体积正常或轻度缩小。肾皮质厚薄不一。坏死乳头表面皮质下陷。肾乳头发生不同程度的坏死、钙化和脱落。镜下肾乳头早期出现灶状坏死。严重时整个肾乳头坏死,局部结构破坏,仅见残存的肾小管轮廓,并有灶状钙化。有的肾乳头从肾脏剥脱。皮质肾小管萎缩,间质纤维化并有淋巴细胞和巨噬细胞浸润。

3. 临床病理联系 临床常表现为慢性肾衰竭、高血压和贫血。贫血可能与镇痛药代谢产物对红细胞的损伤有关。实验室检查显示尿浓缩功能减退。肾乳头坏死可引起肉眼血尿和肾绞痛。磁共振和 CT 检查可显示肾乳头坏死和钙化。

4. 预后 停用相关镇痛药可使病情稳定,并可能使肾功能有所恢复。少数镇痛药性肾炎的病人有肾盂的移行细胞癌的危险。主要并发症有:

(1)肾结石和慢性肾功能不全:本病约 60%病人伴发尿路感染。晚期可能有慢性肾功能减退,表现为少尿型肾衰。

(2)消化道主要并发症为胃及十二指肠球部溃疡、消化道出血、胃穿孔及幽门梗阻等。

(3)心血管系统主要并发症是心脏扩大,心力衰竭及恶性高血压等。

另外,可使皮肤呈青铜色以及精神紧张、抑郁、心理障碍等。

(三)马兜铃酸肾病

自 1964 年首次由吴松寒报道了两例病人因服用大剂量关木通导致急性肾衰竭以来,我国陆续有学者报道了该病。1993 年比利时学者 Vanherweghem 等首先报道了服用含马兜铃属中药广防己的"苗条丸"导致的肾衰竭,并将此称为"中草药肾病"。以后其他国家也有类似的报道。1999 年后,我国学者又陆续报道了马兜铃类植物所致的肾病病例,并提出马兜铃酸可能是引起所谓的"中草药肾病"的主要毒性物质,将其命名为马兜铃酸肾病。由于马兜铃酸肾病的临床表现较特殊,发展较快,危害较大,目前其发病机制不清,治疗无成熟方案,因此很有必要提高对此病的认识。

1. 病因和发病机制 马兜铃属植物广泛分布于热带和亚热带,我国有 40 余种。常用于中药的包括马兜铃、青木香、天仙藤、广防己、汉中防己、关木通和寻骨风等。这些植物均含有马兜铃酸。目前已知马兜铃酸引起的肾病有三种形式,但其发病机制不清,分别为①急性马兜铃酸肾病(短期大量服用关木通煎剂引起);②肾小管功能障碍型马兜铃酸肾病(间断小量服用后数月发病);③慢性马兜铃酸肾病(在持续或间断服用后),后二者主要是由服用含关木通、广防己或青木香的中成药所致。

2. 病理变化

(1)急性马兜铃酸肾病:病理学特征是急性肾小管坏死。部分肾小管仅残留裸露基膜,肾间质水肿,偶有少量淋巴细胞、单核细胞浸润,肾小球无明显病变,小动脉内皮细胞肿胀。部分病人有肾小球系膜轻度增生病变。

(2)肾小管功能障碍型:病理改变较轻,主要为肾小管变性及萎缩,部分崩解脱落。管腔扩张,肾间质无明显病变或轻度水肿。肾小球基本正常。

(3)慢性马兜铃酸肾病:肉眼肾小球缩小,双肾可不对称,镜下显示有慢性肾间质纤维化,特点为多灶或大片状纤维化,有少量淋巴、单核细胞呈散在或灶性浸润,白细胞浸润不明显,故称为寡细胞性肾间质纤维化。

3. 临床病理联系 急性马兜铃酸肾病表现为急性肾衰竭,死亡率高。临床表现为少尿或非少尿性急性肾衰,恶心、呕吐、贫血、血小板减少、肝功能损害,视力、听力障碍、震颤等。

肾小管功能障碍型马兜铃酸肾病主要表现为肾小管酸中毒和(或)Fanconi 综合征,伴轻度蛋白尿及肾浓缩功能障碍,而血清肌酐及尿素氮基本正常。

慢性马兜铃酸肾病多数病例起病隐匿,服药后数年出现氮质血症或慢性肾衰竭,少数病例进展迅速,主要表现为肾性糖尿、轻度蛋白尿,低比重及低渗透压尿,肾功能进行性损害(0.5～10 年),直到肾衰竭尿毒症。常伴贫血和高血压。

4. 预后　对本病尚无成熟治疗方案。应先停用马兜铃类药物。皮质激素对早、中期患者可能有缓解病情的作用,其余为对症治疗。马兜铃属药物累积量大时,病人肾盂、输尿管和膀胱癌的发病率增高,应予注意。

第三节　肾和膀胱的常见肿瘤

一、肾细胞癌

肾细胞癌又称肾癌,是最常见的成人肾脏恶性肿瘤,占肾恶性肿瘤的 80%～90%,占成人恶性肿瘤的 1%～3%,多发生于 40 岁以后,男：女为 2：1。因该肿瘤起源于肾小管上皮,故又称肾腺癌。

(一)病因和发病机制

流行病学研究显示在烟草、烟斗和雪茄的吸烟者中肾细胞癌是非吸烟者的两倍,因此吸烟被认为是肾细胞癌最重要的危险因子,但有家族倾向。资料显示其散发性病例占绝大多数,发病年龄大,多发生于一侧肾脏。而遗传性、家族性肾细胞癌为常染色体显性遗传,仅占 4%,发病年龄小,肿瘤多为双侧多灶性。其他危险因素还有肥胖(特别是女性)、高血压、接触石棉、石油产品和重金属等。

在发病机制中,几乎所有的遗传性肾癌和绝大多数的散发性肾透明细胞癌源于 VHL(Von Hippel-Lindau) 基因的异常。VHL 基因是一种抑癌基因,位于染色体 3 的短臂上(3p25～26),编码一种信号传导或细胞黏附的蛋白质,参与调控细胞生长。该基因的缺失、易位、突变或高甲基化均与肾透明细胞癌的发生有关。肾透明细胞癌散发和遗传性病例均有染色体 3p 的缺失。缺失区域含有 VHL 基因。80% 的肾透明细胞癌病人的未缺失的 VHL 等位基因发生突变或高甲基化性失活。在非乳头状肾癌的遗传性、家族性病例中常发现 VHL 基因的 3：8 或 3：11 基因易位。肾细胞癌有近 2/3 病例伴有 VHL 综合征,表现为中枢神经系统和视网膜出现血管母细胞瘤,可发生双侧多灶性的肾细胞癌。乳头状肾癌与 VHL 基因改变无关。散发性乳头状肾细胞癌的细胞遗传学改变主要是 7,16 和 17 号染色体三体性及男性患者的 y 染色体丢失,检测到 7 号染色体位点 MET 基因酪氨酸激酶结构域的突变。遗传性、家族性乳头状肾癌的改变主要是 7 号染色体三体性;散发性乳头状肾癌存在 1 号染色体的乳头状肾细胞癌基因与位于 X 染色体的转录因子 E3 基因融合。嫌色细胞癌常显示多个染色体缺失和亚二倍体。

（二）病理变化

1. 肉眼观 肿瘤常为单个圆形，直径为3～15 cm，多见于肾上、下两极，但以上极更多见。乳头状癌可为多灶和双侧性。切面呈淡黄色或灰白色，可见结缔组织小梁，常伴变性、坏死、软化、出血和囊性变，因此表现为红、黄、灰、白等多种颜色相交错的多彩的特征(图 10‑29)。肿瘤边缘通常境界清晰，可有假包膜形成，局限于肾包膜内。在肿瘤周围常出现小的卫星灶样癌结节，这证明肿瘤具有侵袭性，其侵袭性的一个最显著特征是肿瘤可蔓延到肾盂、肾盏和输尿管，并常侵犯肾静脉形成瘤栓，肾静脉瘤栓可进一步延伸至下腔静脉，甚至右心。偶尔直接浸润到肾周脂肪中或肾上腺。

2. 镜下 光镜下，肿瘤生长模式多种多样，有乳头状、实性小梁状（条索样）或管状（似小管样）。可根据细胞的形态将肾细胞癌分为透明细胞型、颗粒细胞型、肉瘤样细胞癌。肉瘤样细胞癌较少见，主要由未分化的肿瘤细胞构成。近来，基于对家族性和散发性肾细胞

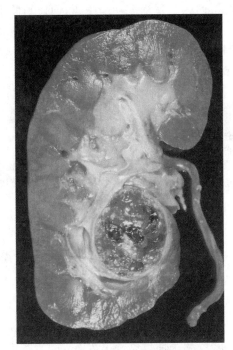

图 10‑29 肾细胞癌
境界清楚的肾细胞癌压迫肾盂。肿瘤呈淡黄色伴出血

癌的细胞遗传学、遗传学和组织病理学的综合研究，修订了新分类主要类型。

（1）肾透明细胞癌：占肾细胞癌的 70％～80％，是最常见的肿瘤细胞类型。肿瘤细胞体积较大，呈圆形或多角形，胞质丰富，透明或颗粒状，核小常被推到基底侧，胞质 PAS 特殊染色阳性(图 10‑30A)。

（2）乳头状肾细胞癌：多为多中心起源，占肾细胞癌的 10％～15％。肿瘤细胞呈立方状或矮柱状、乳头状排列。乳头中轴间质内常见砂粒体和泡沫细胞，并可发生水肿(图 10‑30B)。

（3）嫌色性肾细胞癌：在肾细胞癌中约占 5％。肿瘤细胞大小不一，细胞膜较明显，胞质淡染或略嗜酸性，核周常有空晕(图 10‑30C)。病人预后较好。细胞遗传学检查常显示多个染色体确实或亚二倍体细胞，

（4）其他类型：包括集合管癌（图 10‑30D）和未分类性肾癌。前者较少见，在肾癌中的比例不到1％。后者为不能归入其他类型的肾癌，占肾细胞癌的 3％～5％。

（三）临床病理联系

肾细胞癌早期症状不明显，主要为血尿，占肾细胞癌患者的 50％以上。肉眼血尿呈间歇性或瞬间性，镜下血尿较稳定出现。有些患者由于肿瘤体积增大引起腰部疼痛和出现可触及的肿块。腰痛、肾区肿块和血尿是本病具有诊断意义的三个典型症状，简称"三联征"，但三者同时出现的比例很小。常见的肾外表现有发热和红细胞增多症，后者占肾细胞癌患者的5％～10％，这是由于肾肿瘤产生红细胞生成素增加所致。肾肿瘤也可能产生一些激素样物质引起高钙血症、高血压、Cushing's 综合征或女性化、男性化的表现，但这些表现并不常见。

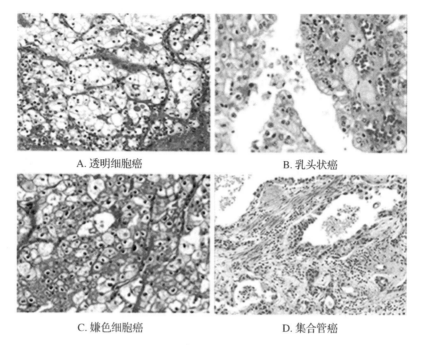

A. 透明细胞癌　　　　　　　　B. 乳头状癌

C. 嫌色细胞癌　　　　　　　　D. 集合管癌

图 10-30　肾细胞癌的细胞学类型

　　肾细胞癌具有广泛转移的特征,常在局部症状和体征出现前就已发生了转移,因此许多患者在肿瘤转移产生症状时才被发现。肾细胞癌最常见的转移部位是肺(超过 50%)和骨(33%),接下来依次为局部淋巴结、肝、肾上腺和脑。在 10%～15% 的病例中原发肿瘤可越过中线转移至对侧肾脏。通过放射检查可发现 25% 的转移病灶。肾超声检查、肾体层摄影、CT 扫描和静脉内肾盂造影术有助于鉴别诊断单纯囊肿和肿瘤。尿液脱落细胞学检查可有助于识别肿瘤细胞。

　　(四)预后

　　肾癌病人预后较差,5 年生存率约为 45%,若无远处转移可达 70% 以上。随着肿瘤侵入肾静脉和肾周脂肪组织,5 年生存率降至 15%～20%。

▶ 案例 11-2

【病例摘要】

　　晋×,男性,58 岁。无痛性血尿一周。体检:血压 150/100 mmHg,呼吸 20 次/分,心率 78 次/分。实验室检查:血红细胞 $6×10^{12}/L$,血白细胞 $6.9×10^9/L$,尿沉渣红细胞 3+,肾功检查无异常。肾区 CT 检查显示:肾上极包块。自诉有长期吸烟史,但无高血压、糖尿病、肾炎等病史。

【问题】

　　(1)试问本病最可能的诊断是什么?

　　(2)单纯无痛性血尿应考虑哪些病?

二、肾母细胞瘤

肾母细胞瘤又称肾胚胎瘤,是起源于后肾胚基组织的恶性肿瘤,因最早由 Max Wilms 医师于 1899 年首先描述,故又称 Wilms 瘤,在 10 岁以内儿童癌症好发器官中居第三位,是儿童期肾脏最主要的恶性肿瘤之一,也是应用现代综合治疗最早和效果最好的恶性实体瘤。肿瘤多发生于儿童,其中有 90% 发生于 7 岁前,平均年龄是 15 个月,罕见于成人及新生儿。男女性别及肾左右侧的发病率无明显差别。

(一)病因和发病机制

从胚胎学上来说,肾母细胞瘤是由于持续存在的后肾胚基未能分化为肾小球及肾小管并呈不正常的增殖发展形成。肿瘤多数呈散发性,也有家族性病例的报道(占 1% ～ 2.4%),以常染色体显性方式遗传,伴不完全外显性。有人认为家族性遗传形式显现的肿瘤发生更早,更易为双侧性及多中心形式。发病机制中肾母细胞瘤与 WT1 基因 (Wilms'tumor associated gene - 1)的缺失和突变有关。WT1 基因位于染色体 11 的短臂上 (11p13),编码转录因子,表达于胎儿期肾脏和性腺。根据细胞所处的环境,该基因分别起转录激活和抑制的作用。WT1 功能缺失的转基因小鼠肾脏和性腺发育均有障碍。约有 15% 的散发性 Wilms 瘤病人中可检测到 WT1 的突变。Wilms 瘤也可由其他遗传学异常引起。Beckwith-Wiedemann 综合征病人发生 11p15 的缺失,许多散发性肾母细胞瘤也发生 11p15 的杂合性缺失,而 11p13 位点未被累及。现推测 11p15 是具有另一个与肾母细胞瘤有关的 WT2 基因,但有待进一步研究证实。

此外,部分病人伴有不同的先天畸形。已发现的畸形有虹膜缺如(1.1%)、泌尿生殖系畸形(4.4%),如尿道下裂、假两性畸形、隐睾症、单侧肢体肥大(2.9%)等。这些畸形常以三种先天畸形综合征形式出现:分别为:①WAGR 综合征:表现为 Wilms 瘤、虹膜缺如、生殖泌尿道畸形和智力迟钝。病人有染色体 11p13 的缺失,因而缺乏抑癌基因 WT1;②Denys-Drash 综合征:特点为性腺发育不全(如男性假两性畸形)和幼年发生的肾脏病变(如弥漫性肾小球系膜硬化)并导致肾衰竭。遗传学异常主要是 WT1 基因的突变;③Beckwith-Wiedemann 综合征:特征为器官肥大、巨舌、偏身肥大、脐突出和肾上腺皮质细胞肥大。常可检测到染色体 11p15.5 的缺失。故对这些小儿应随访监测,如每 3 个月做一次超声检查,直至 5～6 岁。

(二)病理变化

1. 肉眼观　肾母细胞瘤多表现为单个实性肿物,体积较大(图 10 - 31),可仅限于肾区,大者可上起膈下,下达盆腔,跨越中线并使主动脉和下腔静脉(inferior caval vein)移位。边界清楚,可有假包膜。少数病例为双侧性和多灶性。肿瘤质软,切面鱼肉状,灰白或灰红色,伴灶状出血或坏死时则呈橘黄色或棕色,间有囊腔形成。约 5% 病例合并钙化,多位于既往肿瘤坏死区,呈线状位于瘤体周缘,与神经母细胞瘤之分散钙化点不同。罕见肾外肾母细胞瘤,可位于腹膜后或腹股沟区,其他部位包括后纵隔、盆腔和骶尾区。

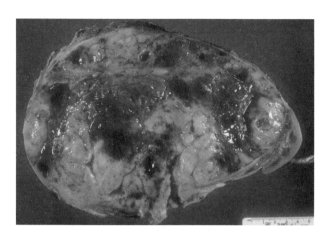

图 10 - 31   Wilms 瘤
肾脏几乎完全被黄褐色肉质肿瘤取代,肿瘤伴区域性出血
和坏死,有假包膜;右边有一小块残留的肾组织,上见输尿管

2. 镜下   肿瘤实质含三种细胞成分,分别为间叶细胞、上皮样细胞和幼稚的胚基组织细胞(图 10 - 32)。上皮样细胞体积小,圆形、多边形或立方形,可形成小管或小球样结构,并可出现鳞状上皮分化;间叶细胞多为纤维性或黏液性,细胞较小,梭形或星状,可出现横纹肌、软骨、骨或脂肪等分化;胚基幼稚细胞为小圆形或卵圆形原始细胞,胞质少。肿瘤间质可含任何结缔组织包括肌肉、软骨等成分,偶见骨组织。

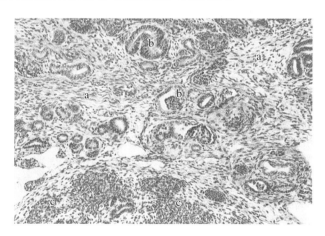

图 10 - 32   肾母细胞瘤
肿瘤实质含三种细胞成分,分别为间叶组织的细胞(a)、上
皮样细胞(b)和幼稚的胚基组织细胞(c)

病理类型:肾母细胞瘤分预后好的组织类型和预后差的组织类型两类,预后好的为经典型肾母细胞瘤,易于辨认。预后差的为未分化型,局灶或弥散性,瘤细胞较经典型者大三倍,核深染,较多病理性核分裂象。

(三)临床病理联系

腹部肿块是最常见的症状,约 75％患者均以腹部肿块或腹胀就诊。肿块位于上腹季肋部一侧,表面平滑,中等硬度,无压痛,早期可稍具活动性,迅速增大后,少数病例可超越中线。此时虽无远距离转移,但小儿受巨大肿瘤压迫,可有气促、食欲不振、消瘦、烦躁不安现象。肉眼血尿少见,但镜下血尿可高达 25%。25%～63%的患者有高血压,肿瘤切除后,血压可恢复正常。此外,偶见腹痛及低热,但多不严重。食欲不振、体重下降、恶心及呕吐是疾病晚期的信号。肿瘤也可产生红细胞生长素导致红细胞增多症。极少数肾母细胞瘤自发破溃,临床上与急腹症表现相似。

（四）预后

采用手术配合化疗及放疗的综合疗法能取得良好的效果。完整执行治疗方案的病例,2 年无复发可认为治愈;治疗方案执行不完整的要等待 5 年再作定论。肿瘤局限在肾内者,2 年无瘤存活率为 88%,2 年存活率为 93%。局部晚期病变及远处转移者,2 年无瘤存活率为 77%。从组织类型分析,预后好的 2 年存活率为 90%,预后差的仅 54%。

三、膀胱尿路上皮肿瘤

膀胱肿瘤约有 95%来源于上皮组织,其中最常见的来源于尿路上皮即移行上皮,称为尿路上皮肿瘤或移行上皮肿瘤,其他也可发生鳞状细胞癌、腺癌和间叶起源的肿瘤,但均较少见。

膀胱尿路（移行）上皮癌是世界上第七位最常见的恶性肿瘤,估计每年全世界新增病例为男性 26 万,女性 7.6 万,膀胱癌占全世界所有癌肿的 3.2%,男性多于女性（男：女约 3：1）,在两性中膀胱尿路上皮癌的最高发病率在西欧、北美和澳洲。总的来说,发达国家的发病率高于发展中国家,城市居民发病率高于农村人口,发病多数在 50 岁以后。

膀胱尿路上皮癌约占整个膀胱癌的男性 84%、女性 79%,所以以下介绍的主要为膀胱尿路上皮癌。

（一）病因和发病机制

1. 与膀胱尿路上皮癌发生相关的危险因素

（1）吸烟:吸烟是膀胱尿路上皮癌最确定的危险因素。据估计,由于吸烟所致的膀胱尿路上皮癌的危险性,在男性为 66%,在女性为 30%。吸烟者发生膀胱尿路上皮癌的危险性是非吸烟者的 2～6 倍。随着吸烟时间的延长,发生膀胱尿路上皮癌的危险性增加。

（2）职业暴露因素:膀胱尿路上皮癌与许多职业或职业暴露因素相关。这种相关性最初被 Rehu 在 1895 年发现,Rehu 认为在从事苯胺印染工业的男性中,膀胱尿路上皮癌的发生率高。随后研究发现对二氨基联苯胺、2-奈胺和 1-奈胺都可能是膀胱尿路上皮癌的危险因素。据估计,25%以上的膀胱肿瘤与职业接触致癌物有关。

（3）药物:一些流行病学研究表明长期滥用包括非那西丁（Phenacetin）在内的解热镇痛药很大程度上增加了膀胱尿路上皮癌发生的危险性。其他抗肿瘤药萘氮芥（chlornaphazine）和膀胱尿路上皮癌的发生相关。

（4）慢性感染:由血吸虫导致的慢性膀胱炎是膀胱尿路上皮癌的一个确定病因。一些学者提示膀胱尿路上皮癌与泌尿道感染、泌尿道结石有相关性。基本机制是可能导致膀胱壁的慢性刺激,这种慢性刺激可能增加膀胱尿路上皮癌发生的危险性。

（5）其他因素:一些研究表明饮用含有氯化物和被砷污染的水可能增加膀胱尿路上皮

癌发生的危险性。在从未吸烟的仅由饮用咖啡所致的膀胱尿路上皮癌的危险性增加,而长期吸烟且饮用咖啡所致的膀胱尿路上皮癌的危险性没有发现增加。人工甜味佐料也可能增加膀胱尿路上皮癌发生的危险性。

2. 膀胱尿路上皮癌发病机制 膀胱尿路上皮癌发生的分子模式包括两条途径。第一条途径是通过 9 号染色体为单体或发生 9p 和 9q 的缺失累及 p16 等抑癌基因的缺失,引起浅表的乳头状肿瘤。一些病例在此基础上发生 p53 缺失或突变,肿瘤发生浸润。另一条途径是通过 17p(含 p53 基因)的缺失或 p53 的突变导致原位癌,再发生 9 号染色体的缺失,发展为浸润癌。许多侵袭性尿路上皮癌中 p53 基因的改变与癌进展有关。其他改变包括 13q 缺失累及 Rb 基因,见于浸润性肿瘤。以及 11p 和 14q 的缺失等。

(二)病理变化

1. 肉眼观 膀胱尿路上皮癌好发于膀胱侧壁和膀胱三角区近输尿管开口处。肿瘤可单个或可多灶性,大小不等。肿瘤外观可呈乳头状到扁平状(图 10-33),生物学表现亦可从不伴浸润到浸润,从高分化到高度间变,侵袭性程度各不相等。最具有临床意义的是肿瘤浸润的深度。

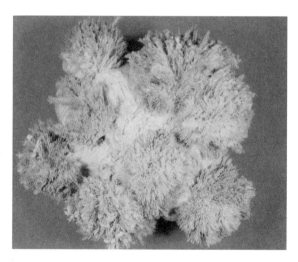

图 10-33 乳头状尿路上皮(移行细胞)癌
多个息肉样肿块表面被覆无数纤细的乳头

2. 镜下

(1)病理分级:可根据瘤细胞有无间变、细胞大小、核异型、排列方式,将膀胱尿路上皮癌分为Ⅰ级~Ⅲ级。

Ⅰ级:肿瘤细胞有一定异型性,但分化较好,近似于正常的移行细胞,核分裂象少见,细胞层次增多至七层以上,但极性无明显紊乱(图 10-34A)。Ⅰ级癌总是以乳头状方式生长,很少浸润,但可以术后复发。

Ⅱ级:肿瘤细胞仍可识别出起源于移行细胞。细胞层次增多(通常超过十层),且核分裂象较多,极性消失。细胞大小、形态改变明显,核染色深(图 10-34B)。一些肿瘤显示鳞状分化。

Ⅲ级：肿瘤细胞勉强可识别出移行细胞的起源。所有在Ⅱ级中发生的细胞改变更为严重，细胞排列紊乱并伴有细胞表层的松散和碎裂（图10-34C）。肿瘤可以覆盖膀胱黏膜表面的大部分区域，深部浸润，有蓬松的表面坏死。有时可出现巨细胞。可见近似鳞状细胞和腺细胞癌的方向分化，但仅只有5%的膀胱癌是真正鳞状细胞癌。半数病人有严重的间变，大多数发生于膀胱侧壁、后壁，许多膀胱癌为多中心性。

Ⅰ级属于非浸润性乳头状尿路上皮癌，Ⅱ级和Ⅲ级浸润周围组织，扩散到局部淋巴结，偶尔广泛转移。

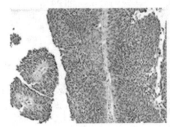 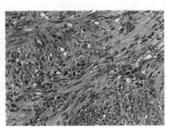

A. Ⅰ级，肿块由分支状排列的移行　B. Ⅱ级，癌细胞排列似移行上皮，　C. Ⅲ级，细胞高度异型，
　细胞团块组成，其中有许多血管　　但细胞大小形状不一，排列极　　并侵入肌层
　的纤细的基质供应养分　　　　　　性紊乱

图10-34　膀胱乳头状移行细胞癌

（2）浸润性尿路上皮癌的变异型

1）伴有鳞状上皮分化的浸润性尿路上皮癌；

2）伴有腺上皮分化的浸润性尿路上皮癌；

3）巢状癌；

4）微囊癌；

5）微乳头状癌；

6）淋巴上皮瘤样癌；

7）淋巴瘤样和浆细胞样癌；

8）肉瘤样癌（有/没有异源性因素）；

9）伴有滋养层细胞分化的移行上皮癌；

10）透明细胞癌；

11）脂质细胞癌；

12）未分化癌：此型非常少见，如小细胞癌、大细胞癌和淋巴上皮瘤样癌，这些肿瘤中的一些类型现被认为是膀胱癌的特殊类型。

（3）世界卫生组织和国际泌尿病理学会对尿路（移形）上皮肿瘤的分类为：①尿路上皮乳头状瘤占膀胱肿瘤的1%或更少，多见于青年。肿瘤呈乳头状，细胞分化好（图10-35A）。②低恶性潜能的乳头状尿路上皮肿瘤　其组织学特征与乳头状瘤相似，区别是上皮增厚，乳头粗大或细胞核普遍增大（图10-35B）。③低级别乳头状尿路上皮癌：瘤细胞和组织结构较规则。细胞排列紧密，维持正常极性，但有明显的小灶状核异型性改变，表现为核浓染、少量核分裂象（多见于基底部）和轻度核多形性（图10-35C）。低级别乳头状尿路上皮癌术后可复发，少数可发生浸润。④高级别乳头状尿路上皮癌　瘤细胞核浓染，部分细胞异型性明显,核分裂象较多,可有病理性核分裂象。细胞排列紊乱,极性消失(图 10 - 35D)。高级别乳头状尿路上皮癌多为浸润性,并容易发生转移。

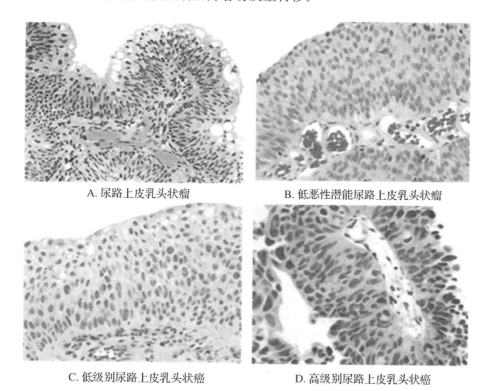

A. 尿路上皮乳头状瘤   B. 低恶性潜能尿路上皮乳头状瘤

C. 低级别尿路上皮乳头状癌   D. 高级别尿路上皮乳头状癌

图 10 - 35 世界卫生组织(WHO)和国际泌尿病理学会(ISUP)关于尿路上皮肿瘤的分类

据分析,不到 10％的低级别膀胱乳头状癌为浸润性,但高级别乳头状癌发生浸润的比例可高达 80％。侵袭性强的肿瘤可累及邻近的前列腺、精囊和输尿管等。有的可形成与阴道或直肠相通的瘘管。约 40％的浸润性肿瘤可发生局部淋巴结的转移。高度间变的肿瘤晚期可发生血行转移,常累及肝、肺和骨髓。

(三)临床病理联系

无痛性血尿是膀胱肿瘤最显著的临床特点,肿瘤乳头的断裂、肿瘤表面坏死和溃疡均可引起血尿。部分病例因肿瘤侵犯膀胱壁,刺激膀胱黏膜或并发感染,出现尿频、尿急和尿痛等膀胱刺激症状。肿瘤阻塞输尿管开口时可引起肾盂积水(hydronephrosis)、肾盂肾炎、甚至肾盂积脓。

(四)预后

膀胱尿路上皮起源的肿瘤手术后容易复发,部分复发肿瘤的分化可能变差。

本病总的 5 年生存率为 57％。但尿路上皮肿瘤病人的预后与肿瘤的分级和浸润与否有较密切的关系。乳头状瘤、低恶性潜能乳头状瘤和低级别乳头状癌病人的 10 年生存率可达 90％以上。少数病人(小于 10％)进展为高级别肿瘤。而高级别乳头状癌病人的 10 年生存率仅为 40％左右。

复习与思考

一、名词解释

颗粒性固缩肾　肾炎综合征　肾病综合征　急性增生性肾小球肾炎　快速进行性肾小球肾炎　蚤咬肾　新月体　膜性肾小球病　微小病变性肾小球病　IgA肾病　局灶性节段性肾小球硬化　慢性肾小球肾炎　肾盂肾炎　肾细胞癌

二、问答题

1. 慢性硬化性肾小球肾炎肾脏体积缩小及表面颗粒是怎样形成的？它与哪些疾病引起的肾硬变相似？

2. 急性肾小球肾炎与急性肾盂肾炎的发病机制、病理变化和临床表现有何不同？

3. 新月体性肾小球肾炎的病变特征是什么？试以其病理变化解释临床表现。

4. 肾小球疾病的基本病变有哪些？

5. 肾小球疾病有哪些常见的临床综合征？表现如何？

6. 简述急性弥漫性毛细血管内增生性肾小球肾炎的病变特征。

7. 简述膜性肾病肾小球病变的基本特征。

8. 简述慢性硬化性肾小球肾炎的主要组织学改变。

9. 试以病理变化解释急性肾炎综合征的产生机制。

10. 简述慢性肾盂肾炎的主要组织学改变。

11. 简述慢性肾盂肾炎的临床病理联系。

12. 简述肾细胞癌和膀胱癌的病变特点。

13. 简述肾母细胞瘤的病理变化。

三、临床病理分析

[病例摘要]

患者，女性，7岁，全身水肿伴尿量减少4天，呼吸困难1天，于1969年10月19日急诊入院。患儿于两月前下肢发生多数脓疱疮。入院前6天出现晨起时两眼睑轻度水肿，渐加重，并遍及全身。体检：体温38℃(腋窝正常36.2～37.2℃)，脉搏124次/分(正常60～100次/分)，呼吸42次/分(正常12～18次/分)，血压150/100 mmHg。烦躁，呼吸困难，不能平卧，呈急性病容，口周发绀，鼻翼扇动，全身有凹陷性水肿，两下肢有少数脓疱疮。两侧颈静脉轻度怒张，心界稍扩大，心音弱，无杂音，心率快124次/分，律齐，两肺可闻及少许湿啰音，腹部膨胀，有轻度移动性浊音，肝于右肋下5 cm，边缘钝，质中等，有压痛。脾于左肋下2 cm，质软。入院经利尿、强心治疗后，病情未见好转而死亡。实验室检查：血红蛋白95.8 g/L(女性正常110～150 g/L)，红细胞3.68×10^{12}/L(女性正常3.5×10^{12}～5×10^{12}/L)，白细胞13.9×10^9/L(儿童正常值5×10^9～12×10^9/L)，尿蛋白(3+)，尿RBC(2+)，尿白细胞(1～3个/高倍镜)，颗粒管型（0～1个/高倍镜）。酚红试验：2小时酚红排泄总量45%(正常高于55%)。血非蛋白氮26.6 mmol/L(正常14.3～25 mmol/L)。血沉26 mm/60 min(正常女性<20 mm/60 min)。X线(胸部)：心脏扩大，心搏减弱，肺呈淤血表现。尸检：两侧肾脏呈对称性肿大，包膜紧张，表面光滑，色泽红，表面有小点状出血，切面皮质增厚，纹理模糊，但与髓质界限清楚。心脏扩大，肺呈淤血、水肿改变。

[问题]

(1) 本病的病理诊断为何？推测显微镜下的表现有哪些？

(2) 从病理变化如何解释临床症状？

(3) 该患者的死因是什么？

（陈莉　王桂兰）

第十一章 生殖系统和乳腺疾病

本章介绍了子宫颈疾病、滋养层细胞肿瘤、卵巢肿瘤、乳腺癌和前列腺疾病等生殖系统常见疾病。要求掌握慢性宫颈炎、宫颈上皮内瘤变、宫颈癌、乳腺癌的组织形态学特点。熟悉滋养层细胞肿瘤组织形态学特点。了解卵巢肿瘤的分类和形态学特点以及前列腺增生症、前列腺癌的病变特点。

女性生殖系统包括外阴、阴道、子宫、输卵管和卵巢以及女性激素的靶器官乳腺。发生于生殖系统的疾病繁多,除了炎症和肿瘤外,还有内分泌功能紊乱引起的疾病及妊娠相关的疾病。女性生殖系统炎症虽然比较常见,但病理变化相对比较单一,因此生殖系统和乳腺的肿瘤是本章学习的重点。

▶ 案例 11 - 1

【病例摘要】

患者,女,56 岁,因阴道不规则出血 1 个月增多 5 天入院。患者平素月经规则,无痛经。体检发现阴道内可见积血块,宫颈口见 3 cm×4 cm 菜花样赘生物,表面溃烂,有活动性出血;阴道穹隆消失,阴道壁上 1/3 僵硬;右侧子宫旁增厚僵硬达盆壁,不能活动;左侧子宫旁亦增厚;子宫体偏大,无压痛;附件未触及包块,无压痛。血常规显示血红蛋白 77 g/L。

【问题】

(1) 该患者子宫可能有哪些病理变化?

(2) 试问该患者子宫颈病变进一步发展会产生哪些严重后果?

第一节 子宫颈疾病

一、慢性子宫颈炎

慢性子宫颈炎(chronic cervicitis)是育龄期女性最常见的妇科疾病。发病常由链球菌、肠球菌、大肠埃希菌和葡萄球菌引起,特殊的病原微生物包括沙眼衣原体、淋球菌、人类乳头状瘤病毒和单纯疱疹病毒。此外,分娩、机械损伤也是慢性子宫颈炎的诱发因素。临床上主要表现为白带增多。

镜下,子宫颈黏膜充血水肿,间质内有淋巴细胞、浆细胞和单核细胞等慢性炎细胞浸润可伴有子宫颈腺上皮的增生和鳞状上皮化生。

根据慢性子宫颈炎的临床病理特点,将其分为以下几种类型:

1. 子宫颈糜烂　糜烂是指宫颈管外口的鳞状上皮坏死脱落,形成浅表的缺损。子宫颈真性糜烂,较少见。临床上常见的子宫颈糜烂实际上是子宫颈损伤的鳞状上皮被子宫颈管黏膜柱状上皮增生下移取代。由于柱状上皮较薄,上皮下血管较易显露而呈红色,病变黏膜呈边界清楚的红色糜烂样区,实际上不是真性糜烂,而是成年女性的正常表现。随后,柱状上皮又可被化生的鳞状上皮所取代,称为糜烂愈复。

2. 子宫颈腺体囊肿　慢性子宫颈炎时过度增生的鳞状上皮覆盖和阻塞子宫颈管腺体的开口,使黏液潴留,腺体逐渐扩大呈囊状,形成子宫颈囊肿,又称纳博特囊肿(Nabothian cyst)。

3. 子宫颈息肉　是由子宫颈黏膜上皮、腺体和间质结缔组织局限性增生形成,常伴有充血、水肿及炎细胞浸润。肉眼观呈灰白色,表面光滑,有蒂。如表面糜烂或溃疡形成,可致阴道流血。子宫颈息肉属良性病变,切除即可治愈,极少恶变。

二、子宫颈上皮内瘤变和子宫颈癌

子宫颈癌(carcinoma of the cervix)是女性生殖道最常见的恶性肿瘤之一,在我国其发生率占女性生殖系统恶性肿瘤的首位。多发生于40～60岁的女性,平均年龄54岁。由于子宫颈脱落细胞学检查在子宫颈疾病普查中的广泛应用,在子宫颈癌发生率显著降低的同时,子宫颈上皮内瘤变的检出率明显增多。

(一)病因和发病机制

子宫颈癌的病因和发病机制尚未完全明了,一般认为与早婚、多产、宫颈裂伤、局部卫生不良、包皮垢刺激等多种因素有关,流行病学调查说明性生活过早和性生活紊乱和子宫颈癌发病密切相关,经性传播 HPV 感染可能是子宫颈癌致病主要因素之一。尤其是HPV-16、18、31、33 等与子宫颈癌发生密切相关,为高风险性亚型,HPV-16 和 HPV-18 的 E6 和 E7 基因是病毒癌基因,其编码的蛋白是细胞恶性转化的重要因子,活化细胞周期蛋白 E 导致细胞失控性增生。除此之外,研究工作者还认为,Ⅱ型人类单纯疱疹病毒(HSVⅡ)感染或雌激素在宫颈癌发生中所起的协同作用也是不可忽视的。

(二)病理变化

1. 子宫颈上皮内瘤变

(1)子宫颈上皮非典型增生:子宫颈上皮非典型增生(cervical epithelial dysplasia)属癌前病变,是指子宫颈鳞状上皮部分被不同程度异型性的细胞所取代。表现为细胞大小形态不一,核增大深染,核浆比例增大,核分裂象增多,细胞极性紊乱。病变由基底层逐渐向表层发展依据其病变程度不同分为三级:Ⅰ级,异型细胞局限于上皮的下 1/3;Ⅱ级,异型细胞累及上皮层的下 1/3 至 2/3;Ⅲ级,增生的异型细胞超过全层的 2/3,但还未累及上皮全层。

(2)子宫颈原位癌:子宫颈原位癌(carcinoma in situ)是指异型增生的细胞累及子宫颈鳞状上皮全层,但病变局限于上皮层内,未突破基膜(图 11-1)。原位癌的癌细胞可由表面沿基膜通过宫颈腺开口蔓延至子宫颈腺体内,取代部分或全部腺上皮,但仍未突破腺体的基膜,称为原位癌累及腺体(图 11-2),仍然属于原位癌的范畴。

从鳞状上皮非典型增生到原位癌呈一逐渐演化的级谱样变化,而不是相互分离的病变,重度非典型增生和原位癌的鉴别诊断有一定困难,二者的生物学行为亦无显著的差异。为了解决这些问题,新近的分类将子宫颈上皮非典型增生和原位癌称为子宫颈上皮内瘤变(cervical intraepithelial neoplasia,CIN),CIN Ⅰ 相当于非典型增生Ⅰ级,属低级别上皮内肿瘤;CIN Ⅱ相当于非典型增生Ⅱ级;CIN Ⅲ包括非典型增生Ⅲ级和原位癌,CIN Ⅱ和 CIN Ⅲ属高级别上皮内肿瘤。

子宫颈上皮 CINⅠ和 CIN Ⅱ并不一定都发展为 CIN Ⅲ和浸润癌,如经适当治疗,大多数 CIN可逆转或治愈。发展为 CIN Ⅲ和浸润癌的几率和所需时间与上皮内瘤变的程度有关。

子宫颈上皮 CIN 大多无自觉症状,肉眼上与慢性宫颈炎、宫颈糜烂无法加以区别,只能通过细胞学检查才能加以确定。然而临床上可采用碘溶液涂抹加以鉴别,正常宫颈上皮富含糖原,故对碘液着色,如患处对碘液不着色,提示有病变。

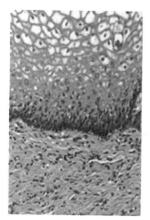

正常黏膜上皮

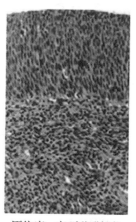

原位癌,宫颈黏膜鳞状上皮全层癌变但未突破基底膜,间质内有淋巴细胞和浆细胞浸润

图 11-1　子宫颈原位癌

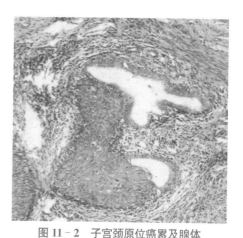

图 11-2　子宫颈原位癌累及腺体
(HE 染色,低倍)

宫颈原位癌的癌细胞沿基膜通过宫颈腺口蔓延至子宫颈腺体内,取代部分腺上皮

2. 子宫颈浸润癌　宫颈癌的组织发生来源于宫颈阴道部或移行带的鳞状上皮、柱状上皮下的储备细胞及子宫颈管黏膜柱状上皮。

肉眼观分为三型:

(1) 外生菜花型:最常见,癌组织主要向子宫颈表面生长,呈灰白或淡粉红色乳头状或菜花状,触之易脱落,因继发感染和肿瘤坏死,常伴有稀薄黄色恶臭液形成。

(2) 溃疡型:此型较少见,多因肿瘤中心部位发生坏死脱落所致。病变严重时,因坏死组织大量脱落,可形成火山喷口状缺口或溃疡。一旦坏死物阻塞子宫颈管合并感染可致子宫颈管内积脓。

(3) 内生浸润型:最少见,肿瘤以内生性生长为主,浸润子宫颈管壁。

宫颈癌在光镜下可分为鳞状细胞癌和腺癌,以鳞癌占绝大多数(90%以上)。

(1) 子宫颈鳞状细胞癌(squamous cell carcinoma of the cervix):几乎所有的子宫颈浸润性鳞状细胞癌都由子宫颈上皮内瘤变(CIN)发展而来,其演变呈一连续发展的过程,即上皮非典型增生——原位癌——浸润癌。

1）早期浸润癌或微小浸润性鳞状细胞癌：是指癌细胞突破基底膜，向间质内浸润，但浸润深度不超过基底膜下 5 mm 者。早期浸润癌一般肉眼不能判断，只有在显微镜下才能确诊。早期浸润癌很少发生淋巴结转移。

2）浸润癌：是指癌组织向间质内浸润性生长，浸润深度已超过基底膜下 5mm 者。肿瘤细胞排列成巢状、带状。光镜下可按其细胞分化程度分为高、中、低三级。分化高者可见角化珠和细胞间桥，低分化者细胞异型性大，细胞体积小，呈圆形或梭形似基底细胞，无角化珠和细胞间桥形成，中等分化者则介于上述两种类型之间（图 11 - 3）。

（2）子宫颈腺癌：子宫颈腺癌较鳞癌少见，近年来其发病率有上升趋势，占子宫颈癌的10%～25%。

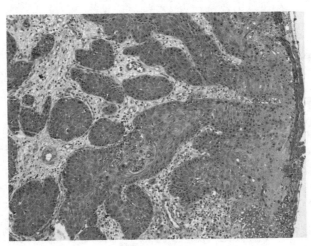

图 11 - 3　子宫颈中分化鳞癌(HE 染色,低倍)

癌巢浸润至子宫间质,肿瘤细胞排列呈巢状,但无癌珠形成

子宫颈腺癌的病因一般与慢性宫颈炎无关，可能和雌、孕激素失调有关。发病部位可在宫颈外口，或宫颈管内部，宫颈内膜柱状上皮和宫颈黏液腺上皮，少数来自副中肾管残留。腺癌的肉眼形态与鳞癌相似，但镜下呈一般腺癌结构，有时癌细胞具有黏液分泌空泡。个别病例同时伴有腺癌、鳞癌两种成分时，称为腺鳞癌。宫颈腺癌对放疗、化疗的敏感性较低，预后较差。

（三）扩散

1. 直接蔓延　向上浸润破坏整个宫颈段，但很少侵犯子宫体；向下浸润至阴道穹隆及阴道壁；向前侵及膀胱，引起膀胱阴道瘘；向后侵及直肠，引起直肠阴道瘘；向两侧侵及子宫旁及盆腔组织直至骨盆壁。

2. 淋巴道转移　是子宫颈癌最常见和最重要的转移途径。癌组织首先转移到子宫旁淋巴结，然后依次转移到闭孔、髂外、髂总等盆腔淋巴结。

3. 血道转移　少见，晚期可经血道转移至肺、骨和肝。

（四）临床病理联系

早期子宫颈癌常无自觉症状，与子宫颈糜烂不易区别。随病变进展，因癌组织破坏血管,患者出现不规则阴道流血及接触性出血。因癌组织坏死继发感染,同时由于癌组织刺激宫颈腺体分泌亢进,使白带增多,有特殊腥臭味。晚期因癌组织浸润盆腔神经,可出现下腹部及腰骶部疼痛。当癌组织侵及膀胱及直肠时,可引起尿路阻塞,子宫膀胱瘘或子宫直肠瘘。子宫颈癌死亡原因多见于癌组织坏死引起的大出血和继发性感染所致的败血症或死于双侧输尿管被侵犯阻塞所致的尿毒症。

第二节　妊娠滋养层细胞疾病

绒毛是胎盘的组成单位,表面主要由滋养层上皮的两种细胞,即细胞滋养层细胞和合体滋养层细胞覆盖,具有吸收营养和生成激素(如人绒毛膜促性腺激素,HCG)的功能。绒毛间质内的血管是连接母体和胎儿血液循环的桥梁,因此胎盘异常以及绒毛滋养层细胞病变不仅影响胎儿,而且也可影响母体。本节着重介绍发生在滋养层上皮的三种常见肿瘤,即葡萄胎、侵袭性葡萄胎和绒毛膜上皮细胞癌。其共同特征为滋养层细胞大量增生,患者血清和尿液中 HCG 含量高于正常妊娠,可作为临床诊断随访观察和评价疗效的辅助指标。

一、葡萄胎

葡萄胎(hydatidiform mole)又称水泡状胎块,是胎盘绒毛的一种良性病变,可发生于育龄期的任何年龄,以 20 岁以下和 40 岁以上的孕妇中多见,这可能与卵巢功能不足或衰退有关。本病发生有明显地域性差别,欧美国家的发病率约 1/2 000,而东南亚地区的发病率比欧美国家高出 10 倍左右。在我国较为常见,调查统计表明发病率为 1/150。

（一）病因和发病机制

病因不明。近年来又将葡萄胎分为完全性和部分性两种亚型,根据葡萄胎染色体研究表明,80％以上完全性葡萄胎为 46XX,可能在受精时,父方的单倍体精子 23X 在丢失了所有的母方染色体的空卵中自我复制而成纯合子 46XX,两组染色体均来自于父方,缺乏母方功能性 DNA;或两个携带有 X 染色体的单倍体精子在一空卵中结合。其余 10％的完全性为空卵在受精时和两个精子结合(23X 和 23Y),染色体核型为 46XY,由于缺乏卵细胞的染色体,故胚胎不能发育,全部绒毛水泡化。

部分性葡萄胎的核型绝大多数为三倍体 69XXX 或 69XXY。由带有母方染色体的正常卵细胞(23X)和一个没有发生减数分裂的双倍体精子(46XY)或两个单倍体精子(23X 和 23Y)结合所致。可含胚胎成分,仍保留部分正常绒毛。

（二）病理变化

肉眼观:病变局限于宫腔内,不侵入肌层。胎盘绒毛高度水肿,形成无数大小不一的水泡,形如葡萄,壁薄而呈透明或半透明状,水泡间有纤细的结缔组织索相连(图 11 - 4)。

镜下观:葡萄胎有三个特征:①绒毛因间质高度水肿而肿大。②绒毛间质内血管消失,或见少量无功能的毛细血管,内无红细胞。③绒毛滋养层细胞有不同程度增生,增生的细胞包括细胞滋养层细胞和合体滋养层细胞,两者以不同的比例混合存在,并有轻度异型性。滋养层细胞增生为葡萄胎最重要的特征(图 11 - 5)。

（三）临床病理联系

患者多半在妊娠的第 12 周至 14 周出现症状,由于胎盘绒毛高度水肿致子宫体明显增大,常超过相同月份正常妊娠的子宫,因胚胎早期死亡,虽然子宫超过 5 个月妊娠大小,但仍听不到胎心,且无胎动。患者血和尿中绒毛膜促性腺激素(HCG)明显增高。滋养层细胞侵袭血管的能力很强,故子宫反复不规则流血。

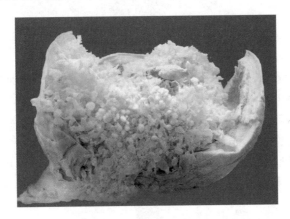

图 11－4　葡萄胎
子宫已剖开,宫腔内充满水泡样肿物

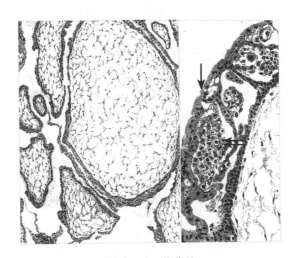

图 11－5　葡萄胎
左(低倍):绒毛因间质高度水肿,血管消失,局部滋
养细胞增生;右(高倍):增生的滋养细胞,其中↓为合体
滋养层细胞,◄━为细胞滋养层细胞

葡萄胎经彻底刮宫后,绝大多数可痊愈。约有 10％的患者发展为侵袭性葡萄胎,约 2.5％病例可发展为绒癌。

二、侵袭性葡萄胎

侵袭性葡萄胎(invasive mole)又称恶性葡萄胎(malignant mole),是介于葡萄胎与绒毛膜上皮癌之间的交界性肿瘤。侵袭性葡萄胎和良性葡萄胎的主要区别是在于水泡状绒毛侵入子宫肌层,引起子宫肌层出血坏死,甚至可穿透子宫壁,累及阔韧带和阴道(图11-6)。少数情况下亦可发生肺、脑等内脏的栓塞,但一般不形成转移灶,相反,它常可发生自发性消退。

镜下观:滋养层细胞增生的程度和异型性比良性葡萄胎显著。常见出血坏死,其中可查见水泡状绒毛或坏死的绒毛(图11-7),有无绒毛结构是本病与绒毛膜上皮癌的主要区别。临床主要表现是血和尿中 HCG 持续阳性,由于恶性葡萄胎具有较强的侵袭性,可侵犯和破坏血管和血窦,导致患者在水泡状胎块清宫后,出现持续、不规则的阴道流血,化疗对大多数病例治疗有效。

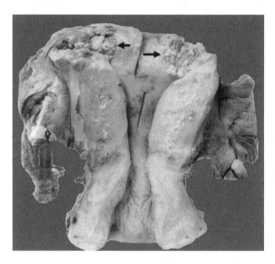 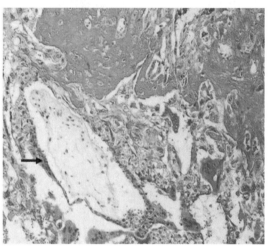

图 11-6　侵袭性葡萄胎
子宫已破开,宫腔内无水泡样肿物,宫底
肌壁中有水泡状绒毛侵入

图 11-7　侵袭性葡萄胎
异常增生的滋养层细胞侵及子宫肌层,仍可见绒毛
结构(箭头示)(HE 染色,低倍)

三、绒毛膜上皮癌

绒毛膜上皮癌(choriocarcinoma)简称绒癌,是一种高度恶性的滋养层细胞肿瘤,其发生绝大多数与妊娠有关,约50%的病例来自葡萄胎,尤以完全性葡萄胎为常见;约25%来自流产,其余大多数则来自正常妊娠。罕见的情况下绒癌发生与妊娠无关,起源于性腺或其他部位的全能性细胞,此时的绒癌为生殖细胞肿瘤,男女两性均可发生。

（一）病理变化

肉眼观:肿瘤为单个或多个结节,呈暗红色、质脆,多数突向宫腔内,大小不一,少数肿瘤则以浸润性生长方式为主,并可穿破子宫肌层达浆膜、子宫旁或侵入盆腔,形成不规则出血性肿块(图11-8)。

镜下:①癌组织由异常增生的细胞滋养层细胞和合体滋养层细胞组成,两种癌细胞多少不等,排列紊乱,参差相嵌组成团状或条索状癌细胞巢,但不伴有间质和血管。②出血坏死明显,此乃肿瘤缺乏血管而靠侵袭邻近血管获取营养、且生长迅速而发生缺血性坏死所致;③无绒毛或水泡形成(图11-9)。

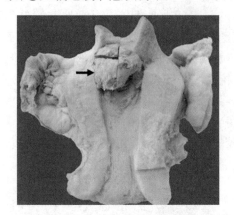

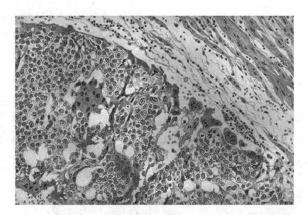

图11-8 绒毛膜上皮细胞癌

子宫已破开,癌组织形成结节状出血块

图11-9 绒毛膜上皮细胞癌

子宫肌层内大量肿瘤细胞浸润,癌细胞由两种滋养层细胞构成,有明显的异型性,不形成绒毛结构

(二)扩散

绒癌侵袭破坏血管的能力很强,除在局部破坏蔓延外,极易经血道转移,以肺和阴道壁最常见,其次为脑、肝、肾、脾等,转移灶呈球形出血性结节,少数病例在切除原发病灶后,转移灶自行消失。

(三)临床病理联系

绒癌主要症状为阴道大量不规则流血,子宫增大迅速,血和尿内有高滴度的HCG,但有时也可转为阴性,可能因为肿瘤坏死明显,存活的滋养层细胞减少之故。所以产后或流产后特别是葡萄胎患者血、尿中HCG时高时低,或持续升高,应考虑绒癌的可能。一旦肿瘤发生远处转移,则可引起转移部位的症状,如肺转移可发生咯血,胸膜转移出现血性胸水,脑转移则可出现抽搐、瘫痪或昏迷等。

绒癌是恶性度很高的肿瘤,以往治疗以手术为主,多在一年内死亡。近年来通过化疗,其死亡率大为降低,治愈率已接近100%,甚至治愈后可正常妊娠。

表11-1 葡萄胎、侵袭性葡萄胎、绒毛膜癌比较

	葡萄胎	侵袭性葡萄胎	绒毛膜上皮癌
组织起源	滋养层细胞	滋养层细胞	滋养层细胞
良恶性	良性	恶性	恶性
绒毛结构	有	有	无
滋养层细胞增生	2+	3+	4+
出血坏死	无	可有	显著
血、尿HCG	增高	增高	增高
局部浸润	无	有	有
转移	无	有	有

第三节　卵巢肿瘤

卵巢肿瘤种类繁多,结构复杂,依照其组织发生可分为三大类。

1. 上皮性肿瘤　浆液性肿瘤、黏液性肿瘤、子宫内膜样肿瘤、透明细胞肿瘤及移行细胞肿瘤。

2. 性索间质肿瘤　颗粒细胞-卵泡膜细胞瘤、支持-间质细胞瘤。

3. 生殖细胞肿瘤　畸胎瘤、无性细胞瘤、内胚窦瘤及绒毛膜癌。

卵巢肿瘤多见于 20～65 岁的女性,其中恶性上皮性恶性肿瘤多发生于 40 岁以后。卵巢癌的病因至今尚不明确,不育和不哺乳、排卵因素、外用雌激素、电离辐射等因素被认为是高危因素,BRCA1 基因被证实在卵巢癌发生中起重要作用。

一、卵巢表面上皮-间质性肿瘤

卵巢上皮性肿瘤是最常见的卵巢肿瘤,占所有卵巢肿瘤的 90%,可分为良性、恶性和交界性。交界性卵巢上皮性肿瘤是指形态和生物学行为介于良性和恶性之间,具有低度恶性潜能的肿瘤。此类肿瘤主要来源于覆盖在卵巢表面的腹膜间皮细胞,有多少不等的间质参与,形态复杂多样。依据上皮的类型不同分为浆液性、黏液性和子宫内膜样肿瘤。

(一) 浆液性肿瘤

浆液性囊腺瘤(serious cystadenoma)是卵巢最常见的肿瘤,其中浆液性囊腺癌占全部卵巢癌的 1/3。良性和交界性肿瘤多发于 30～40 岁的女性,而囊腺癌患者则年龄偏大。

肉眼观,由单个或多个纤维分隔的囊腔组成,囊内含有清亮液体。良性瘤囊内壁光滑,交界性囊腺瘤囊壁可见较多乳头(图 11-10a),大量实性组织和乳头在肿瘤中出现时应疑为癌。

镜下,良性瘤囊腔由单层立方或矮柱状上皮衬覆,上皮细胞排列整齐,乳头间质由纤维脉管构成(图 11-10b)。交界瘤上皮细胞达两至三层,乳头增多,细胞核分裂象增加;新近的研究证明间质浸润灶不超过 10 mm 的交界性浆液性乳头状囊腺瘤的预后和无间质浸润的交界性浆液性乳头状囊腺瘤的预后相似,称为具有微小浸润的交界性浆液性乳头状囊腺瘤。浆液性囊腺癌细胞层次增加超过三层(图 11-10c),伴有明显的癌细胞破坏性间质浸润,常可见砂粒体。

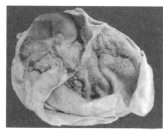 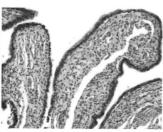 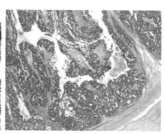

a. 囊腺瘤剖面可见囊壁内　b. 囊腺瘤乳头表面被覆单层立　c. 卵巢浆液性乳头状囊腺癌镜
表面大小不等的乳头　　方上皮,形态一致,无异型　　下形态。瘤细胞层次增多,
　　　　　　　　　　　性(HE染色,低倍)　　　　异型性明显(HE染色,低倍)

图 11-10　卵巢浆液性肿瘤

（二）黏液性肿瘤

黏液性肿瘤(mucinous tumors)较浆液性肿瘤少见，多数为良性，交界性和恶性少见。发病年龄与浆液性肿瘤相同。

肉眼观，肿瘤表面光滑，由多个大小不一的囊腔组成，囊壁光滑，腔内充满富于糖蛋白的灰白色半透明黏稠液体(图 11 - 11a)。

镜下，良性黏液性囊腺瘤的囊腔被覆单层高柱状上皮，核在基底部，核的上部充满黏液，无纤毛 (图 11 - 11b)。交界性肿瘤含有较多的乳头结构，细胞层数不超过 3 层，但无间质和被膜浸润；囊性癌上皮细胞明显异型，形成复杂的腺体和乳头结构，可有出芽、搭桥及实性巢状区，如有间质明显破坏性浸润，可诊断为癌。

表 11 - 2 良性浆液性及黏液性囊腺瘤的区别

	良性浆液性囊腺瘤	良性黏液性囊腺瘤
单房或多房	多为单房	多为多房
囊内液体	清亮浆液	黏稠黏液
乳头	可有	少见
囊壁	低立方状上皮	高柱状黏液上皮
恶变	多见	少见

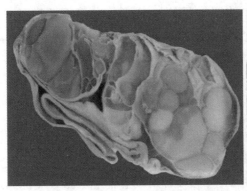 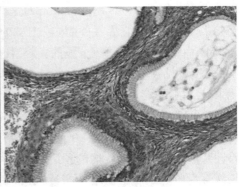

a.肿瘤边缘光滑，切面见多个大小不一的囊腔，腔内充满富于糖蛋白的黏稠液体 　 b.肿瘤囊腔被覆单层高柱状上皮，核位于基底部，胞质内充满黏液(HE染色，低倍)

图 11 - 11 卵巢黏液性囊腺瘤

二、性索间质肿瘤

卵巢性索间质肿瘤起源于原始性腺中的性索和间质组织，分别在男性和女性衍化成各自不同类型的细胞，并形成一定的组织结构。包括女性的颗粒细胞瘤和卵泡膜细胞瘤，或男性的支持细胞瘤和间质细胞瘤；亦可混合构成颗粒细胞-卵泡膜细胞瘤或支持-间质细胞瘤。由于性索间质可向多方向分化，卵巢和睾丸可查见所有这些细胞类型来源的肿瘤。卵泡膜细胞和间质细胞可分别产生雌激素和雄激素，患者常有内分泌功能改变。

（一）颗粒细胞瘤

颗粒细胞瘤（granulosa cell tumor）是伴有雌激素分泌的功能性肿瘤。虽然该瘤极少发生转移，但可发生局部扩散，甚至在切除多年后复发，应被看做低度恶性肿瘤。肉眼观，颗粒细胞瘤体积较大，呈囊实性，部分区域呈黄色，常伴发出血。镜下，瘤细胞小而一致，排列成弥漫型、岛屿型或梁索型，细胞核可见核沟，分化较好的瘤细胞常排列成卵泡样的结构，中央为粉染的蛋白液体或退化的细胞核，称为 Call-Exner 小体。

（二）卵泡膜细胞瘤

卵泡膜细胞瘤（thecoma）为良性功能性肿瘤，可产生雌激素，绝大多数患者有雌激素产生增多的体征，患者常表现为月经不调和乳腺增大，多发生于绝经后的妇女。肿瘤呈实体状，色黄，瘤细胞呈束状排列，细胞呈空泡状。

（三）支持-间质细胞瘤

支持-间质细胞瘤（sertoli-leydig cell tumors）主要发生在睾丸，较少发生于卵巢，任何年龄均可发病，多发于年轻育龄期妇女。该瘤可分泌少量雄激素，若大量分泌可表现为男性化。

三、卵巢生殖细胞肿瘤

来源于生殖细胞的肿瘤约占所有卵巢肿瘤的 1/4，好发于青少年女性。多数为恶性，仅畸胎瘤可有良性类型。原始生殖细胞具有向不同方向分化的潜能，由原始性生殖细胞组成的肿瘤称作无性细胞瘤；原始生殖细胞向胚胎的体壁细胞分化称为畸胎瘤；向胚外组织分化，瘤细胞和胎盘的间充质细胞或它的前身相似，称作卵黄囊瘤；向覆盖在胎盘绒毛表面的细胞分化，则称为绒毛膜癌。

（一）畸胎瘤

畸胎瘤（teratoma）是来源于生殖细胞的肿瘤，具有向体细胞分化的潜能，大多数肿瘤含有至少两个或三个胚层组织成分。占所有卵巢肿瘤的 15%～20%，好发于 20～30 岁女性。

1. 成熟畸胎瘤　是最常见的生殖细胞肿瘤。肉眼观，肿瘤多为囊性，呈圆形或椭圆形，切面多为单房，囊内含有皮脂样物、毛发、牙齿等（图 11-12）。镜下，肿瘤由两个或三个胚层的各种成熟组织构成。常见皮肤、毛囊、汗腺、脂肪、肌肉、骨、软骨、呼吸道上皮、消化道上皮、甲状腺和脑组织等（图 11-13）。1% 可发生恶性变，多发生在老年女性。

2. 未成熟性畸胎瘤　以肿瘤组织中查见未成熟组织为特征，肿瘤多为实体分叶状，可含有多个小的囊腔，预后与肿瘤分化程度有关（图 11-14）。

（二）无性细胞瘤

无性细胞瘤（dysgerminoma）是由未分化、多潜能原始生殖细胞组成的恶性肿瘤，好发年龄在 10～30 岁。发生在睾丸则称为精原细胞瘤（seminoma），是睾丸最常见的肿瘤。肿瘤一般体积较大，质实，表面结节状，切面质软鱼肉样。镜下，细胞体积大，形态相似，呈圆形或多边形，胞质丰富透明，核分裂象多见。无性细胞瘤对放疗和化疗敏感，5 年生存率可达 80% 以上。晚期主要经淋巴道转移至髂部和主动脉旁淋巴结。

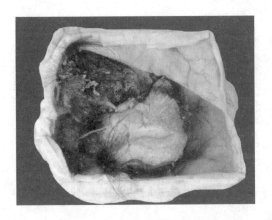

图 11-12　卵巢成熟性畸胎瘤
肿瘤囊壁内可见毛发、皮脂样物、牙齿

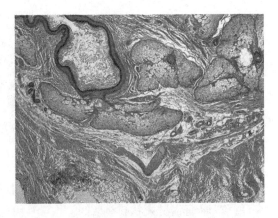

图 11-13　卵巢成熟性畸胎瘤(HE 染色,低倍)
肿瘤成分中可见鳞状上皮、皮脂腺、汗腺及神经组织

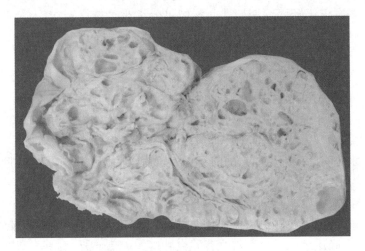

图 11-14　卵巢未成熟性畸胎瘤
肿瘤呈实体分叶状,内含多个小囊腔

（三）胚胎性癌

胚胎性癌(embryonal carcinoma)主要发生于 20～30 岁的青年人,是高度恶性的肿瘤。肉眼观,肿瘤体积小,切面肿瘤边界不清,可见出血和坏死。镜下,以癌组织结构多样性为特征,核分裂象较多见;间质形态很不一致。此癌生长迅速,放疗不敏感,转移早,预后差。

（四）卵黄囊瘤

卵黄囊瘤(yolk sac tumor)又称内胚窦瘤,因组织形态和小鼠胎盘的结构很相似而取此名,多发生在 30 岁以下妇女,是婴幼儿生殖细胞肿瘤中最常见的类型,生物学行为呈高度恶性。肿瘤体积一般较大,结节分叶状,边界不清,切面灰黄色,呈实体状,局部可见囊腔形成和出血坏死。镜下有多种组织形态,可见疏网状结构,多泡性卵黄囊结构,细胞外嗜酸性小体等。

第四节 乳腺癌

▶ **案例 11 – 2**

【病例摘要】

患者,女,65 岁,洗澡时无意中触及右侧乳腺结节而就诊。临床检查见右乳外上象限结节,境界较清楚,质地较硬,不能推动,结节表面被覆皮肤略水肿,可见轻度橘皮样凹陷,乳头未见明显异常。乳腺钼靶 X 线检查见高密度不规则形肿块影伴颗粒状钙化。患者行乳腺根治术,术后标本见肿块直径约 2 cm,呈灰白色,质地硬,边界不清。镜下见纤维间质中无序排列的小腺管,被覆单层上皮,腺体形态不规则,多成角。未累及皮肤、胸壁及腋窝淋巴结。免疫组化染色见腺上皮 ER＋、PR＋、HER2－、Ki - 67＋(约 10％)。

【问题】

(1) 该患者病理诊断为乳腺癌,请问属于哪种形态学亚型和分子亚型?

(2) 试分析患者术后方案及预后情况。

乳腺癌(mammary carcinoma)是女性最常见的恶性肿瘤之一,在我国其发病率仅次于子宫颈癌而居女性恶性肿瘤的第二位。好发于 40～60 岁的妇女,20 岁以前很少见。男性乳腺癌极为少见,占全部乳腺癌的 1％左右。

乳腺癌发生原因尚未完全阐明,一般认为是一系列基因和环境因素共同作用的结果。雌激素长期作用可能与乳腺癌的发生有关。不孕、不授乳、高脂饮食、饮酒、肥胖及电离辐射等与乳腺癌的发生也有一定关系。然而,即使暴露于相同易感因素中,拥有不同遗传背景的人的乳腺癌易感性可能不同。研究发现抑癌基因 BRAC1 点突变或缺失与具有家族遗传倾向的乳腺癌的发病相关。约 15％的乳腺癌患者有家族史,这些患者中 15％～20％可以查见 BRAC1 基因突变。BRAC1 基因异常在散发性乳腺癌中则非常少见。

一、临床表现

乳腺癌患者常以无痛性肿块起病,起初尚可被推动。随着肿瘤的蔓延,可累及胸部肌肉和胸壁深筋膜,肿块固定而不可活动。如肿瘤位于乳头深部,则可因肿瘤内增生纤维组织的收缩而使乳头凹陷,有时成为病人所察觉的第一体征。如癌肿侵袭并阻塞淋巴管时,淋巴液回流障碍、外溢引起局部淋巴性水肿,导致皮肤增厚,而毛囊和汗腺牵制的皮肤则相对凹陷,使局部皮肤呈橘皮样外观。有时肿瘤生长迅速,引起急性炎症反应,出现红、肿、触痛等症,被称之为炎性乳癌。少数患者可表现为乳头溢液的症状。60％～80％的乳腺浸润癌病灶内可出现微灶钙化,这种钙化可经乳腺 X 线摄片检查发现,因此临床上 B 超、钼靶等影像学检查成为乳腺癌筛查的重要手段。

二、病理变化

乳腺癌半数以上发生于乳房外上象限,其次为乳腺中央区和内上象限。多为单侧,偶可双侧发病。乳腺癌主要起源于导管上皮，绝大多数来自终末导管小叶单位。早期，癌细胞局限于导管或腺泡内，称为原位癌。后期，癌细胞穿破基底膜向间质浸润，就形成浸润癌。因而乳腺癌首先分为非浸润性癌和浸润性癌两大类，再根据组织发生和形态结构分型。

（一）非浸润性癌（原位癌）

1. 导管原位癌（intraductal carcinoma in situ）　起源于中、小导管上皮。癌组织于导管内生长，未突破导管基底膜。

肉眼观：大多数导管内癌肉眼不能识别。部分导管内癌肿瘤切面上可见灰白色或淡黄色小点，挤压时见有灰黄色软膏样坏死物溢出，状如粉刺，故称粉刺癌（comedo carcinoma）。

镜下观：癌细胞位于扩张的导管内而基底膜完好。癌细胞在导管内可排列成实性团块、乳头状、筛状或不规则腺管状。癌细胞大，核大而深染，有不同程度异型性。部分病例导管内实性细胞团中央见大片坏死，称为粉刺状坏死（comedo necrosis）（图 11 - 15）。

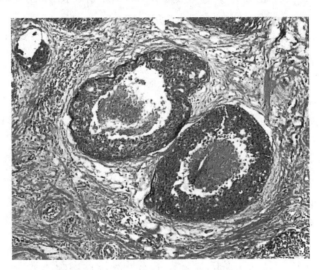

图 11 - 15　导管原位癌（HE 染色，低倍）
导管内异型细胞增生，多层、实性，中央可见粉刺状坏死

2. 小叶原位癌（lobular carcinoma in situ）　起源于乳腺小叶终末导管。癌组织未穿破基底膜。临床检查时肿块不明显，常为活检时偶然发现。

肉眼观：肿块不明显，标本切面上见数毫米面积的乳腺组织隆起，呈淡红色，质软。

镜下观：低倍镜下依然可见小叶结构，小叶内终末导管即小叶单元扩大，上皮细胞增生充满扩张的末梢导管和腺泡，呈实性团巢。细胞体积大，形状大小一致，胞质量中等淡染，核大而圆，染色质细致，核分裂象罕见，一般无坏死，基底膜完整。

小叶原位癌一般发展缓慢，预后较好。

（二）浸润癌

浸润性乳腺癌多由导管原位癌演变而来，少数来自小叶原位癌。肉眼观：肿瘤边界不清，质地坚硬，呈灰白色。切面如同果汁不多的梨肉，内有散在黄色小点，此为肿瘤坏死。晚期，肿瘤像树根样向周围浸润，深者可达筋膜，甚至浸润肌肉。

不同类型的浸润性乳腺癌在免疫表型上表现不同,雌激素受体(ER)、孕激素受体(PR)、原癌基因人类表皮生长因子受体 2(HER2)和增殖活性指标 Ki - 67 是目前乳腺癌的诊断、治疗和预后判断中最为常用的标记物,而免疫组织化学是最常用的检测方法。

病理组织学类型可分为下列几种:

1. 浸润性导管癌 非特指型(infiltrating ductal carcinoma, not otherwise specified),此型最常见,约占乳腺癌的 75%。低倍镜下见随机排列的肿瘤细胞,缺乏肌上皮。管状成分可多可少,也可见梁索状或片状排列的癌细胞(图 11 - 16)。癌细胞呈圆形或多角形,具有一定多形性和异型性,可见核分裂象及坏死。间质可从富于成纤维细胞(促结缔组织增生型)到大量胶原为主。伴有大量胶原性间质的癌,质地坚硬,癌细胞体积小、胞质少、核深染,且呈单行排列,散在分布,称为硬癌。硬癌浸润性强,高度恶性,预后差。

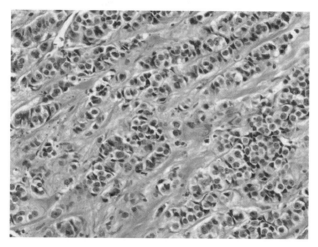

图 11 - 16 浸润性导管癌,非特指型(HE 染色,高倍)
癌细胞呈梁索状或片状排列;圆形或多角形;间质主要为胶原纤维

2. 浸润性小叶癌(invasive lobular carcinoma) 占乳腺癌的 5%~10%,小叶原位癌突破基底膜,浸润乳腺间质而来,常多中心性发生,而且双侧多见。肿块体积小,质硬,切面灰白色,部分病例病变可累及全乳。癌细胞缺乏黏附性,常呈单行排列,被纤维间质分隔。有时癌细胞围绕导管呈同心圆排列,似靶环状。经典的小叶癌癌细胞小而均一,异型性不明显,而多形性小叶癌瘤细胞则具有较大异型性。

浸润性小叶癌常表达 ER、PR,较少表达 HER2,一般不表达细胞黏附分子 E-cadherin.鉴于本型肿瘤常可为双侧性,因此必须对另一侧乳腺加以仔细检查和随访。

3. 特殊类型浸润癌

(1) 小管癌(tubular carcinoma)少见,仅占乳腺癌的 2%。临床常触不到,影像学上可表现为不规则肿块。一般瘤体较小。大体表现为境界不清的质硬肿块,切面常呈灰白色放射状浸润周围组织。镜下表现为无序排列的单层上皮小管浸润在纤维间质中,小管常形态不规则,成角或液滴状(图 11 - 17)。免疫组化常表达 ER、PR,一般不表达 HER2,增殖指标 Ki - 67 低表达。纯粹的乳腺小管癌(小管癌成分>90%)多为早期(I 期)病变,较少发生腋窝淋巴结转移,预后好。

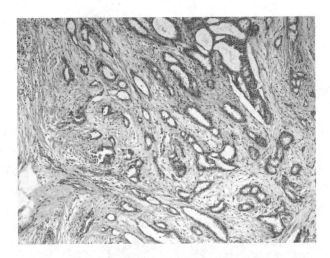

图 11 - 17　乳腺小管癌(HE 染色,中倍)
瘤组织主要由单层排列的小管构成,小管形态不规则,无肌上皮

(2) 髓样癌(medullary carcinoma) 少见,占乳腺癌的 1%。临床表现与普通乳腺癌无明显差别,影像学上常表现为密度均匀一致的境界清楚的圆形、卵圆形或分叶状肿块,通常无钙化。大体表现上瘤体一般较大,质地较软。切面灰白色或灰红色境界清楚。镜下见癌细胞密集成片,合体状,高组织学级别核,核分裂多见。肿瘤间质少,显著的淋巴细胞和浆细胞浸润。免疫组化一般不表达 ER、PR 及 HER2。此型肿瘤虽组织学形态呈高级别特点,但生长慢,很少发生转移,即使转移也限于腋窝下组淋巴结,故预后好。

(3) 黏液癌(mucinous carcinoma) 也称胶样癌(colloid carcinoma)。纯粹的黏液癌(黏液癌成分>90%)甚少见,占乳腺癌的 1%～2%。发病年龄大,好发于绝经后的妇女。临床通常表现为质地较软的肿块,影像学常表现为境界清楚或分叶状的结节。肉眼观:肿瘤界清,质地极软,切面呈灰白色、胶冻状。镜下观:大量细胞外黏液形成黏液湖,湖中漂浮着癌细胞岛。癌细胞簇状、索状或腺样排列,一般表达 ER、PR,ER2 通常不表达。本瘤生长慢,属低度恶性。

(4) 乳头派杰氏病(Paget disease)指乳腺导管内癌癌细胞沿导管蔓延至乳头和乳晕,在表皮层内可见典型的癌细胞(Paget cell),占乳腺癌 1%～3%。临床上常表现为乳头和乳晕皮肤粗糙不平,红肿、糜烂、渗液、结痂伴局部瘙痒和烧灼感,呈湿疹样改变,故又称湿疹样癌(eczematoid carcinoma)。癌细胞体积大,胞质丰富淡染或透亮,核大而圆,核仁明显,核分裂象易见。其下方可以伴有或不伴有细胞形态相似的导管内癌成分,可伴间质浸润。通常 ER、PR 低表达,而 HER2 高表达。预后及治疗与其下方伴发的导管内癌或浸润性癌相关。

(三) 乳腺癌的分子亚型

乳腺癌是一种高度异质性的肿瘤。传统的乳腺癌分型以形态学为基础,这种分型与临床治疗和预后的相关性并不很强,有时会出现相同形态学亚型和组织学级别的乳腺癌对相同治疗的反应不同、预后迥异的情况,不能满足指导临床治疗、评估预后的需求。乳腺癌的分子分型以乳腺癌基因表达谱为依据,将乳腺癌分为腺腔 A 型(Luminal A)、腺腔 B 型

（Luminal B）、HER2 过表达型（HER2 - over expression）、基底样型（Basal-like）。这种分型直接反映肿瘤在基因水平的异常,更接近肿瘤本质,与临床治疗和预后的关系也更为密切。由于基因表达谱分析尚不适于常规检测,因此目前通过免疫组织化学方法检测一组分子标志物的表达来替代基因表达谱分析,分型标准及相应治疗原则见表 11 - 3。

表 11 - 3　乳腺癌分子分型标准及相应治疗原则

分子亚型	分型标准	治疗策略
腺腔 A	ER+/PR+/HER2-, 且 PR≥20%,Ki - 67<14%	单纯内分泌治疗
腺腔 B	1. ER+/PR+/HER2-,而且 Ki - 67≥14%和/或 PR<20%	内分泌治疗+/-细胞毒治疗
HER2 过表达型	2. ER+/PR+/HER2+ HER2 过表达或扩增,ER-/PR-	细胞毒治疗+内分泌治疗+抗 HER2 治疗 细胞毒治疗+抗 HER2 治疗
基底样型	ER-/PR-/HER2-, CK5/6+和/或 EGFR+	细胞毒治疗

三、扩散

乳腺癌可直接蔓延破坏乳腺及胸壁组织,亦可发生淋巴道和血道转移。乳腺的淋巴液约 75% 回流至同侧腋窝淋巴结,是乳腺癌最常见的转移部位。晚期可转移到锁骨上、下内淋巴结,甚至胸骨旁及纵隔淋巴结,偶尔可转移到对侧腋窝淋巴结。乳腺癌血道转移以肺、骨、肝和肾上腺等为多见。

四、结局

乳腺癌的预后与其亚型和临床分期密切相关。腺腔 A 型一般预后较好,而 HER2 过表达型和大多数基底样型预后较差。肿瘤直径小于 2 cm 无淋巴结转移者,预后较好。若直径大于 2 cm,有同侧腋窝淋巴结转移者预后相对较差,而直径大于 5 cm 伴有局部或远处转移者预后差。

第五节　前列腺疾病

一、良性前列腺增生

良性前列腺增生（benign prostatic hyperplasia,BPH）也称前列腺肥大,是老年男性的常见疾病,多发生于 50 岁以上的男性,发病率随年龄增加而升高。一般认为本病的病因与老年男性的睾丸萎缩导致的激素不平衡有关。

肉眼观:前列腺体积增大,重量增加,可达 40 g 以上（正常重约 20 g）,有时达 200 g 以上。若以腺体增生为主,则质地较软;切面常呈多结节状、乳白色,增生的腺管可扩张成大小不等的囊腺腔,类似海绵,挤压时囊内有乳白色分泌物流出。若以纤维组织和平滑肌增生为主,则质地较硬;切面可呈弥漫性增大而没有明显的结节形成。前列腺增生主要累及尿道周围的中叶,压迫尿道并常常突入膀胱,临床称之为前列腺中叶增生。

镜下观:增生的结节由增生程度不同的前列腺腺体、平滑肌和纤维组织组成(图 11 - 18)。三种成分所占比例不同病例间可以不同,腺体和间质的比例也可有不同。增生的腺上皮有的呈高柱状,并呈乳头状突入腔内,胞质内有富含酸性磷酸酶的分泌颗粒;有的上皮为立方形,胞质内无分泌颗粒。增生的上皮均无异型性,上皮周围有基底细胞和完整的基膜围绕。腺腔中有红染的同心圆状凝聚物(淀粉样小体)。间质纤维、平滑肌组织肥大增生,包绕或穿插于增生的腺体之间,形成宽窄不一的间隔。此外,结节内可有小灶性坏死和淋巴细胞浸润。

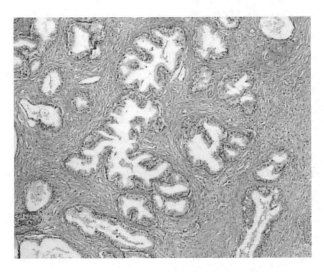

图 11 - 18　前列腺增生症(HE 染色,低倍)
腺上皮呈乳头状增生伴间质平滑肌增生

前列腺增生主要发生于前列腺中央区和移行区,尿道前列腺部受压而表现为尿道阻塞症状。早期可出现尿频、滴尿、排尿困难等尿道梗阻症。随着病程进展,患者出现尿潴留、膀胱扩张和膀胱肌层肥厚等,重症者可发生肾盂积水,甚至肾衰竭。

二、前列腺癌

前列腺癌(carcinoma of prostate)多发生于 50 岁以上的老年人。在欧美国家发生率较高,在美国前列腺癌占男性恶性肿瘤发病率的第一位,死亡率居第二位,本病在国内少见,近年有增高趋势。

前列腺癌病因尚不完全清楚。目前认为发生前列腺癌的危险因素有以下几点:①年龄:如前列腺癌常发生于 50 岁以上者。②种族:前列腺癌亚洲少见,而在欧美国家高发,尤其是美国黑人。美国黑人的发病率是白人的 2 倍,亚洲人的 5 倍。③遗传因素:研究证实,前列腺癌的发生和发展与人体一系列染色体的基因突变、缺失和染色体重排等分子遗传学密切相关。有家族史者前列腺癌的发病率比普通人群高 3 倍,在美国 1/3 的前列腺癌患者其遗传易感性研究定位于1q24-25。④激素水平:前列腺癌的发生与雄激素有关,原因是睾丸切除术和抑制雄激素治疗有效。⑤饮食因素:如摄入动物脂肪过多,其他如维生素C、维生素A和番茄红素缺乏等。

肉眼观:70%的前列腺癌发生于前列腺周围区,尤其是包膜下区多见,故临床上经肛门指检可触及肿块。肿瘤通常为多中心性,切面可见肿瘤呈黄白色,质地硬,境界不清。早期,肿瘤小,十分隐匿,称隐匿型前列腺癌。然而肿瘤虽然不大,却可早期广泛转移。晚期,肿瘤可扩展到全部前列腺,甚至穿破前列腺包膜,浸润精囊和膀胱底。

镜下观:97%的前列腺癌为腺癌,以高分化腺癌最多见,少数为鳞状细胞癌和移行细胞癌。通常,高分化的前列腺癌表现为形态较规则的小腺体,腺腔大小不等,排列紊乱,可见背靠背、腺体融合等现象。腺体由正常的两层上皮变为单层立方上皮或复层上皮,有时可呈乳头状生长,基底细胞消失。癌细胞具有不同程度的异型性。细胞核呈空泡状、核大深染、核仁明显。通常多形性不明显,核分裂不多见(图11-19)。分化较差的癌则可见较大的异型性,并可呈筛状、条索状、实性片状或单细胞分布。肿瘤间质为丰富的纤维结缔组织。此外,有时可见肿瘤侵犯血管、神经或前列腺包膜。

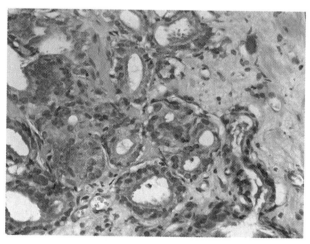

图11-19　前列腺腺癌(HE染色,高倍)
高分化前列腺腺癌,异型小腺体,瘤细胞核大深染,核仁明显

前列腺癌可穿破包膜直接蔓延邻近器官,如膀胱、骶骨、精囊等。前列腺癌具有早期转移的特征,以血道及淋巴道转移为主。淋巴道转移最常见的是髂内、外动脉,腹主动脉旁等盆腔淋巴结和腹股沟淋巴结等。血道转移到骨、肺、肾上腺等处,尤其是腰椎、骨盆、肋骨的转移较常见。

免疫组织化学染色对前列腺癌的诊断有帮助。前列腺癌细胞可像正常前列腺组织一样分泌前列腺特异性抗原(prostatic specific antigen,PSA)和酸性磷酸酶(prostatic acid phosphatase,PAP),但恶性腺体缺乏基底细胞。因此大多数前列腺癌病例PSA和PAP均为阳性,而且基底细胞标记34βE12和p63阴性。这些指标在前列腺癌的诊断中起着重要作用,PSA和PAP还是临床上监测前列腺癌的重要指标。

复习与思考

一、名词解释

子宫颈癌　CIN　宫颈早期浸润癌　水泡状胎块　恶性葡萄胎　粉刺癌　小叶原位癌　Paget 病

二、思考题

1. 宫颈浸润癌的肉眼观类型有哪些? 形态特点如何?

2. 试述宫颈鳞状细胞癌的发展过程及形态特征。

3. 试述宫颈癌的病理类型、蔓延和转移途径,有哪些严重后果?

4. 试从病理角度比较葡萄胎、恶性葡萄胎及绒毛膜癌的异同点。

5. 卵巢肿瘤按其组织发生可以分为哪三类? 各举 1 例并简述其病理变化。

6. 乳腺癌患者乳腺外观可有哪些改变? 是如何产生的?

7. 乳腺癌的常见组织学类型有哪些?

8. 乳腺癌的常见分子亚型有哪些? 临床意义是什么?

9. 前列腺癌的常见临床表现是什么?

10. 前列腺癌病理及免疫组化诊断依据有哪些?

（张爱凤　刘慧）

本章介绍了单纯性甲状腺肿、弥漫性毒性甲状腺肿、甲状腺肿瘤、糖尿病等常见内分泌疾病,要求掌握单纯性甲状腺肿、弥漫性毒性甲状腺肿、糖尿病的概念和病理变化;熟悉甲状腺肿瘤的常见类型及其病理变化;能联系弥漫性毒性甲状腺肿的病因、病理变化与临床表现之间的关系。

内分泌系统(endocrine system)包括内分泌腺、内分泌组织(如胰岛)和散在于各系统或组织内的内分泌细胞。内分泌系统与神经系统共同调节机体的生长发育和代谢,维持体内平衡或稳定。由内分泌腺或散在的内分泌细胞所分泌的高效能的生物活性物质,经组织液或血液传递而发挥其调节作用,此种化学物质称为激素(hormone)。按激素的化学性质可分为含氮激素和类固醇激素两大类,前者主要在粗面内质网和高尔基复合体内合成,其分泌颗粒有膜包绕;后者在滑面内质网内合成,不形成有膜包绕的分泌颗粒。激素传递的方式主要有:①远距离分泌(telecrine):激素释放后直接进入毛细血管,经血液运输至远距离的靶细胞组织而发挥作用,大多数激素的传递采用这种传递途径发挥作用;②旁分泌(paracrine):某些激素可不经血液运输,仅由组织液扩散而作用于邻近细胞,这种方式称为旁分泌;③自分泌(autocrine):有的作用于分泌激素细胞的本身,称为自分泌;④胞内分泌(endocellular secretion):还有的内分泌细胞的信息物质不分泌出来,原位作用该细胞浆内的效应器上,称为胞内分泌。

内分泌系统的组织或细胞发生病变,如增生、肿瘤、炎症、血液循环障碍、遗传等疾病均可引起激素分泌增多或减少,导致功能的亢进或减退,使相应靶组织或器官增生、肥大或萎缩。内分泌系统疾病很多,本章主要介绍部分常见、多发的内分泌系统疾病。

案例 12-1

【病例摘要】

患者,女,28岁,因心悸、多汗怕热、食欲增加、消瘦、双眼球前突,来我院就诊入院。体格检查:体温 37.3 ℃,脉搏 104 次/分,呼吸 20 次/分。双侧甲状腺弥漫性对称性肿大,可闻及血管杂音。双眼球前突,手掌心潮湿,有明显的手震颤。心尖区第一心音亢进。实验室检查:血清游离三碘甲状腺原氨酸(FT3)37 pmol/L,血清游离甲状腺素(FT4)19 pmol/L,TRH 兴奋实验无反应。

正常值:体温 36.5～37.5 ℃,脉搏 60～100 次/分,呼吸 16～20 次/分,血压 90～140/60～90 mmHg,FT3 9～25 pmol/L,FT4 3～9 pmol/L。

【问题】

(1) 该病人患何种疾病?诊断依据是什么?

(2) 主要脏器可能有何病变?

第一节 甲状腺疾病

一、单纯性甲状腺肿

单纯性甲状腺肿(simple goiter)亦称弥漫性非毒性甲状腺肿(diffuse nontoxic goiter),是以缺碘、致甲状腺肿物质或相关酶缺陷等原因所致的甲状腺素分泌不足,促甲状腺素(TSH)分泌增多,甲状腺滤泡上皮增生,滤泡内胶质堆积而使甲状腺代偿性肿大,不伴有明显的甲状腺功能亢进或减退。本型甲状腺肿常常是地方性分布,又称地方性甲状腺肿(endemic goiter),也可为散发性。据报道,目前全世界约有10亿人生活在碘缺乏地区,我国病区人口超过3亿,大多位于内陆山区及半山区,全国各地均有散发。本病主要表现为甲状腺肿大,不伴有肿瘤和炎症,病程初期甲状腺多为弥漫性肿大,以后可发展为多结节性肿大。一般无临床症状,部分病人后期可引起压迫、窒息、吞咽困难和呼吸困难,少数患者可伴甲状腺功能亢进或低下等症状,极少数可癌变。

(一)病因及发病机制

大多数单纯性甲状腺肿患者没有明显的病因,部分患者的发病可能与下列因素有关:

1. 碘缺乏 碘是合成甲状腺激素的必需元素,地方性水、土、食物中缺碘及机体青春期、妊娠和哺乳期对碘需求量增加而相对缺碘,机体不能合成足够的甲状腺激素,反馈刺激垂体TSH分泌增多,甲状腺滤泡上皮增生,摄碘功能增强,达到缓解。如果持续长期缺碘,一方面滤泡上皮增生,另一方面所合成的甲状腺球蛋白没有碘化而不能被上皮细胞吸收利用,则滤泡腔内充满胶质,使甲状腺肿大。用碘化食盐和其他富含碘的食品可治疗和预防本病。我国是碘缺乏严重的国家,国家推行的"全民加碘盐"政策是防止碘缺乏病的最有效的措施。

2. 致甲状腺肿物质的作用 ①水中大量钙和氟可引起甲状腺肿,因其影响肠道碘的吸收,且使滤泡上皮细胞浆内钙离子增多,从而抑制甲状腺素分泌。②某些食物(如卷心菜、萝卜、木薯、菜花、大头菜等)可致甲状腺肿。如木薯内含氰化物,抑制碘化物在甲状腺内运送。③硫氰酸盐及过氯酸盐妨碍碘向甲状腺聚集,如:吸烟者因吸入物中含硫氰酸盐,可导致其血清甲状腺球蛋白水平要高于非吸烟者。④药物如硫脲类药、磺胺药、锂、钴及高氯酸盐等,可抑制碘离子的浓集或碘离子有机化,最终影响甲状腺激素合成,反馈引起TSH升高,导致甲状腺肿。

3. 高碘 常年饮用含碘高的水,因碘摄食过高,过氧化物酶的功能基团过多地被占用,影响了酪氨酸氧化,使碘有机化过程受阻,甲状腺呈代偿性肿大。

4. 酶缺陷 甲状腺激素合成过程中某些酶的先天性缺陷或获得性缺陷可引起单纯性甲状腺肿,如碘化物运输酶缺陷、过氧化物酶缺陷、去卤化酶缺陷、碘酪氨酸耦联酶缺陷等。

5. 遗传因素 有研究曾对非地方性甲状腺肿流行地区的5 000多例单卵双生和双卵双生的同性别孪生子进行研究,发现单纯性甲状腺肿的遗传易感性占82%,18%归因于环境因素,该研究结果是散发性甲状腺肿可由遗传因素引起的重要证据。目前发现染色体14q、3q26、Xp22异常以及多结节性甲状腺肿基因—1、甲状腺球蛋白基因等与散发性甲状腺肿发病有关。流行病学资料表明,甲状腺肿常常有家族聚集性。

6. 其他 皮质醇增多症、肢端肥大症及终末期肾脏疾病患者可发生单纯性甲状腺肿。

（二）病理变化

根据单纯性甲状腺肿的发生、发展过程和病变特点,一般分为三个时期。

1. 增生期 又称弥漫性增生性甲状腺肿(diffuse hyperplastic goiter)。肉眼观:甲状腺弥漫性对称性中度增大,一般不超过 150 g(正常 20～40 g),表面光滑;镜下观:滤泡上皮增生呈立方或低柱状,伴小滤泡和小假乳头形成,胶质较少,间质充血。甲状腺功能无明显改变。

2. 胶质贮积期 又称弥漫性胶样甲状腺肿(diffuse colloid goiter)。因长期持续缺碘,胶质大量贮积。肉眼观:甲状腺弥漫性对称性显著增大,重 200～300 g,有的可达 500 g 以上,表面光滑,切面呈淡或棕褐色,半透明胶冻状;镜下观:部分上皮增生,可有小滤泡或假乳头形成,大部分滤泡上皮复旧变扁平,滤泡腔高度扩大,腔内大量胶质贮积(图 12 - 1)。

3. 结节期 又称结节性甲状腺肿(nodular goiter),本病后期滤泡上皮局灶性增生、复旧或萎缩不一致,分布不均,形成结节。肉眼观:甲状腺呈不对称结节状增大,结节大小不一,有的结节境界清楚(但无完整包膜),切面可有出血、坏死、囊性变、钙化和瘢痕形成;镜下观:部分滤泡上皮呈柱状或乳头样增生,小滤泡形成;部分上皮复旧或萎缩,胶质贮积;间质纤维组织增生、间隔包绕形成大小不一的结节状病灶(图 12 - 2)。

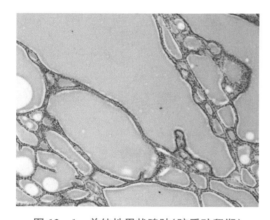

图 12 - 1 单纯性甲状腺肿(胶质贮积期)
（HE 染色,低倍）

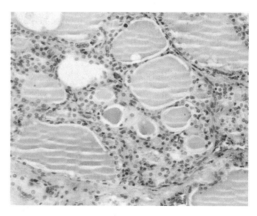

图 12 - 2 单纯性甲状腺肿(结节期)
（HE 染色,中倍）

二、弥漫性毒性甲状腺肿

弥漫性毒性甲状腺肿(diffuse toxic goiter)是一种自身免疫性疾病,临床表现并不限于甲状腺,而是一种多系统的临床综合征,包括高代谢症候群、弥漫性甲状腺肿、眼征、皮损和甲状腺肢端病。由于多数患者同时有高代谢症和甲状腺肿大,故称为弥漫性毒性甲状腺肿,又称 Graves 病,亦有弥漫性甲状腺肿伴功能亢进症、突眼性甲状腺肿、原发性甲状腺肿伴功能亢进症、Basedow 病等之称。临床上主要表现为甲状腺肿大,基础代谢率和神经兴奋性升高,T3、T4 高,吸碘率高,心悸、多汗、烦热、脉搏快、手震颤、多食、消瘦、乏力、突眼等。本病多见于女性,男女之比为 1：4～6,以 20～40 岁最多见。

（一）病因及发病机制

目前一般认为本病与下列因素有关：

1. 免疫系统异常　本病为自身免疫性疾病，其根据：一是血中球蛋白增高，并有多种抗甲状腺的自身抗体，且常与一些自身免疫性疾病并存；二是血中存在与 TSH 受体结合的抗体，具有类似 TSH 的作用。

2. 遗传因素　家族中常可见到先后发病的病例，且多为女性。约有 15% 的患者有明显的遗传因素。患者的亲属约有一半血中存在甲状腺自身抗体。甲亢的发生与人白细胞抗原（HLA Ⅱ类抗原）显著相关。

3. 精神创伤　各种原因导致的精神过度兴奋，或过度抑郁，均可导致甲状腺激素的过度分泌，其机制可能是高度应激时肾上腺皮质激素的分泌急剧升高从而改变抑制性 T 淋巴细胞（Ts）或辅助性 T 淋巴细胞（Th）的功能，增强了免疫反应而促进自身免疫疾病的发生。

（二）病理变化

肉眼观：甲状腺弥漫性对称性增大，为正常的 2～4 倍，表面光滑，血管充血，质地较软，切面呈分叶状灰红色，胶质少，质如肌肉。镜下观：①滤泡上皮增生呈高柱状，有的呈乳头样增生，并有小滤泡形成；②滤泡腔内胶质稀薄，滤泡周边胶质出现许多大小不一的上皮细胞的吸收空泡（图 12-3）；③间质血管丰富、充血，淋巴组织增生。电镜下：滤泡上皮细胞浆内质网丰富、扩张，高尔基体肥大、核糖体增多，分泌活跃。免疫荧光：滤泡基底膜上有 IgG 沉着。甲亢手术前往往须经碘治疗，治疗后甲状腺病变有所减轻，甲状腺体积缩小，质变实，镜下观见上皮细胞变矮，增生减轻，胶质增多变浓，吸收空泡减少，间质血管减少，充血减轻，淋巴细胞也减少。

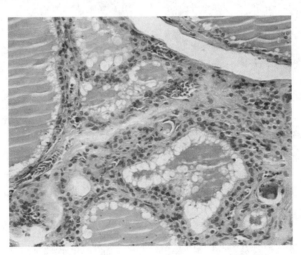

图 12-3　弥漫性毒性甲状腺肿（HE 染色，高倍）

滤泡上皮增生，腔内胶质稀薄，滤泡周边胶质出现吸收

空泡；间质血管丰富、充血

除甲状腺病变外，全身可有淋巴组织增生、胸腺和脾脏增大，心脏肥大、扩大，心肌和肝细胞可有变性、坏死及纤维化。眼球外突的原因是眼球外肌水肿、球后纤维脂肪组织增生、淋巴细胞浸润和黏液水肿。

三、甲状腺肿瘤

甲状腺发生的肿瘤和瘤样病变种类较多,组织学分类也不一致,现就常见的甲状腺肿瘤进行简要介绍。

(一)甲状腺腺瘤

甲状腺腺瘤(thyroid adenoma)是起源于甲状腺滤泡上皮的一种常见的良性肿瘤,好发于甲状腺功能的活动期,患者往往在无意中发现,中青年女性多见。肿瘤生长缓慢,随吞咽活动而上下移动。肉眼观:多为单发,圆或类圆形,直径一般 3~5 cm,切面多为实性,色暗红或棕黄,可并发出血、囊性变、钙化和纤维化。有完整的包膜,常压迫周围组织。根据肿瘤组织形态学特点分类分别介绍如下:

1. 单纯型腺瘤(simple adenoma) 又称正常大小滤泡型腺瘤(normol-follicular adenoma),肿瘤包膜完整,肿瘤组织由大小较一致、排列拥挤、内含胶质、与成人正常甲状腺相似的滤泡构成(图 12-4)。

2. 胶样型腺瘤(colloid adenoma) 又称巨滤泡型腺瘤(macrofollicular adenoma),肿瘤组织由大滤泡或大小不一的滤泡组成,滤泡内充满胶质,并可互相融合成囊。肿瘤间质少(图 12-4)。

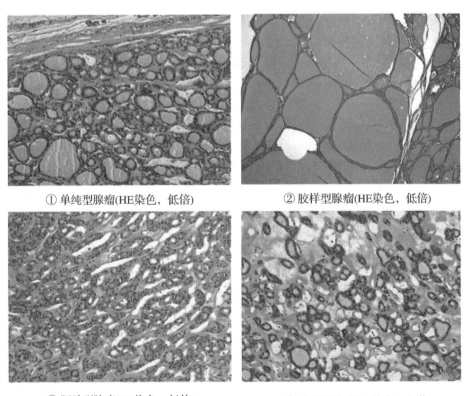

①单纯型腺瘤(HE染色,低倍)　　②胶样型腺瘤(HE染色,低倍)

③胚胎型腺瘤(HE染色,低倍)　　④胎儿型腺瘤(HE染色,低倍)

图 12-4　甲状腺腺瘤组织形态

3. 胚胎型腺瘤（embryonal adenoma） 又称梁状和实性腺瘤（trabecular and solid adenoma），瘤细胞小，大小较一致，分化好，呈片状或条索状排列，偶见不完整的小滤泡，无胶质，间质疏松呈水肿状（图 12-4）。

4. 胎儿型腺瘤（fetal adenoma） 又称小滤泡型腺瘤（microfollicular adenoma），主要由小而一致、仅含少量胶质或没有胶质的小滤泡构成，上皮细胞为立方形，似胎儿甲状腺组织（图 12-4），间质呈水肿、黏液样，此型易发生出血、囊性变。

5. 嗜酸细胞型腺瘤（acidophilic cell type adenoma） 又称 Hürthle（许特莱）细胞腺瘤。较少见，瘤细胞大而多角形，核小，胞浆丰富嗜酸性，内含嗜酸性颗粒。电镜下见嗜酸性细胞内有丰富的线粒体，即 Hürthle 细胞。瘤细胞排列成索网状或巢状，很少形成滤泡。

6. 非典型腺瘤（atypical adenoma） 瘤细胞丰富，生长较活跃，有轻度非典型增生，可见核分裂象。瘤细胞排列成索或巢片状，很少形成完整滤泡，间质少，但无包膜和血管侵犯。本瘤应追踪观察，并与甲状腺髓样癌和转移癌鉴别，可作降钙素（calcitonin）、上皮膜抗原（epithelial membrane antigen，EMA）和角蛋白（keratin）等免疫组织化学检查，髓样癌 Calcitonin 阳性，转移癌 EMA、keratin 等阳性。

（二）甲状腺癌

甲状腺癌（thyroid carcinoma）是一种较常见的恶性肿瘤，约占所有恶性肿瘤的 1%，约占甲状腺原发性上皮性肿瘤的 1/3，男女之比约 2：3，任何年龄均可发生，但以 40～50 岁多见。多数甲状腺癌患者甲状腺功能正常，仅少数引起甲状腺功能亢进或低下。根据肿瘤组织形态学特点将甲状腺癌分为 4 种。

1. 乳头状癌（papillary carcinoma） 最常见的类型，约占 60%，青少年、女性多见，约为男性的 3 倍，肿瘤生长慢，恶性程度较低，预后较好，10 年存活率达 80% 以上。肉眼观：肿瘤一般为圆形，直径为 2～3 cm，无包膜，质地较硬，切面灰白，常伴有出血、坏死、纤维化和钙化。镜下观：乳头分枝多，乳头中心有纤维血管间质，间质内常见呈同心圆状的钙化小体，即砂砾体（psammoma bodies）（图 12-5），有助于诊断。乳头上皮可呈单层或多层，癌细胞可分化程度不一，核染色质少，常呈透明或毛玻璃状，无核仁。

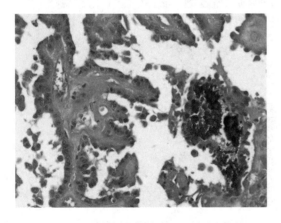

图 12-5 甲状腺乳头状癌（HE 染色，中倍）
局部钙盐沉积，形成砂砾体

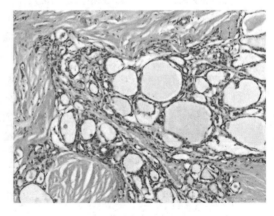

图 12-6 甲状腺滤泡癌（HE 染色，低倍）
癌性滤泡侵犯包膜

2. 滤泡癌（follicular carcinoma） 一般比乳头状癌恶性程度高、预后差，较常见，仅次于甲状腺乳头状癌而居第 2 位。多发于 40 岁以上女性,早期易发生血道转移,癌组织侵犯周围组织或器官时可引起相应的症状。肉眼观:结节状,包膜不完整,境界较清楚,切面灰白、质软。镜下观:可见不同分化程度的滤泡,有时分化好的滤泡癌很难与腺瘤区别,须多处取材、切片,注意是否有包膜和血管侵犯加以鉴别;分化差的呈实性巢片状,瘤细胞异型性明显,滤泡少而不完整(图 12 - 6)。

3. 髓样癌(medullary carcinoma) 又称 C 细胞癌(C-cell carcinoma),是由滤泡旁细胞(即 C 细胞)发生的恶性肿瘤,占甲状腺癌的 5%～10%,40～60 岁为高发期,部分为家族性常染色体显性遗传,90% 的肿瘤分泌降钙素,产生严重腹泻和低钙血症,有的还同时分泌其他多种激素和物质。肉眼观:单发或多发,可有假包膜,直径 1～11 cm,切面灰白或黄褐色,质实而软。镜下观:瘤细胞圆形或多角、梭形,核圆或卵圆,核仁不明显。瘤细胞呈实体片巢状或乳头状、滤泡状排列,间质内常有淀粉样物质沉着(可能与降钙素分泌有关)。

4. 未分化癌(undifferentiated carcinoma) 又称间变性癌(anaplastic carcinoma)或肉瘤样癌(sarcomatoid carcinoma),较少见,多发生在 50 岁以上,女性较多见,生长快,早期即可发生浸润和转移,恶性程度高,预后差。肉眼观:肿块较大,病变不规则,无包膜,广泛浸润、破坏,切面灰白,常有出血、坏死。镜下观:癌细胞大小、形态、染色深浅不一,核分裂象多。组织学上可分为小细胞型、梭形细胞型、巨细胞型和混合细胞型。

第二节 糖尿病

▶ 案例 12 - 2

【病例摘要】

患者,男,59 岁,多饮多食多尿,消瘦,易感染,血糖升高多年,曾间断性服用降糖药,近期出现肾衰竭,失明。

【问题】

1. 请做出诊断并提出诊断依据。

2. 试述胰岛、血管、肾脏、视网膜病变。

糖尿病(diabetes mellitus)是一种体内胰岛素相对或绝对不足或靶细胞对胰岛素敏感性下降,或胰岛素本身存在结构上的缺陷而引起的碳水化合物、脂肪和蛋白质代谢紊乱的一种慢性疾病。其主要特点是高血糖和糖尿。临床上典型表现为多饮、多食、多尿和体重减少(即"三多一少"),糖尿病时长期存在的高血糖,导致各组织,特别是眼、肾、心脏、血管、神经的慢性损害、功能障碍。本病发病率日益增高,已成为世界性的常见病、多发病。

一、分类

糖尿病一般分为原发性糖尿病(primary diabetes mellitus)和继发性糖尿病(secondary diabetes mellitus)。原发性糖尿病(即日常所俗称的糖尿病）又分为胰岛素依赖型糖尿病(insulin-dependent diabetes mellitus，IDDM)和非胰岛素依赖型糖尿病（non-insulin-dependent diabetes mellitus，NIDDM)两种。继发性糖尿病,指已知原因造成胰岛内分泌功能不足所致的糖尿病。

$$
糖尿病
\begin{cases}
原发性糖尿病
\begin{cases}
胰岛素依赖型糖尿病(1型糖尿病) \\
非胰岛素依赖型糖尿病(2型糖尿病)
\end{cases} \\
继发性糖尿病
\end{cases}
$$

二、病因及发病机制

不同类型的糖尿病其病因和发病机制不尽相同。

1. 原发性糖尿病

(1) 胰岛素依赖型:又称1型糖尿病,约占糖尿病的10％,多发生在儿童和青少年,起病急,病情重,进展快,胰岛B细胞严重受损,细胞数目明显减少,胰岛素分泌绝对不足,血中胰岛素降低,引起糖尿病,易出现酮症,治疗依赖胰岛素。目前认为本型是在遗传易感性的基础上由病毒感染等诱发的针对B细胞的一种自身免疫性疾病。

(2) 非胰岛素依赖型:又称2型糖尿病,多发生于成年人,肥胖者多见,多在35～40岁之后发病,占糖尿病患者90％以上。起病缓慢,病情较轻,发展较慢,不易出现酮症,胰岛数目正常或轻度减少,2型糖尿病患者体内产生胰岛素的能力并非完全丧失,有的患者体内胰岛素甚至产生过多,但胰岛素的作用效果较差,因此患者体内的胰岛素是一种相对缺乏,可以通过某些口服药物刺激体内胰岛素的分泌,一般可以不依赖胰岛素治疗。本型病因、发病机制不清楚,认为是与遗传、环境、年龄、种族、生活方式等有关的胰岛素相对不足及组织对胰岛素不敏感所致。

2. 继发性糖尿病　指已知原因造成胰岛内分泌功能不足所致的糖尿病,如炎症、肿瘤,手术或其他损伤和某些内分泌疾病(如肢端肥大症、Cushing综合征、甲亢、嗜铬细胞瘤和类癌综合征)等。

不同类型糖尿病造成的长期并发症相同,其发生机制极为复杂。持续高血糖是关键,而糖基化终产物形成、炎症因子释放、自由基产生增多、蛋白激酶C激活和多元醇通路紊乱等均与发病有关。

三、病理变化

糖尿病的损害并不仅仅局限于胰岛,而是累及多器官多系统。

1. 胰岛病变　不同类型、不同时期病变不同。1型糖尿病早期为非特异性胰岛炎,继而胰岛B细胞颗粒脱失、空泡变性、坏死、消失,胰岛变小、数目减少,纤维组织增生、玻璃样变;2型糖尿病早期病变不明显,后期B细胞减少,常见胰岛淀粉样变性(图12-7)。

2. 血管病变　糖尿病病人从毛细血管到大中动脉均可有不同程度的病变,且病变发病率较一般人群高,发病早,病变严重。

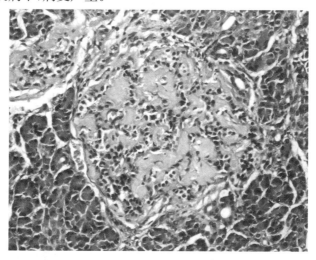

图 12 - 7　2 型糖尿病胰岛淀粉样变性(HE 染色,中倍)

(1)毛细血管和细、小动脉:毛细血管和细、小动脉内皮细胞增生,基底膜明显增厚,有的比正常厚几倍乃至十几倍,血管壁增厚、玻璃样变性、变硬,血压增高;有的血管壁发生纤维素样变性和脂肪变性,血管壁通透性增强;有的可有血栓形成或管腔狭窄,导致血液供应障碍,引起相应组织或器官缺血、功能障碍和病变。电镜下:内皮细胞增生,基底膜高度增厚,有绒毛样突起,突向管腔,内皮细胞间联结增宽,可见窗孔形成,内皮细胞饮液小泡增加,有的管壁有纤维素样坏死,有的地方有血小板聚集,血栓形成。

(2)大、中动脉:大、中动脉有动脉粥样硬化或中层钙化,粥样硬化病变程度重。临床表现为主动脉、冠状动脉、下肢动脉、脑动脉和其他脏器动脉粥样硬化,引起冠心病、心肌梗死、脑萎缩、肢体坏疽等。

3. 肾脏病变

(1)肾脏体积增大:由于糖尿病早期肾血流量增加,肾小球滤过率增高,导致早期肾脏体积增大,通过治疗可恢复正常。

(2)结节性肾小球硬化:表现为肾小球系膜内有结节状玻璃样物质沉积,即 K - W 结节,结节增大可使毛细血管腔阻塞(图 12 - 8)。

(3)弥漫性肾小球硬化:约见于 75％的病人,同样在肾小球内有玻璃样物质沉积,分布弥漫,主要损害肾小球毛细血管壁和系膜,肾小球基底膜普遍增厚,毛细血管腔变窄或完全闭塞,最终导致肾小球缺血和玻璃样变性。

(4)肾小管—间质性损害:肾小管上皮细胞出现颗粒样和空泡样变性(属退行性变),晚期肾小管萎缩。肾间质病变包括纤维化、水肿和淋巴细胞、浆细胞和多形核白细胞浸润。

(5)血管损害:糖尿病累及所有的肾血管,多数损害的是肾动脉,引起动脉硬化,特别是入球和出球小动脉硬化。至于肾动脉及其主要分支的动脉粥样硬化,在糖尿病人要比同龄的非糖尿病人出现得更早、更常见。

(6)肾乳头坏死:常见于糖尿病人患急性肾盂肾炎时,肾乳头坏死是缺血并感染所致。

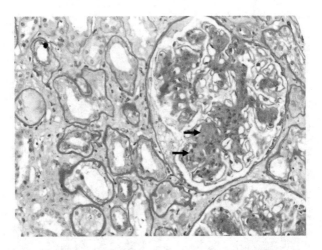

图 12 - 8 糖尿病肾病(PAS 染色,中倍)

结节性肾小球硬化,K - W 结节形成(箭头所示);肾小管
基底膜增厚;肾间质增生

4. 视网膜病变 早期表现为微小动脉瘤和视网膜小静脉扩张,继而渗出、水肿、微血栓形成、出血等非增生性视网膜病变。还可因血管病变引起缺氧,刺激纤维组织增生、新生血管形成等增生性视网膜性病变。视网膜病变可造成白内障或失明。

5. 神经系统病变 周围神经可因血管病变引起缺血性损伤或症状,如肢体疼痛、麻木、感觉丧失、肌肉麻痹等,脑细胞也可发生广泛变性。

6. 其他组织或器官病变 可出现皮肤黄色瘤、肝脂肪变和糖原沉积、骨质疏松、糖尿病性外阴炎及化脓性和真菌性感染等。

知 识 链 接

目前尚无根治糖尿病的方法,但通过多种治疗手段可以控制好糖尿病。主要包括 5 个方面,通常称之为糖尿病治疗的五驾马车,即:糖尿病患者的健康教育、自我监测血糖、饮食治疗、运动治疗和药物治疗。

1. 健康教育

教育糖尿病患者懂得糖尿病的基本知识,树立战胜疾病的信心,如何控制糖尿病,控制好糖尿病对健康的益处。根据每个糖尿病患者的病情特点制定恰当的治疗方案。

2. 自我监测血糖

随着小型快捷血糖测定仪的逐步普及,病人可以根据血糖水平随时调整降血糖药物的剂量。1 型糖尿病进行强化治疗时每天至少监测 4 次血糖(餐前),血糖不稳定时要监测 8 次(三餐前后、晚睡前和凌晨 3:00)。

3. 药物治疗

目前糖尿病治疗的药物主要有磺脲类药物、双胍类、α葡萄糖苷酶抑制剂、胰岛素增敏剂、格列奈类和胰岛素。

4. 运动治疗

增加体力活动可改善机体对胰岛素的敏感性,降低体重,减少身体脂肪量,增强体力,提高工作能力和生活质量。运动的强度和时间长短应根据病人的总体健康状况来定,运动形式可多样,如散步、快步走、健美操、跳舞、打太极拳、跑步、游泳等。

5. 饮食治疗

饮食治疗是各种类型糖尿病治疗的基础,一部分轻型糖尿病患者单用饮食治疗就可控制病情。

复习与思考

一、名词解释

单纯性甲状腺肿　弥漫性毒性甲状腺肿　砂砾体　糖尿病

二、思考题

1. 试述弥漫性非毒性甲状腺肿的病理变化。
2. 试述糖尿病血管的病理变化。

（李静　陈平圣）

第十三章 神经系统疾病

本章主要介绍中枢神系统几种常见的感染性疾病和变性疾病。要求掌握流行性脑脊髓膜炎和流行性乙型脑炎的形态学特征及其鉴别要点；熟悉流行性脑脊髓膜炎和流行性乙型脑炎的临床病理联系、结局及并发症，阿尔茨海默病和帕金森病的病理变化及临床病理联系；了解各神经系统疾病的病因与发病机制。

第一节　流行性脑脊髓膜炎

流行性脑脊髓膜炎(epidemic cerebrospinal meningitis)是由脑膜炎双球菌引起的急性传染病，简称流脑。病变主要在大脑软脑膜，脊髓膜也可受累，病理特征是脑、脊髓膜的急性化脓性炎症。临床表现为发热、头痛、呕吐、皮肤及黏膜淤点淤斑，颅内压增高和脑膜刺激症状。好发于儿童和青少年，多为散发性，冬春季节可以发生流行。

一、病因及发病机制

脑膜炎双球菌为革兰阴性菌，其荚膜能抵抗白细胞的吞噬作用，菌体裂解后释放出的内毒素能造成小血管或毛细血管出血和坏死，为其主要的致病因素。该菌存在于病人或带菌者的鼻咽部，由飞沫经呼吸道传染。细菌侵入上呼吸道后，大多数人不发病或仅有轻度局部卡他性炎，成为健康带菌者。若机体抵抗力低下或细菌数量多、毒力强，细菌在局部大量繁殖并侵入血液，可引起短期菌血症或败血症，仅少数人(2%～3%)因内毒素作用，细菌可突破血脑屏障，到达脑脊髓膜，引起急性化脓性脑脊髓膜。

二、病理变化

根据病变发展过程，典型的可分为四期，病变特点如下：

(一)上呼吸道感染期

细菌在鼻咽部黏膜繁殖，引起鼻咽部轻度卡他性炎，黏膜充血、水肿，少量中性粒细胞浸润，分泌物增多。此期持续1～2天。

(二)败血症期

机体抵抗力低下时，细菌进入血液，繁殖并产生内毒素引起败血症。约有70%病人皮肤和黏膜出现淤点或淤斑，严重者淤斑迅速扩大中央可发生坏死，之后形成溃疡，这是由于小血管被细菌栓塞以及毒素对血管壁的损伤所致，是本期的特征性表现。此期血培养阳性，出血处刮片80%病例可找到细菌。此期持续1～2天。

（三）脑脊髓膜炎症期

主要病变是脑脊髓膜的化脓性炎症。此期一般持续 2～5 天。

1. 肉眼观 脑脊髓膜血管高度扩张充血,蛛网膜下隙特别是脑沟血管周围充满黄色脓性渗出物,严重时覆盖脑沟脑回使其结构不易辨认(图 13-1a)。病变一般以大脑额叶和顶叶的表面、脑底部最明显,其他部位如小脑的脑膜、脊髓膜、颅神经和脊神经均可累及。脑室内常含有混浊的液体或脓液。

2. 镜下观 蛛网膜下隙充满大量中性粒细胞、少量淋巴细胞、巨噬细胞和纤维素,血管高度扩张、充血(图 13-1b)。脑实质一般无明显改变,严重病例邻近脑膜的脑实质也可出现明显炎症(脑膜脑炎)。

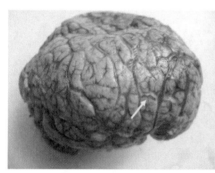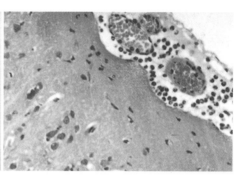

a. 肉眼观:大脑表面蛛网膜下腔 血管周围见黄白色脓性渗出物

b. 光镜下:见蛛网膜下隙血管扩张充血, 大量中性粒细胞渗出(HE染色,高倍)

图 13-1 流行性脑脊髓膜炎

（四）恢复期

经治疗后体温逐渐降至正常,皮肤淤点、淤斑消失,溃疡结痂愈合;症状逐渐好转,神经系统检查恢复正常。一般 1～3 周内痊愈。

三、临床病理联系

上呼吸道感染期可有轻微发热,咽痛,鼻咽部黏膜充血和分泌物增多等症状。鼻咽拭子培养可分离出脑膜炎双球菌。败血症期因内毒素作用,患者常突发寒战、高热、头痛、呕吐,全身不适,表情呆滞或烦躁不安,白细胞增多等感染症状。

脑脊髓膜炎期常有下列神经系统的临床表现:

（一）脑膜刺激症状

临床表现为颈项强直,屈髋伸膝征(Kernig 征)阳性,严重病例出现角弓反张。由于炎症累及脊神经根周围的蛛网膜及软脑膜,使神经根肿胀并在通过椎间孔处受压,当颈部或背部肌肉运动时,牵引受压的神经根而产生疼痛,于是颈背部肌肉出现保护性痉挛,导致颈部强直,头略向后仰。婴幼儿因腰背部肌肉发生保护性痉挛,使脊柱向后弯曲,形成"角弓反张"体征。若腰骶节段脊神经后根受炎症波及而受压,在屈髋伸膝试验时,由于坐骨神经牵拉,使腰骶部神经后根受到刺激引起疼痛,而呈现 Kernig 征阳性。

（二）颅内压升高症状

表现为剧烈头痛，喷射性呕吐，昏迷，惊厥，小儿前囟饱满等。这是由于脑膜血管扩张充血，脑脊液生成增多，蛛网膜下腔脓性渗出物堆积，同时蛛网膜颗粒因脓性渗出物阻塞，影响了脑脊液重吸收，引起颅内压增高。若伴有脑水肿则颅内压升高更显著。

（三）脑脊液改变

脑脊液压力升高，呈不同程度混浊甚至为脓样。实验室检查：细胞数增多（含大量中性粒细胞），蛋白质含量增加，糖及氧化物减少；脑脊液培养或涂片均可发现脑膜炎双球菌。

（四）颅神经麻痹症状

如耳聋、斜视、视力障碍、面瘫，这是由于颅底部脑膜的炎症累及始于该部的Ⅲ、Ⅳ、Ⅴ、Ⅵ、Ⅶ等颅神经所致。

四、结局和并发症

由于磺胺类药物和有效抗生素的广泛应用，大多数流脑患者急性期多能治愈，死亡率由过去的 70%～90% 下降到 5% 以下。少数可转变为慢性，还可造成以下后遗症：①脑积水，由于蛛网膜下腔渗出物机化，引起脑膜粘连，导致脑脊液循环障碍；②脑梗死，由于脑底部动脉炎，使其管腔堵塞，造成局部缺血。

少数病例（主要为小儿）起病急，病情重，死亡率高，称为暴发型脑膜炎。又分为以下 3 种。

（一）败血症型

主要表现为败血症性休克，而脑膜的病变轻微。特点为起病急骤，突发高热，寒战，头痛，呕吐，严重者伴有严重的周围循环衰竭，血压下降，脉搏细弱，呼吸急促等症状。其发生机制主要是由于大量的内毒素释放入血，引起休克和弥散性血管内凝血，使病情进一步恶化。皮肤黏膜可出现广泛的淤点、淤斑，同时伴两侧肾上腺皮质大片出血，肾上腺皮质功能严重不足，称为华-佛综合征（Waterhouse-Friderichsen syndrome）。

（二）脑水肿型

除脑膜脑炎外，由于内毒素的作用，引起脑组织淤血，脑血管壁通透性增加，大量浆液渗出，导致严重脑水肿和颅内压增高，同时软脑膜下脑组织中有不同程度中性粒细胞浸润，甚至发生脑软化，严重颅内高压为本型特征。临床上突发高热，剧烈头痛，频繁呕吐，常有惊厥，甚至昏迷，严重者可形成脑疝，如颞叶沟回向小脑天幕裂孔嵌入形成海马沟回疝；小脑扁桃体向枕骨大孔嵌入形成枕骨大孔疝。

（三）混合型

兼有上述两型的表现，是病情最重的一型，死亡率极高。

第二节　流行性乙型脑炎

案例 13-1

【病例摘要】

患者,男,4 岁,因发热、头痛、嗜睡 3 天,抽搐 2 次,于××年 8 月 15 日由外院转入院。患儿 3 天前开始出现发热、头痛,次日发热加重,体温达 39.5℃,精神萎靡、嗜睡并发生抽搐(持续 2～3 分钟),立即送往当地医院,因有过轻微咳嗽,初步诊断为"上感、高热惊厥",给予抗生素及对症治疗,今日患儿病情加重,再次发生抽搐(持续 4～5 分钟),急转我院。EP:体温 40℃,神志尚清、精神萎靡,呈嗜睡状,呼之能醒,心肺(一),腹软,肝脾未扪及,四肢紧张。

【问题】

(1) 该患儿最可能患了什么疾病? 还应该做哪些检查?

(2) 该患儿脑部可能有哪些病理变化?

流行性乙型脑炎(epidemic encephalitis B)是由乙型脑炎病毒引起的一种急性传染病,简称乙脑。病变主要在大脑,脊髓也可受累,病理特征是中枢神经系统的变质性炎症。本病起病急,病情重,死亡率高,临床上有高热、嗜睡、头痛、呕吐、抽搐、谵妄、昏迷等表现。儿童发病率高于成人,10 岁以下的儿童占 50％～70％,常在夏秋季流行。

一、病因及发病机制

乙型脑炎病毒是一种嗜神经性的 RNA 病毒。传染源为乙型脑炎病人及隐性感染者和受感染的家畜(猪、马、牛等)、家禽(鸡、鸭、鹅等)。蚊虫(包括库蚊、伊蚊和按蚊)是本病重要传播媒介,当带病毒的蚊虫叮人吸血时,病毒即随蚊虫的唾液侵入人体。乙型脑炎病毒进入人体后是否发病,不仅与病毒的毒力和数量有关,而且还取决于人体的免疫能力和血-脑屏障功能。免疫力强、血-脑屏障功能正常时,病毒虽进入人体血循环,但不能进入脑组织,故并不发病,仅表现为短暂的病毒血症,且最终被机体消灭,称为隐性感染。若感染仅限于轻度病毒血症而不发病,或很少发生中枢神经症状,则称为轻型。机体抵抗力低下、血-脑屏障功能不健全或发育不完善(多为 10 岁以下儿童),病毒则可通过血-脑屏障侵入中枢神经系统的神经细胞内进行繁殖。被感染的神经细胞表面有膜抗原存在,机体针对该抗原所产生的体液免疫和细胞免疫反应,引起神经细胞损害,是病变发生的主要病理基础。

二、病理变化

主要病变特点是脑脊髓实质的变性坏死。病变分布广泛,以大脑皮质、基底核、间脑、中脑最为严重,小脑、延脑及桥脑次之,脊髓(颈段)病变最轻。

(一) 肉眼观

软脑膜充血、水肿明显,脑回变宽,脑沟变浅。脑组织切面充血水肿,严重者可有点状出血及粟粒或针尖大小的灰白色半透明软化灶,呈散在分布或聚集成群。

（二）镜下观

常见以下几种病变:

1. 变质性病变　为本病的特征性变化,病毒在神经细胞内生长、复制,破坏其结构和功能。轻者神经细胞肿胀,尼氏小体减少或消失,胞质内出现空泡,核偏位。重者神经细胞皱缩,胞质深染,核固缩、碎裂,甚至溶解消失。在变性坏死的神经细胞周围,常有增生的少突胶质细胞围绕,称神经细胞卫星现象(图 13-2);若小胶质细胞侵入到坏死的神经细胞内,则称神经细胞被噬现象(图 13-3)。小脑浦金野细胞的大量减少,也是本病突出表现。病变进一步发展,神经组织(神经细胞及神经胶质细胞等)灶性坏死后溶解液化,形成染色淡、疏松的圆形或椭圆形筛网状病灶,即软化灶形成(图 13-4)。软化灶分布范围广泛,主要见于灰质或灰白质交界处。软化灶可被吸收或由增生的胶质细胞所取代,形成胶质瘢痕,或由增生的胶质细胞包绕,形成小囊肿。

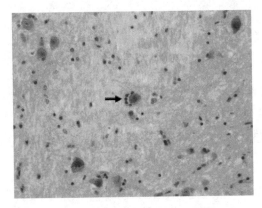

图 13-2　神经细胞卫星现象图(HE 染色,中倍)

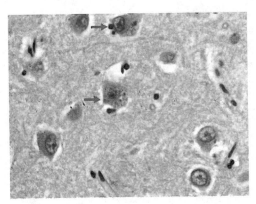

图 13-3　神经细胞被噬现象(HE 染色,高倍)

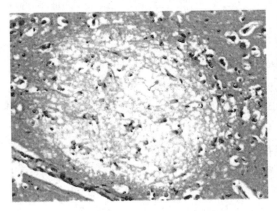

图 13-4　筛状软化灶图(HE 染色,中倍)

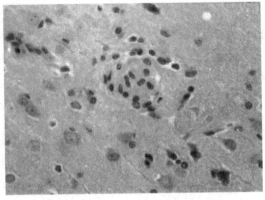

图 13-5　胶质细胞结节(HE 染色,高倍)

2. 渗出性病变　脑实质血管高度扩张、充血,小静脉和毛细血管腔内可有透明血栓形成,有时可见小出血灶。血管周围间隙增宽,有浆液聚集,并有以淋巴细胞为主和少量单核细胞及浆细胞围绕在血管周围,形成袖套状浸润。

3. 增生性病变 主要为神经胶质细胞增生。小胶质细胞呈弥漫性增生或聚集成群,形成胶质细胞结节(图 13 - 5),常位于小血管旁或变性、坏死、崩解的神经细胞周围,最后形成胶质瘢痕,具有修复作用。

三、临床病理联系

早期可出现病毒血症症状,表现为高热、全身不适等。继而由于神经细胞广泛的变性坏死,出现嗜睡或昏迷。当脑内神经细胞受累严重时,可致上运动神经元损害,失去对下运动神经元的控制,引起肌张力亢进,发生临床上的抽搐痉挛,即所谓痉挛性麻痹。当脊髓前角运动神经元受损严重时,则出现肌张力降低,膝反射减弱或消失,重者可发生弛缓性麻痹。桥脑和延髓的运动神经元受损严重时,可出现延髓性麻痹,病人吞咽、说话困难,甚至发生呼吸困难、循环衰竭。由于脑血管扩张充血、血管内皮细胞受损,使血管壁通透性增高,可致脑组织水肿而引起颅内压增高,出现头痛,呕吐。严重脑水肿可形成脑疝,常见的有枕骨大孔疝和海马沟回疝。枕骨大孔疝时延脑呼吸中枢和血管运动中枢受挤压,可引起中枢性呼吸、循环衰竭,使患者死亡。由于脑膜可有轻度炎症反应,在临床上可出现轻度脑膜刺激症状。脑脊液检查:透明或稍混浊,细胞数增多(以淋巴细胞为主)。

四、结局及并发症

乙脑病人经中西医结合治疗,大多数病人可痊愈。少数病变严重的病例,康复时间较长,并可出现语言障碍、痴呆、肢体瘫痪等。如颅神经麻痹可发生吞咽困难、中枢性面瘫及眼球运动障碍等,这些情况在数月之后多能恢复正常;若病程超过 6 个月不能及时恢复则可留下后遗症。极少数严重病例,可因中枢性呼吸、循环衰竭或合并小叶性肺炎而死亡。

流行性脑脊髓膜炎与流行性乙型脑炎的鉴别见表 13 - 1。

表 13 - 1 流行性脑脊髓膜炎与流行性乙型脑炎的比较

	流行性脑脊髓膜炎	流行性乙型脑炎
病 原 体	脑膜炎双球菌	乙型脑炎病毒
传 染 途 径	呼吸道飞沫传染	以蚊虫为媒介经血传染
流 行 季 节	冬春季	夏秋季
病 变 特 点	脑脊髓膜化脓性炎,脑脊髓膜高度充血,蛛网膜下隙充满大量脓性渗出物,脑实质病变不明显	脑实质变质性炎,神经细胞变性坏死,软化灶形成,胶质细胞增生,脑血管扩张充血,形成淋巴细胞套
临 床 表 现	脑膜刺激症状,颅内压升高症状,皮肤、黏膜出现淤斑、淤点	嗜睡、昏迷、抽搐等神经症状明显,可有颅内压增高,脑膜刺激不明显
脑脊液检查	压力增高、浑浊,细胞数明显增多(主要为中性粒细胞),可找到细菌	透明或微混浊,细胞数轻度增加(多为淋巴细胞),细菌检查阴性
结 局	磺胺药及抗生素治疗预后好,暴发型脑膜炎死亡率高	少数较重病例常有后遗症

第三节　阿尔茨海默病

阿尔茨海默病(Alzheimer disease,AD)又称老年性痴呆,是一组原因不明的大脑原发性变性疾病,常发生于老年期或老年前期,多缓慢起病,病程呈进行性发展,临床上以进行性智能缺损为主要表现,包括记忆、智力、定向、判断、情感障碍等,导致行为失常,甚至发生意识模糊。随着人民生活水平的提高、人的寿命延长,老年人口的数量不断增加,此病的发病率日趋增高,已受到社会的关注。

一、病因及发病机制

本病的病因和发病机制目前尚不清楚。其发病的主要危险因素可能与高龄、家族遗传史、脑外伤、微量元素、慢性病毒感染等有关。目前研究认为本病发生的机制可能有:①淀粉样物质沉积:由于脑细胞代谢障碍,细胞膜表面一种具有受体样结构的跨膜蛋白异常降解,产生不能溶解的β淀粉样蛋白,该蛋白对脑细胞有毒性作用。②遗传因素:约有10%本病患者有遗传倾向,分子遗传学研究已发现了一些与本病有关的基因,如早老蛋白1、早老蛋白2、APP基因和载脂蛋白(ApoE),分别定位于第14、1、21和19号染色体。③τ蛋白过度磷酸化:τ蛋白是神经细胞内的一种骨架蛋白,过度磷酸化可造成神经原纤维缠结,从而影响脑细胞的结构和功能。④受教育程度和经济水平:低教育和低收入者发病率较高,不断学习可降低本病的发病率。⑤继发性神经递质改变:主要是乙酰胆碱减少。

二、病理变化

(一)肉眼观

脑明显萎缩,重量减轻,脑回变窄,脑沟增宽,尤以颞叶、顶叶及前额区的萎缩最明显。脑室扩大,脑脊液体积增加。

(二)镜下观

脑实质普遍萎缩,脑细胞受损、丧失,神经元减少及轴索和突触异常。还可见以下几种改变。

1. 老年斑　脑实质内可见主要由淀粉样蛋白在细胞外沉积而成的老年斑,直径在20～150 μm,以海马回和额叶皮质多见,基底节、丘脑、小脑也有发现。HE染色呈嗜酸性;嗜银染色斑块中心为均一的嗜银团;免疫组化抗β淀粉样蛋白(A_4)抗体标记阳性;电镜证实是由多个异常扩张变性的轴突终末及淀粉样细丝构成。

2. 神经原纤维缠结　电镜下见神经原纤维增粗、扭曲,形成缠结,呈双股螺旋状缠绕的细丝,多见于额叶、颞叶皮质以及海马和杏仁核的锥体细胞。

3. 颗粒空泡变性　表现为神经细胞胞质出现成簇的空泡,内含嗜银颗粒,多见于海马的锥体细胞。

4. Hirano小体　为神经细胞树突近端棒状嗜酸性包涵体,生化证实多为肌动蛋白,多见于海马的锥体细胞。

三、临床病理联系和结局

由于缓慢发生的脑容量下降,神经细胞代谢和神经递质改变等因素,导致病人出现记忆、认知和精神障碍,并可发生行为异常。记忆障碍常是本病的首发症状,初期以近事遗忘为主,其后则远事也遗忘。早期病人可出现主观任性、生活懒散、缺乏主动性、好猜疑,有时昼夜颠倒,注意力不集中;精神状态随病情发展而日益衰退,言语重复,动作幼稚,严重时外出后不认识家门,甚至连自己的名字也忘记;躯体方面,常出现偏瘫,癫痫发作,大小便失禁等;晚期可完全失去生活自理能力,失智并最终导致死亡。目前本病还无法治愈。

知 识 链 接

现在认为β-淀粉样蛋白(Aβ)在大脑中过多积累是 AD 发病机制的核心。Aβ 是一种可溶的、高度聚集的小分子多肽,分子量为 4kDa,是淀粉样前体蛋白(APP)的水解产物。正常大脑含有极少量的 Aβ,低浓度 Aβ 对未分化、不成熟的神经细胞有营养作用;而高浓度 Aβ 对已分化的、成熟的神经细胞则有毒性作用。在 AD 患者大脑内 Aβ 的产生和清除失衡,由于 Aβ 清除能力降低,大脑中 Aβ 浓度增高,并在细胞外沉积为老年斑,引起突触功能受损,最终导致神经细胞退行性变和痴呆。

第四节 帕金森病

案例 13 - 2

【病例摘要】

患者,男,72 岁。因肢体震颤 6 年,伴行动迟缓 3 年,近来出现幻觉而前来就诊。既往史:高血压 15 年(治疗情况不详),无其他病史。体检:面具脸,行动迟缓,行走左侧不摆臂、拖步,颅神经未见异常,心、肺(一)。四肢静止性震颤 4~6 Hz,左上肢最明显;四肢肌张力呈齿轮样增高:左上肢 3 级,左下肢 2 级,右上、下肢 1 级;四肢肌力 V 级。腱反射正常,头颅 MRI 未见异常。

【问题】

(1)该患者中枢神经系统可能有哪些病理变化?

(2)试分析该患者临床表现发生的原因。

帕金森病(Parkinson disease,PD)又称原发性震颤麻痹,是一种常见于中老年的慢性神经系统变性疾病,病变以纹状体、黑质损害为主,多在 50~80 岁发病,起病缓慢,呈进行性加重。主要表现为动作缓慢,身体颤抖、四肢僵硬等。

一、病因及发病机制

本病的病因尚未明了。10%左右的病人有家族史;部分患者可因脑炎、脑动脉硬化、脑外伤、甲状旁腺功能减退等引起。此外,某些毒物(如一氧化碳、氰化物)、药物(如酚噻嗪类、抗忧郁剂)及微量元素(如锰、汞)也可引起类似的症状,称为帕金森综合征。其发病机制可能主要是由于多巴胺型神经元的变性,使多巴胺不足,而胆碱能神经相对亢进,引起神经功能紊乱。

二、病理变化

(一) 肉眼观

早期无明显变化,晚期可见中脑的黑质、桥脑的蓝斑和迷走神经运动核等处的神经色素脱失。

(二) 镜下观

黑质、纹状体神经黑色素细胞丧失,残留的神经细胞胞质中出现圆形、中心呈强折光、嗜酸性的 Lewy 小体。电镜证实该小体由中心致密、周围松散的细丝构成。

三、临床病理联系和结局

由于黑质神经细胞的脱失、变性,多巴胺合成减少,而乙酰胆碱相对较高,前者为抑制性神经递质,后者为兴奋性神经递质,两者平衡失调,从而引起相应临床表现。主要有:

(一) 震颤

多见于四肢和头部,以手部最明显,手指的颤抖呈"搓丸样"运动,每秒钟 4～6 次,开始为静止性震颤,晚期可呈持续性。

(二) 肌肉僵硬

这是因为伸肌、屈肌张力均增高,患者在松弛状态下被动运动时所遇阻力明显增大,有铅管样阻力感(铅管样强直),若同时伴有肢体颤抖可呈齿轮样感(齿轮样强直)。

(三) 运动障碍

由于肌肉僵硬,病人可以自我控制的随意运动减少,姿势步态不稳,起步止步艰难,发音困难,日常生活(如生活起居、洗漱、进食)不能自理。

其他还可有假面具样面容,易激动(偶有阵发性冲动行为),易出汗、多油脂,部分病人会出现顽固性便秘等与自主神经有关的症状。

某些晚期病人可出现痴呆症状。

PD 本身虽然不是一种致命性疾病,但却可严重影响日常生活,甚至致残,给病人造成极大痛苦;晚期出现的并发症(包括肺炎、骨折、尿路感染等)则可成为导致死亡的直接原因。

PD 与 AD 都是多发生于老年人的慢性疾病,病因和发病机制尚不明确,在病理变化和临床表现上区别还是明显的。AD 与 PD 的鉴别见表 13-2。

表 13 - 2　阿尔茨海默病与帕金森病的比较

	阿尔茨海默病	帕金森病
病变部位	大脑皮质,以额叶、顶叶及颞叶最显著	中脑黑质、脑桥蓝斑、大脑基底核等
肉眼观察	脑明显萎缩,脑回变窄,脑沟变深	黑质和蓝斑脱色素
镜下改变	①老年斑;②神经原纤维缠结;③颗粒空泡变性;④Hirano 小体形成	a. 黑色素细胞丧失;b. lewy 小体形成
临床表现	进行性痴呆,记忆、智力、定向、判断和情感障碍,行为失常甚至发生意识模糊	震颤、肌肉僵硬、运动障碍、姿势及步态不稳、起步及止步困难、假面具样面容,某些病人晚期可出现痴呆

复习与思考

一、名词解释

神经细胞卫星现象　神经细胞被噬现象　老年斑　lewy 小体

二、问答题

1. 简述流行性脑脊髓膜炎的病理变化及临床病理联系。
2. 简述流行性乙型脑炎的病理变化及临床病理联系。
3. 列表比较流脑、乙脑的不同点。
4. 简述阿尔茨海默病的病变特点及临床病理联系。
5. 简述帕金森病的病变特点及病理与临床联系。

三、临床病理分析

刘某,男性,1.5 岁。

主诉:发热、头痛 2 天,呕吐、抽搐、神志不清 1 天。

现病史:患儿 2 天前开始发热伴头痛、鼻塞,食欲不好,当地医院诊断为"感冒",但治疗后未见好转。至昨日高热不退,频繁喷射状呕吐,反复发生惊厥,神志不清,今晨 6:45 入院。

体格检查:体温 40.1 ℃,脉搏 143 次/分,血压 76/48 mmHg(10.13/6.40 kPa),呼吸 28 次/分。急性病容,昏睡,唇、指端发绀,全身皮肤可见淤点、淤斑,局部呈片状,颈有抵抗;呼吸急促,心律齐,无杂音;全腹软,肝脾轻度肿大;Kernig 征(+),Brudzinski 征(+)。

实验室检查:血白细胞计数 17×10^9/L,中性粒细胞 86%,脑脊液压力为 294 mmH$_2$O(2.88 kPa),淡黄、混浊,细胞数 1.4×10^9/L,总蛋白 1 960 mg/L,糖 0.73 mmol/L,氯化物 101 mmol/L,脑脊液沉淀和淤点采血涂片均查出革兰阴性双球菌。

治疗经过:入院后给予大量广谱抗生素及激素,纠正水、电解质紊乱及酸中毒治疗,但患儿血压时好时坏,进入昏迷状态,淤点、淤斑增多并融合,血压下降,于入院后 47 小时抢救无效死亡。

尸解摘要:呈轻度角弓反张状。大脑表面血管高度扩张、充血,蛛网膜下腔混浊不清,有较多灰白色脓性渗出物积聚;双肾上腺出血。两肺下叶散在灰白色病灶,镜下可见肺泡腔充满中性粒细胞,心肌横纹消失;肝细胞质内有的充满粉红色颗粒,有的出现脂肪空泡。

讨论题:

1. 根据以上资料应作何种诊断? 为什么?
2. 试分析该患儿的死亡原因。
3. 本病例临床表现与病理变化之间有何联系?
4. 解释尸检所见的相关病理变化。

(李小宁)

第十四章 传 染 病

本章主要介绍结核病、伤寒、细菌性痢疾和性传播疾病。要求掌握结核病的基本病变及其转归、原发性和继原发性肺结核病的区别,伤寒、细菌性痢疾的基本病变;熟悉结核病、细菌性痢疾、伤寒的临床病理联系、性传播疾病的病因、传播途径及基本病变;了解结核病、伤寒、细菌性痢疾的病因及发病机制。

传染病是由某些病原微生物通过传播途径侵入人体后引起的一类疾病,具有传染性,在一定条件下,能在人群中造成局部或广泛的流行。传染病具有传染源、传染途径和易感人群三个基本环节。因此,预防和控制传染病必须做到控制传染源,切断传染途径和提高易感人群的免疫力。

传染病曾在世界各地流行,严重威胁人们的健康。随着社会发展和科技进步,有些传染病已经被消灭和接近消灭,如天花、麻风、脊髓灰质炎、丝虫病等。但是,自 20 世纪 70 年代以来,全世界新发现的传染病就有十多种,其中艾滋病、禽流感、SARS、艾波拉出血热等最为引人注目。在我国,结核病、性传播疾病等疾病一度得到控制或消灭,但近年又有死灰复燃、蔓延抬头之势,防治工作因而任重道远。

传染病的基本病理变化属于炎症,除具有炎症的一般规律外,各种传染病均有其自身的特殊规律,可借此诊断和鉴别诊断。

第一节 结核病

▶ **案例 14-1**

【病例摘要】

患者,女,20 岁。身倦体乏,午后低热半月,咳嗽、咳痰、痰中带血 10 天,呼吸困难、高热 1 天。入院胸部 X 线片示双肺弥漫粟粒性大小的结节,左上肺有一直径 4 cm 灰白色云絮状阴影,边界不清。

【问题】

(1) 该患者最有可能患有哪种疾病? 病因是什么?

(2) 患者的病变之间有什么关系?

(3) 如果不及时治疗,后果如何?

一、概述

结核病(tuberculosis)是由结核杆菌引起的一种慢性传染病。全身各器官均可发病，但以肺结核病最为多见。其特征性病理变化是在组织内形成结核结节和干酪样坏死。临床上常表现为发热、乏力、盗汗、食欲不振、消瘦等全身中毒症状和受累器官的相应表现。

（一）病因及发病机制

结核病的病原菌是结核分枝杆菌。对人有致病作用的主要是人型、牛型结核杆菌。结核病主要经呼吸道传染，吸入带结核杆菌的微滴、飞沫或尘埃，即可造成肺感染。也可经消化道感染(食入带菌的食物，包括含菌的牛奶)。少数经皮肤伤口感染。

结核杆菌并无内、外毒素，其致病力主要与菌体含有的脂质、蛋白质和糖类三种成分有关。特别是与类脂成分，其中以糖脂更为重要。索状因子是糖脂的衍生物之一，与肉芽肿形成有关。另一种称为蜡质D的糖脂可加强结核杆菌菌体蛋白的抗原性，引起强烈的变态反应，造成机体损伤，导致干酪样坏死和全身中毒症状。脂质还可以保护菌体不易被吞噬细胞消化，延长细菌在巨噬细胞内生存时间。磷脂还能使炎症灶中的巨噬细胞转变为类上皮细胞，因而形成结核结节；结核杆菌的蛋白成分具有抗原性，与蜡质D结合后能使机体产生变态反应，引起组织坏死和全身中毒症状。结核杆菌中的核糖核酸蛋白复合物，可使机体产生较强免疫反应，增强机体对结核杆菌抵抗力，并在形成结核结节中发挥一定作用；多糖物质可引起机体局部中性白细胞反应，并可作为半抗原参与免疫反应。

结核病的发生和发展取决于很多因素，其中最重要的是感染菌量及其毒力大小和机体的反应性(免疫反应或变态反应)。特别是机体反应性在结核病的发病学上起着重要作用。

结核病的免疫反应以细胞免疫为主。免疫反应中，T淋巴细胞(T细胞)起主要作用，在初次受到结核杆菌的抗原刺激后，T细胞可转化为致敏淋巴细胞，再次接触结核杆菌时，致敏淋巴细胞可很快分裂、增殖并释放出多种淋巴因子，如巨噬细胞趋化因子、移动抑制因子和激活因子等，这些因子使巨噬细胞活化并在感染部位聚集形成肉芽肿——结核结节，它具有抵抗结核杆菌，使病变局限的作用。

在上述保护性免疫发生的同时，机体组织对结核杆菌及其代谢产物发生的超敏反应称为变态反应，如果细菌数量多、毒力较强、释放大量菌体蛋白，则可发生剧烈的变态反应，造成广泛的组织坏死和全身中毒症状。机体呈现组织结构和功能损伤明显。结核病时免疫反应和变态反应常同时发生并相伴出现，贯穿在结核病的病程中(图14-1)。其基本病变与机体的免疫状态有关系(表14-1)。

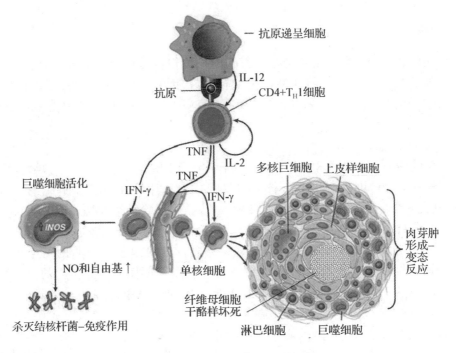

图 14 - 1　结核病发病机制模式图

表 14 - 1　结核病基本病变与机体的免疫状态

病变	机体状态		结核杆菌		病理特征
	免疫力	变态反应	菌量	毒力	
渗出为主	低	较强	多	强	浆液性或浆液纤维素性
增生为主	较强	较弱	少	较低	结核结节
坏死为主	低	强	多	强	干酪样坏死

（二）结核病的基本病理变化

结核杆菌在体内引起的病变具有一般炎症的变质、渗出和增生三种基本变化，但也有其特殊性。由于机体的免疫力和变态反应，细菌数量、毒力和组织特性的不同，结核病可有以下不同病变类型。

1. 渗出为主的病变　出现于结核性炎症早期或机体免疫力低下，细菌数量多、毒力强或变态反应较强时。好发于肺、浆膜、滑膜及脑膜等处。表现为浆液性或浆液纤维素性炎症。早期有中性白细胞浸润，继而由巨噬细胞取代。在渗出液和巨噬细胞内易查见结核杆菌。渗出性病变较不稳定，当机体抵抗力增强时，病变可完全吸收不留痕迹或转变为以增生为主的病变。恶化时较易转变为变质为主的病变。

2. 增生为主的病变　当细菌数量少，毒力较弱，或机体免疫反应较强时，则发生以增生为主的病变，形成特征性的结核结节（Tubercle，结核性肉芽肿）。结核结节是在细胞免疫的基础上形成的。当结核杆菌侵入人体后，最初出现的反应是中性白细胞浸润，它能活跃地吞噬但不能杀灭结核杆菌,24 小时内即由巨噬细胞所取代。巨噬细胞主要来源于血液循环中的单核细胞,也可来源于结缔组织中的组织细胞,它能吞噬和杀灭结核杆菌。在结核杆菌菌体破坏后释放出的磷脂作用下,巨噬细胞体积增大,逐渐转变为类上皮细胞,其胞体呈梭形或多角形,胞浆丰富,淡伊红染,细胞境界不清,常以胞浆突起互相联络成片。多个类上皮细胞互相融合,或单个类上皮细胞经多次分裂形成多核巨细胞,称朗格汉斯巨细胞(Langhans' giant cell),细胞体积大,胞浆丰富,核数目多,排列在胞体的周边部呈花环状、马蹄形,或密集在胞体一端。典型的结核结节,由类上皮细胞、朗格汉斯巨细胞、外围淋巴细胞和少量反应性增生的成纤维细胞构成,中央有干酪样坏死(图 14 - 2)。单个结核结节肉眼不易看见,当数个结节融合在一起,才形成肉眼可见的粟粒大小结节,其境界分明,灰白色,半透明,干酪样坏死多时呈现淡黄色,常隆起于脏器表面。

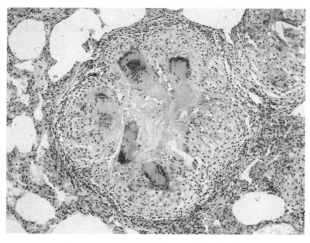

图 14 - 2　结核结节(HE 染色,低倍)

3. 变质为主的病变　在结核杆菌数量多,毒力强,机体抵抗力低下或变态反应较强烈等情况下,上述渗出性和增生性病变均可发生干酪样坏死,少数病变一开始就发生干酪样坏死。坏死组织因富含脂质而呈淡黄色、均匀细腻、质地松软、状似奶酪,故称干酪样坏死。镜下,坏死组织原组织结构轮廓消失,呈红染无结构的颗粒状物。新鲜干酪样坏死物中常会有数量不等的结核杆菌,而陈旧性病灶很难找到细菌。干酪样坏死的形态特征,特别是肉眼所见,对结核病的病理诊断具有一定的意义。

干酪样坏死灶内有多量抑制酶活性物质,因此可长期保持凝固性坏死状态。但有时在多种水解酶作用下,干酪样坏死灶也可发生软化和液化,形成半流体物质。液化有利于干酪样坏死排出,但更重要的是可成为结核杆菌在体内蔓延扩散来源,是结核病恶化进展的原因。

上述三种病变并不是孤立的,往往同时存在而以某一种病变为主,而且可互相转化。如以渗出为主的病变可因适当治疗和机体抵抗力增强而转化为增生为主的病变;反之,在机体抵抗力下降或变态反应增强时,原来增生为主病变可转化为渗出或变质为主病变,或原来渗出性病变转化为变质性病变。因此,结核病的受累器官或组织的病变常是复杂多样的。

（三）结核病基本病理变化的转化规律

结核病的发展和结局取决于机体抵抗力和结核杆菌致病力之间的矛盾关系。在机体抵抗力增强时,结核杆菌被抑制、杀灭,病变转向愈合;反之,则转向恶化。

1. 转向愈合

（1）吸收消散:为渗出性病变的主要愈合方式,渗出物通过淋巴道和血道吸收,使病灶缩小或消散。较小范围干酪样坏死或增生性病变,经积极治疗,也可以吸收消散。X 线检查时,可见边缘模糊、密度不匀、呈云絮状的渗出性病变的阴影,逐渐缩小或被分割成小片状,以至完全消失。临床称为吸收好转期。

（2）纤维化及钙化:增生性病变和小范围干酪样坏死灶可逐渐纤维化,最后形成瘢痕而愈合,较大的干酪样坏死则由其周边纤维组织增生形成纤维包裹,其中坏死物质逐渐干燥和钙化。但在被包裹、钙化的坏死灶中可有少量结核杆菌残留,当机体抵抗力下降时仍可复发进展。X 线检查可见纤维化病灶呈边缘清楚、密度升高的条索状阴影,钙化为密度更高、边缘清晰的阴影。临床称为硬结钙化期。

2. 转向恶化

（1）浸润进展:结核病恶化时,病灶周围出现渗出性病变,病灶范围不断扩大,并继发干酪样坏死。X 线检查,原病灶周围出现絮状阴影,边缘模糊。临床上称为浸润进展期。

（2）溶解播散:当病情继续恶化时,干酪样坏死物质可溶解液化,形成半流体物质,可经体内的自然管道排出,形成单个或多个、大小不一的空洞。坏死物中含有大量结核杆菌,既可通过自然管道播散到邻近部位而引起新的病灶,又可通过淋巴道和血道播散到全身,引起多个器官的结核病变。X 线检查,可见病灶阴影密度深浅不一,出现透亮区（空洞）及大小不等的新的播散病灶阴影。临床称为溶解播散期。

二、肺结核病

结核病中最常见的是肺结核,主要是因结核分枝杆菌通过呼吸道感染。机体初次感染和再次感染结核菌的反应不同,肺部病变的发生和发展各有特点,所以肺结核病可分为原发性和继发性两大类。

（一）原发性肺结核病

原发性肺结核病（primary pulmonary tuberculosis）是指机体初次感染结核分枝杆菌后引起的肺部病变。儿童多见,故又称初染型肺结核病或儿童型肺结核病。偶见于未感染过结核杆菌的青少年或成人。

1. 病理变化　原发性肺结核病的病理形态特征是原发综合征形成。结核杆菌经呼吸道进入肺内,最先引起的肺部病变称为原发灶,原发灶多位于肺内通气较好肺上叶下部或下叶上部,靠近胸膜处,右侧肺更为多见。肉眼观:原发灶通常只有一个,呈圆形,直径多为 $1 \sim 1.5$ cm,色灰黄。镜下观:初起为渗出性病变,继而发生干酪样坏死,周围形成结核性肉芽组织。由于是初次感染,机体缺乏对结核杆菌的免疫力,所以肺部结核病变不易局限,细菌可沿淋巴管播散到肺门淋巴结,引起结核性淋巴管炎和肺门淋巴结结核。后者表现为淋巴结肿大、干酪样坏死。

肺原发灶、结核性淋巴管炎和肺门淋巴结结核三者称为原发综合征（primary complex）

（图 14-3）。X 线检查呈哑铃状阴影。

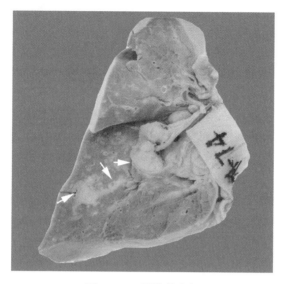

图 14-3 原发综合征

右、白箭头分别指示原发灶、结核性淋巴管炎、肺门淋巴结结核

2. 病变转归

（1）痊愈：绝大多数（95%）原发性肺结核病，由于机体免疫力逐渐增强而自然痊愈，小的病灶可完全吸收或钙化，较大的病灶可发生纤维包裹或钙化。一般肺门淋巴结病变愈合较慢，有时肺内原发灶已愈合，而肺门淋巴结病变仍继续发展，蔓延到支气管淋巴结，形成支气管淋巴结结核，但经过适当治疗，这些病灶仍可被包裹、钙化或纤维化而痊愈。

（2）恶化：少数患者肺内和肺门的病灶恶化，通过支气管、淋巴道和血道而发生播散。病人常出现明显的低热、疲乏、盗汗、咳嗽等中毒症状。① 支气管播散：肺原发病灶或肺门淋巴结的干酪样坏死范围不断扩大和液化后侵蚀了附近的支气管，通过支气管播散至同侧或对侧肺叶，形成干酪性肺炎（图 14-4）。②淋巴道播散：肺门淋巴结结核，可沿淋巴管播

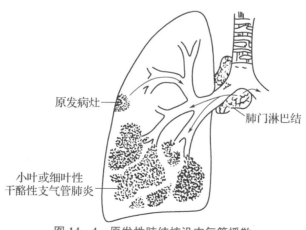

原发病灶

肺门淋巴结

小叶或细叶性
干酪性支气管肺炎

图 14-4 原发性肺结核沿支气管播散

散到支气管、气管分叉处、气管旁、纵隔、锁骨上下的淋巴结和颈部的淋巴结等。③血道播散：当机体免疫力较差，结核杆菌可直接侵入肺静脉及其分支，引起血行播散性结核病。大量结核杆菌在短时间内侵入肺静脉，经左心至大循环，播散到全身各器官，如肺、肝、脑、脾、肾和骨髓等处，全身各器官均匀密布粟粒大小、灰白色、境界清楚的圆形小结节（直径为 1～2 mm），称急性全身性粟粒性结核病。临床上病情危重，有高热、寒战等中毒症状。如结核杆菌少量多次进入血流，先后在全身不同组织、器官发生大小不等、新旧不一的病变，称慢性全身性粟粒性结核病。偶尔病变也可仅局限于肺内。当干酪样坏死液化后破入附近体静脉系统，或因含有大量结核杆菌的淋巴液由胸导管回流，经静脉入右心，沿肺动脉播散于两肺。如大量结核杆菌在短时间内侵入肺内，则为急性粟粒性肺结核，它常是急性全身性粟粒性结核病的一部分。如结核杆菌小量多次进入肺内，则为慢性粟粒性肺结核。后者多发生于有一定免疫力的成人，原发灶已痊愈，结核杆菌由肺外器官的结核病灶间歇入血，播散于肺内，形成新旧不一、大小不等的病灶，以增生性病变为主。临床病程较长。

（二）继发性肺结核病

继发性肺结核病（secondary pulmonary tuberculosis）是指机体再次感染结核杆菌所致的肺结核病。多见于成人，故又称为成人型肺结核病。再次感染的细菌可能有两种来源：一是外源性感染，由体外分枝结核杆菌再次感染所致，与原发性肺结核无关；二是内源性感染，即分枝结核杆菌潜伏在体内的原有病灶中，当机体抵抗力下降时，病灶发展为继发性肺结核病。

继发性肺结核病患者对结核分枝杆菌已有一定的免疫力，故病变一般局限，因而其病变与原发性肺结核病有以下不同特点：①病变多从肺尖开始，尤以右肺尖多见。这可能与人体直立时肺尖的动脉压较低，血循环较差，通气不畅，而使局部组织抵抗力减弱，细菌易在该处繁殖有关；②病变以干酪样坏死及增生为主。由于变态反应，病变发展迅速而且剧烈，易发生干酪样坏死，同时机体已产生较强免疫力，坏死周围病变多以增生为主，形成结核结节；③播散方式主要通过支气管播散。结核杆菌不易侵入血道或淋巴道，因此，肺门淋巴结一般无明显病变，经血道播散引起全身性粟粒性结核病也较少见；④病程长病变复杂。病变常随机体抵抗力的消长而变化，时好时坏，有时以增生为主，有时以渗出、变质为主。因此，肺内病变轻重不一，新旧病变交错存在。

继发性肺结核病根据其病变特点和临床经过，可分为以下几种主要类型。

1. 局灶型肺结核　是继发性肺结核的早期病变，病变多位于肺尖下 2～4 cm 处，直径一般为 0.5～1 cm。病灶可为一个或数个，多以增生性病变为主，中央可发生干酪样坏死。多数情况下，病灶易局限，发生纤维化、钙化而愈合。X 线检查显示肺尖部有单个或多个境界清楚的结节状阴影。临床上患者常无明显自觉症状，多在体检时发现，属非活动性肺结核病。当患者抵抗力下降时，可发展为浸润型。

2. 浸润型肺结核　此型是成人结核病中最常见的类型，也是临床上最常见的活动性肺结核病。大多数是由局灶型肺结核发展而来，少数一开始即为浸润型。病灶常位于肺尖部或肺尖下部，右肺多见。病变多以渗出性改变为主。镜下观：肺泡腔内有大量浆液、纤维素、淋巴细胞、单核细胞和少量中性白细胞，病灶中央可有不同程度的干酪样坏死。X 线检查，可见肺上部锁骨下区出现边缘模糊的片状云絮状阴影，亦称锁骨下浸润。临床上本病多见于青年人,常有午后低热、盗汗、乏力、咳嗽、咯血等症状,痰中可查见结核分枝杆菌。如及时适当治疗,渗出性病变可完全或部分吸收,病灶缩小,或转变为增生性病变,通过纤维化、包裹和钙化而愈合。如病人抵抗力差或未能及时治疗,病情继续发展,渗出性病灶和干酪样坏死灶不断扩大,液化的干酪样坏死经支气管排出后可形成急性空洞。如空洞壁不规则,内表面及洞壁均为干酪样坏死物质者称为无壁空洞,如果外有薄层结核性肉芽组织形成者称为薄壁空洞。空洞一般较小,内壁坏死层中有大量结核杆菌,经支气管播散可引起干酪性肺炎;如经及时有效的抗结核治疗,洞壁内肉芽组织增生,可使洞腔逐渐缩小,最终形成瘢痕组织而愈合;空洞也可塌陷,形成索状瘢痕组织而愈合;急性空洞经久不愈,则可发展为慢性纤维空洞型肺结核。

3. 慢性纤维空洞型肺结核　多由浸润型肺结核经久不愈发展而来,是成人慢性肺结核病的常见类型。病变有以下特点:①肺内有一个或多个厚壁空洞形成,多位于肺上叶,大小不等,形状不规则。壁厚可达 1 cm 以上。镜下空洞壁分三层:内层为干酪样坏死物,其中有大量结核菌;中层为结核性肉芽组织;外层为纤维结缔组织。②单侧或双侧肺组织内,由于空洞内的干酪样坏死液化物不断地通过支气管在肺内播散,形成新旧不一、大小不等、病变类型不同的病灶,病变呈复杂多样化(图 14-5)。因空洞壁厚而且长期存在,空洞与支气管相通,咳出含菌的痰经过呼吸道时可引起气管或喉结核,被咽下可引起肠结核,排出体外又成为结核病传染源,故此型又称开放性结核。如肺内血管被侵蚀,可咯血。③严重的慢性纤维空洞型肺结核,由于病变长期迁延反复,肺组织遭受严重破坏,引起广泛纤维化,使肺体积缩小、变形、变硬,胸膜广泛增厚并与胸壁粘连,成为硬化型肺结核,严重影响肺功能。肺广泛纤维化还可导致肺循环阻力增高,肺动脉高压,进而引起肺源性心脏病。

近年来,广泛采用多药联合抗结核治疗及增加机体抵抗力的措施,较小的空洞可被纤维组织充填,最后瘢痕愈合。较大的空洞内壁坏死组织脱落净化、洞壁的结核性肉芽组织逐渐转变为纤维瘢痕组织,并通过邻近支气管上皮增生或化生为鳞状上皮,覆盖空洞内壁,形成空洞仍存在的所谓"开放性愈合"。

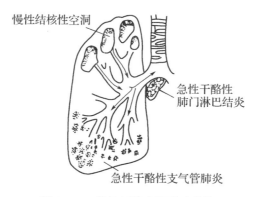

图 14-5　慢性纤维空洞型肺结核

4. 干酪性肺炎　是浸润型肺结核最严重的一类,常发生在机体抵抗力差,对结核杆菌敏感性过高的病人。多由浸润型肺结核恶化进展而来,或由空洞内液化的干酪样坏死物经支气管播散所致。病变处为广泛性渗出性改变,并很快发生干酪样坏死。按病变范围可分为大叶性或小叶性干酪性肺炎。肉眼观:病变肺叶肿大实变,切面呈黄色干酪样,常见多个薄壁空洞,并可互相融合。镜下观:肺泡腔内有显著的浆液、纤维素性渗出物,内含大量巨噬细胞、淋巴细胞,并见广泛的干酪样坏死物,其中可查见大量抗酸染色阳性的结核杆菌。患者常有严重的中毒症状,表现为长期高热、寒战、咯血等。病情发展迅猛,病死率高,故有"百日痨"或"奔马痨"之称。本型目前已经罕见。

5.结核球(tuberculoma) 又称结核瘤,是孤立的、有纤维组织包裹的、境界分明的球形干酪样坏死灶,直径为 2～5 cm。常位于肺上叶,多为单个。切面灰白色、质松软,常呈同心圆状结构,并可见点状钙化灶(图 14-6)。结核球可来自:①浸润型肺结核的干酪样坏死灶纤维包裹发展而成;②空洞引流的支气管阻塞后,干酪样坏死物充填空洞形成;③或是多个干酪样坏死病灶融合而成。结核球是相对静止的病变,可保持多年无进展;或发生机化或钙化而愈合;亦可恶化进展,如干酪样坏死灶扩大、液化,包膜溃破,甚至形成空洞。因结核球有纤维组织包裹,药物不易发挥作用,故临床上多采取手术切除治疗。

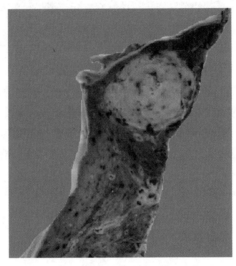

图 14-6 结核球

6. 结核性胸膜炎 在原发性或继发性肺结核病的不同时期均可发生,多见于青年人,结核性胸膜炎按病变性质常分为湿性和干性两种。

(1)湿性结核性胸膜炎(又称渗出性结核性胸膜炎):较为多见,大多发生于原发性肺结核病的过程中,为肺内原发病灶或肺门淋巴结病灶的结核菌播散至胸膜引起,或是对弥散至胸膜的菌体蛋白发生的变态反应。病变主要为浆液、纤维素性炎。胸膜充血,胸膜腔内有浆液、淋巴细胞和纤维素渗出,有时有较多的红细胞及脱落的间皮细胞,但结核杆菌难以查见。临床上常表现为胸痛,出现胸膜摩擦音及胸腔积液的体征。经适当治疗,一般渗出性胸膜炎可完全吸收而痊愈。如渗出物中纤维素过多不易吸收,则可发生机化,使胸膜增厚并发生粘连。

(2)干性结核性胸膜炎(又称增生性结核性胸膜炎):较为少见,多由靠近胸膜的肺结核病灶直接蔓延所致。常发生于肺尖,病变比较局限,以增生改变为主,浆液渗出较少,一般通过纤维化而痊愈,并常使局部胸膜增厚和粘连。

原发性肺结核与继发性肺结核既有联系又有区别,在许多方面有不同的特征(表14-2,图14-7)。

表14-2 原发性和继发性肺结核病比较表

	原发性肺结核病	继发性肺结核病
结核杆菌感染	初次	再次
发病人群	儿童	成人
对结核杆菌的免疫力或过敏性	无	有
病理特征	原发综合征	病变多样化,新旧病灶复杂,较局限
起始病灶	上叶下部、下叶上部近胸膜处	肺尖部
主要播散途径	淋巴道或血道	支气管
病程	短,大多自愈	长,需治疗

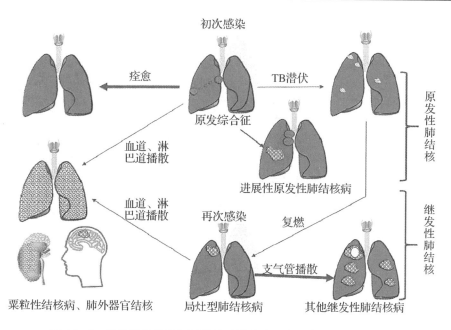

图14-7 原发性肺结核与继发性肺结核主要发展变化过程示意图

三、肺外器官结核病

肺外器官结核病(extrapulmonary tuberculosis)是指肺以外各器官所发生的结核病。大多为原发性肺结核病的结核分枝杆菌经血行播散和淋巴道播散到肺外器官引起。常见有肠、腹膜、肾、生殖腺、脑膜、骨和关节等脏器。

(一)肠结核病

肠结核病(intestinal tuberculosis)可分为原发性和继发性两种类型。原发性肠结核较少见,多见于儿童,一般因食入含结核杆菌牛奶或乳制品而感染。细菌进入肠壁,在肠黏膜形成原发性结核病灶,继而细菌侵入淋巴管循淋巴流到达肠系膜淋巴结,形成与原发性肺结核病相似的肠原发综合病灶。绝大多数肠结核继发于活动性空洞型肺结核,由于反复咽下含菌痰液而引起。好发于回盲部,这可能是因为结核杆菌易侵犯淋巴组织,而回盲部肠壁淋巴组织较丰富;加之食物在回盲部滞留时间较长,此处肠管蠕动与逆蠕动较强,易引起肠组织机械性损伤,从而使结核杆菌有更多机会进入肠壁,引发肠结核病。继发性肠结核根据病变特点可分为溃疡型和增生型两种。

1. 溃疡型 此型较多见。早期结核杆菌由胸壁黏膜上皮进入肠壁淋巴组织,引起结核结节形成并互相融合,以后发生干酪样坏死,溃破脱落而形成溃疡。由于细菌沿肠壁环形淋巴管蔓延,病变不断扩大,因此溃疡常呈环形腰带状,与肠管长轴垂直。溃疡一般较浅,边缘参差不齐如鼠咬状(图14-8)。底部附着有干酪样坏死物,其下为结核性肉芽组织。浆膜面充血,常有纤维素渗出,并可见有灰白色的结核结节沿肠壁淋巴管呈线形排列,受累的浆膜层常与邻近组织粘连。临床上表现为慢性腹痛、腹泻、营养障碍等。溃疡愈合后,由于瘢痕组织收缩可引起肠腔狭窄。

2. 增生型 较为少见。以增生性病变为主,病变特征是肠壁内有大量结核性肉芽组织形成和纤维组织显著增生,使肠壁增厚、变硬、肠腔狭窄。黏膜表面可有浅溃疡及息肉形成。临床上表现为慢性不完全性低位肠梗阻症状,右下腹常可触及肿块,应与肿瘤鉴别。

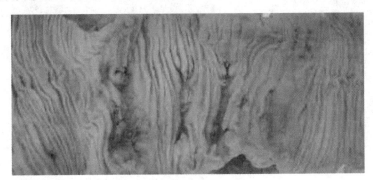

图14-8 肠结核
可见与肠管长轴垂直之溃疡,边缘不整齐

(二)结核性腹膜炎

结核性腹膜炎(tuberculous peritonitis)多见于青少年。感染途径以腹腔内结核病灶直接蔓延为主。通常继发于肠结核、肠系膜淋巴结结核或输卵管结核。由腹膜外结核灶经血行播散至腹膜者少见。根据病变特点可分为干性和湿性两型,但大多为混合型。典型的湿性型常有大量的腹腔积液,积液为浆液纤维素,有时亦可是血性。干性结核性腹膜炎因有大量纤维素渗出机化而引起腹腔脏器粘连。

(三)结核性脑膜炎

结核性脑膜炎(tuberculous meningitis)多见于儿童,成人少见。主要是原发性肺结核病血道播散所致,常为全身粟粒性结核病的一部分。成人的肺及肺外结核病的晚期亦可经血行播散引起。部分病例也可由脑实质内的结核病灶液化、破溃,大量结核杆菌直接进入蛛网膜下腔所致。

病变以脑底部最明显,在桥脑、脚间池、视神经交叉及大脑外侧裂等处之蛛网膜下腔内,可见有大量灰黄色混浊的胶冻样渗出物积聚。脑室脉络丛及室管膜有时也有灰白色结核结节形成。病变严重者可累及脑皮质而引起脑膜脑炎。病程长者则可发生闭塞性血管内膜炎,从而可引起多发性脑软化。未经适当治疗致病程迁延的病例,由于蛛网膜下腔渗出物的机化而发生粘连,可使第四脑室中孔和外侧孔堵塞,引起脑积水并发症。

（四）泌尿生殖系统结核病

1. **肾结核病** 患者常为男性青壮年(20～40岁)。肾结核发病多为单侧,病原菌来自于肺结核病灶的血道播散所致。病变大多起始于肾皮质、髓质交界或肾锥体乳头处。最初为局灶性结核病变,继而发生干酪样坏死,然后破坏肾乳头,崩溃入肾盂,形成结核性空洞。随着病变的不断扩展蔓延,肾内形成多个结核空洞,最终使肾脏全部被毁仅剩一空壳,肾功能丧失。同时,干酪样坏死物随尿液下行,使输尿管和膀胱相继感染受累。输尿管黏膜可发生溃疡,结核性肉芽组织形成并纤维化,使输尿管管壁增厚变硬、管腔狭窄,甚至阻塞而引起肾积水或积脓。病变进一步累及膀胱三角区,黏膜发生结核性溃疡,最后累及整个膀胱,膀胱因纤维化而容积缩小,并引起对侧肾盂积水。在男性尚可累及前列腺、精索等。临床上可出现尿频、尿急、血尿、脓尿等症状。如两侧肾脏严重受损,可引起肾功能不全。

2. **生殖系统结核病** 男性生殖系统结核病与泌尿系统结核病有密切关系,结核杆菌可使前列腺、精囊感染,并可蔓延波及输精管、附睾等处,血道感染少见。病变部位有结核结节形成和干酪样坏死,最常见于附睾,表现为附睾肿大变硬、疼痛,并可与阴囊粘连,溃破后引起长期不愈的窦道。

女性生殖系统结核病,主要由血道或淋巴道播散而来,亦可由邻近器官结核病直接蔓延而来,多见于输卵管,其次为子宫内膜、卵巢,是导致女性不孕的重要原因。

（五）骨与关节结核

骨及关节结核病多由原发综合征病灶的血道播散而来,多见于儿童和青少年,因此时正处骨发育的旺盛时期,骨内血管丰富,感染机会较多。骨结核多侵犯脊椎骨、指骨及长骨骨骺(如股骨下端和胫骨上端)。关节结核以髋、膝、踝、肘等处关节多见。

1. **骨结核** 病变常起始于骨骺松质骨内,以后病变继续发展成为干酪样坏死型和增生型。以干酪样坏死型多见,其特点是病变部位干酪样坏死明显,骨质被破坏形成死骨,周围软组织亦常受累,形成结核性肉芽组织及干酪样坏死。坏死物液化可在骨旁形成"结核性脓肿",由于此脓肿局部无红、热、痛表现,故名"冷脓肿"(cold abscess)。脓肿穿破皮肤,可形成经久不愈的窦道。增生型较少见,主要形成结核性肉芽组织,病灶内骨小梁被侵蚀、吸收和消失,无明显干酪样坏死及死骨形成。

脊椎结核病是骨结核病中最常见一种,多发生于第10胸椎至第2腰椎,椎体常发生干酪样坏死,并累及椎间盘和邻近椎体。由于病变椎体不能负重,从而引起椎体塌陷造成脊椎后凸畸形(图14-9)。如病灶穿破骨皮质,侵

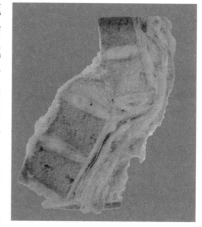

图14-9 脊椎结核

犯周围软组织,干酪样坏死物液化后可在局部形成结核性脓肿,其液化的干酪样坏死物亦可沿筋膜间隙向下流注,在远隔部位形成"冷脓肿"。如腰椎结核可在腰大肌鞘膜下、腹股沟韧带下及大腿部形成"冷脓肿"。由于脊椎后凸和椎旁结核性肉芽组织或"冷脓肿"压迫脊髓,可致截瘫。

2. 关节结核 常继发于骨结核,病变通常开始于骨骺或干骺端,发生干酪样坏死。累及关节软骨及滑膜时即成为关节结核。病变形成结核性肉芽组织,关节软骨破坏,滑膜增厚,关节腔内有浆液、纤维素性渗出物。关节周围软组织炎性水肿和慢性炎症,致关节肿胀。如病变累及软组织和皮肤,穿破皮肤形成窦道。病变愈合时,关节因纤维化而粘连,从而使关节僵直、畸形、失去正常的运动功能。

（六）淋巴结结核病

淋巴结结核病常见于儿童和青年。病变常累及颈部、肺门、支气管和肠系膜淋巴结,尤以颈部淋巴结结核(俗称瘰疬)最为多见。病原菌可来自肺门淋巴结结核或口腔、咽喉部感染灶播散。受累淋巴结体积肿大,并相互融合形成团块与皮肤粘连。淋巴结成群受累,有干酪样坏死和结核结节形成,淋巴结结构多遭到严重破坏。当颈部淋巴结结核干酪样坏死物液化后可穿破皮肤,在颈部形成多个经久不愈的窦道。

第二节 伤 寒

伤寒(typhoid fever)是由伤寒杆菌引起的一种急性传染病。病变特征是全身单核巨噬细胞系统细胞增生,形成伤寒肉芽肿。病变以回肠下段集合和孤立淋巴小结的病变最为多见和明显,故有肠伤寒之称。临床主要症状为持续性高热、相对缓脉、脾肿大、血中白细胞减少和皮肤玫瑰疹等。

一、病因及发病机制

伤寒杆菌属沙门菌属中的 D 族,革兰阴性杆菌,菌体裂解后释放出强烈的内毒素为致病的主要因素。伤寒杆菌的菌体(O)抗原、鞭毛(H)抗原和表面(Vi)抗原能使人体产生相应的抗体,其中以"O"和"H"抗原较强,故可用血清凝集实验(肥大反应,Widal reaction)来测定血清中抗体的增高,辅助临床诊断。

伤寒患者和带菌者是本病的传染源,细菌随排泄物(粪、尿、胆汁) 排出体外,经污染的水源和食物由消化道侵入人体,苍蝇是传播本病的媒介。伤寒杆菌进入人体后,如菌量少,可被胃酸杀灭。如菌量多、机体抵抗力低下或胃酸杀菌力减弱时,部分细菌可进入小肠。并穿过肠黏膜进入肠壁淋巴组织,尤其是回肠末端集合淋巴小结和孤立淋巴小结。同时沿淋巴管扩散到肠系膜淋巴结。淋巴组织中的伤寒杆菌被巨噬细胞吞噬并在其中生长繁殖,又可经胸导管进入血流,引起毒血症。血液中的细菌很快就被单核巨噬细胞系统的细胞所吞噬,并在其中大量繁殖,使肝、脾、淋巴结肿大。此阶段患者无症状,相当于伤寒病的潜伏期,一般为 10 天左右。此后,细菌在淋巴组织内不断繁殖和菌体裂解释放内毒素,再次入血,引起败血症和毒血症,出现明显全身中毒症状和病理改变。由于胆囊中大量的伤寒杆菌随胆汁再次入肠,重复侵入已致敏的淋巴组织,使其发生强烈的过敏反应致肠黏膜坏死、脱落及溃疡形成(图 14-10)。

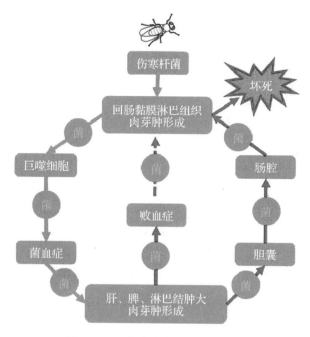

图 14-10 伤寒病发病机制示意图

二、病理变化及临床病理联系

伤寒病变特征为全身单核巨噬细胞增生为主的急性增生性炎。增生的巨噬细胞体积大,具有活跃的吞噬能力,胞浆中常吞噬有伤寒杆菌、红细胞、淋巴细胞和坏死细胞的碎屑等,这种细胞称为伤寒细胞(typhoid cell)。伤寒细胞常聚集成团,形成境界清楚的结节样病灶,称为伤寒小结或伤寒肉芽肿(typhoid granuloma)(图 14-11),具有病理诊断价值。

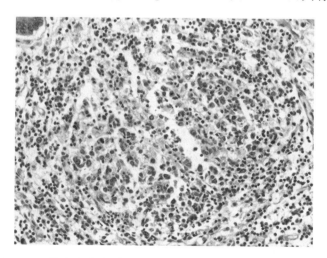

图 14-11 伤寒肉芽肿:由吞噬了伤寒杆菌、衰老红细胞、淋巴细胞和
组织碎屑的伤寒细胞组成(HE 染色,中倍)

（一）肠道病变

病变主要发生在回肠下段孤立和集合淋巴小结。按病变自然发展过程分为四期，每期大约持续一周（图 14 - 12）。

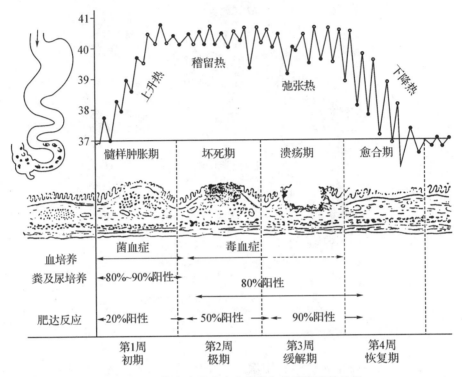

图 14 - 12　伤寒病肠道病变发展与临床表现的关系

1. 髓样肿胀期　起病第一周，肉眼观：肠壁充血、水肿、增厚。孤立与集合淋巴小结增生、肿胀，呈圆形隆起于黏膜表面，灰红色，质软，表面凹凸不平，形似脑回故称"髓样肿胀"，以集合淋巴小结最为典型，愈近回盲部病变愈显著（图 14 - 13）。镜下观：肠壁淋巴组织中有大量增生的伤寒细胞并形成伤寒肉芽肿。此外，肠壁水肿、充血，有淋巴细胞及浆细胞弥漫浸润，但无中性白细胞浸润，这是伤寒杆菌所致炎症的特点。

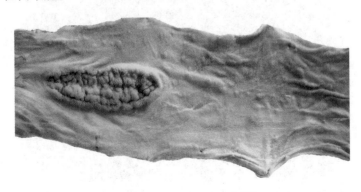

图 14 - 13　肠伤寒髓样肿胀期
回肠集合淋巴小节肿胀呈草鞋底样外观

此期由于毒血症逐渐加重,病人体温呈阶梯状上升,数日内即达 40℃以上,伴有头痛、咽痛、四肢酸痛乏力、全身不适、食欲减退。因巨噬细胞增生,故淋巴结、肝、脾肿大。血及骨髓细菌培养阳性率高。

2. 坏死期 相当于起病后第二周。由于肠壁淋巴组织发生强烈的过敏反应,加之细菌内毒素作用和伤寒细胞大量增生,压迫毛细血管或血管内有血栓形成,阻塞血流,使局部缺血,导致髓样肿胀的淋巴组织从中心开始发生小灶性坏死,并逐渐扩大融合。坏死表面粗糙,高低不平,灰白色无光泽,有时也可被胆汁染成黄色。

此期患者毒血症状加剧,高热持续不退,稽留在 40 ℃左右。由于病原菌内毒素作用于中枢神经系统,可出现嗜睡、表情淡漠、反应迟钝的无欲貌(伤寒面容),重者更有谵妄、神志不清、昏迷或脑膜刺激症状。肝、脾肿大,粪尿细菌培养可出现阳性,补体结合凝集效价逐渐升高,血象中白细胞减少,嗜酸性粒细胞减少或消失,贫血较常见。部分患者一般在发病 10 日内,在胸、背和腹部分批出现淡红色、直径在 2~4 mm、压之褪色的斑丘疹即玫瑰疹,主要是皮肤的毛细血管被伤寒杆菌栓塞,引起小灶性炎症和毛细血管扩张充血所致,皮疹中可查见或培养出伤寒杆菌。玫瑰疹经 3~5 天即自行隐退。

3. 溃疡期 相当于起病后第三周。坏死肠黏膜逐渐崩解脱落形成溃疡。溃疡常为多灶性,边缘隆起,底部高低不平,在集合淋巴小结发生的溃疡较大,呈椭圆形,溃疡长轴与肠的长轴平行。孤立淋巴小结溃疡小,呈圆形。溃疡深浅不一,常达黏膜下层,严重者可达肌层甚至浆膜层可引起穿孔,如累及血管引起肠出血。

此期随着人体免疫力增强,机体逐渐产生抗体,肥达反应滴定度逐渐升高,血培养渐转阴性,但粪、尿培养常常呈阳性。临床体温明显波动呈弛张热型,中毒症状减轻。但此期肠道病变的严重程度与临床症状轻重不完全一致,容易引起并发症,体温骤降或脉率增快为危险并发症(如出血、穿孔)的先兆。

4. 愈合期 相当于起病第四周。随坏死组织完全脱落,从底部长出肉芽组织,将溃疡逐渐填平,并由溃疡边缘的上皮再生覆盖而愈合。一般不留瘢痕,较大而深的溃疡虽形成瘢痕,一般不会造成肠腔狭窄。

此期患者病情好转,体温呈阶梯状下降,临床症状消失,一般在一个月左右完全恢复。

(二)其他组织病变

1. 肠系膜 淋巴结、脾、肝及骨髓内巨噬细胞增生活跃而致相应组织器官增大,伤寒肉芽肿形成,严重者可有灶状坏死。

2. 心肌 心肌纤维水样变性,严重的病例可发生心肌坏死及中毒性心肌炎,心肌收缩力减弱。临床上出现重脉或相对缓脉,可能是由于内毒素对心肌的影响和迷走神经兴奋性增高所致。

3. 中枢神经系统 细菌可引起脑的小血管内膜炎,脑神经细胞变性、坏死以及胶质细胞增生。

4. 其他 肾脏、皮肤可出现水样变性及玫瑰疹;膈肌、腹直肌和股内收肌常发生凝固性坏死(蜡样变性),可出现肌痛和皮肤知觉过敏。

三、结局和并发症

(一)结局

在无并发症的情况下,一般经过4~5周的自然病程即可痊愈。病后可获得较强的免疫力。自从应用抗生素治疗伤寒以来,典型伤寒病变已较少见,临床表现减轻,病程缩短,并发症减少,但复发率却有所增加。这可能是由于治疗不彻底或免疫力不稳固,尤其是细胞免疫功能不足时,体内没有完全杀死的病原菌,可再度繁殖并侵入血流而引起复发。

(二)并发症

伤寒如不出现并发症,一般经过4~5周即可痊愈。严重的毒血症、肠出血和肠穿孔是本病的主要死亡原因。

1. 肠穿孔　多发生于溃疡期,是伤寒最重要的并发症。肠穿孔可大可小,常为多个,有时为单个,穿孔后可导致弥漫性腹膜炎。

2. 肠出血　是伤寒常见的并发症。常发生于坏死期或溃疡期,严重者可发生出血性休克。

3. 支气管肺炎　以小儿患者多见,常是由于机体抵抗力降低,肺炎球菌或其他呼吸道细菌感染所致,极少由伤寒杆菌本身引起。

第三节　细菌性痢疾

细菌性痢疾(bacillary dysentery)是由痢疾杆菌引起的一种肠道传染病,简称菌痢。基本病理变化为结肠纤维素性炎。临床表现有腹痛、腹泻、里急后重、黏液脓血便和全身毒血症状。本病全年都可发生,以夏秋季为多见,多为散发,也可引起流行。儿童发病率较高。

一、病因及发病机制

痢疾杆菌为革兰染色阴性杆菌,分为福氏(Flexner)、宋氏(Sonne)、鲍氏(Bogd)和志贺氏(Shiga)痢疾杆菌。所有痢疾杆菌均能产生内毒素,志贺菌还可产生外毒素。我国流行的菌痢主要由福氏菌和宋氏菌引起。

患者和带菌者是传染源。含菌的粪便可直接或间接(通过苍蝇等)污染食物、饮水、用具和手,再经口传染给健康人。多散发,偶可引起暴发流行。

痢疾杆菌进入人体后是否发病,是与细菌的数量多少和毒力大小、肠道防御功能和全身抵抗力的强弱有关。经口入胃的痢疾杆菌可被胃酸杀灭不发病。只有少量细菌进入肠道后,机体全身或局部抵抗力降低时,如过度疲劳、暴饮暴食和胃酸缺乏等,痢疾杆菌才能侵入肠黏膜上皮细胞内生长繁殖,然后通过基底膜进入黏膜固有层,并在该处继续生长繁殖,产生毒素,迅速引起肠黏膜炎症和全身毒血症。

二、病理变化及临床病理联系

菌痢的主要病理变化在结肠,尤以直肠和乙状结肠为重。病变严重者可波及整个结肠甚至回肠下段。根据病变和临床经过不同可把菌痢分为以下三种类型。

（一）急性细菌性痢疾

急性菌痢的典型病变是初期为急性卡他性炎，随后是特征性假膜性炎。

1. 病理变化　病变初期为急性卡他性炎，表现为结肠黏膜及黏膜下层充血、水肿、中性粒细胞浸润和黏液分泌增多，整个肠壁增厚，并伴有黏膜出血。病变进一步发展形成本病特征性假膜性炎，表现为黏膜表层坏死，有大量纤维蛋白渗出，坏死组织同渗出的纤维蛋白和中性白细胞、红细胞、细菌在黏膜表面形成灰白色糠皮样假膜(图 14‐14)。发病一周左右，假膜开始脱落，形成大小不等、形状不规则的地图状浅表溃疡。炎症消退后，溃疡由黏膜上皮再生修复愈合，不留明显瘢痕，不引起肠腔狭窄。

2. 临床病理联系　由于毒血症，可引起发热、全身不适、食欲减退、白细胞增高等全身症状。由于局部炎症刺激，肠蠕动亢进、肠肌痉挛、腺体分泌亢进以及对水分吸收障碍，引起阵发性腹痛、腹泻等症状。初起为水样便和黏液便，系肠黏膜的卡他性炎，由于分泌大量黏液和浆液所致；随着肠道炎症变化，以后转为黏液脓血便，系假膜脱落形成溃疡，导致黏膜出血和脓性渗出的结果；因直肠和乙状结肠病变较重，故腹痛主要在左下腹；炎症刺激直肠内的神经末梢及肛门括约肌，导致里急后重和排便次数频繁。急性菌痢的病程一般 1～2 周，经适当治疗大多数痊愈。并发出血、肠穿孔少见，少数可转为慢性。

（二）慢性细菌性痢疾

急性菌痢未及时彻底治疗，病程超过两个月以上者称为慢性菌痢。以福氏菌感染转变为慢性者多见。有的病程可长达数月或数年。病变特点是肠道病变新旧并存，原有病变尚未完全愈合，而新的病变又可发生。肠道溃疡一般不规则、较深、可达肌层，底部凹凸不平，有肉芽组织和瘢痕形成，溃疡边缘黏膜常过度增生形成息肉。由于溃疡和修复反复交替进行，使肠壁不规则增厚、变硬。严重者可造成肠腔狭窄。

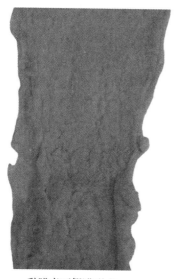

黏膜表面假膜形成

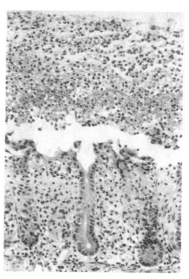

黏膜层水肿、中性粒细胞浸润，黏膜上皮坏死脱落，黏膜腔面见多量纤维素、中性粒细胞等渗出物(HE染色，低倍)

图 14‐14　细菌性痢疾

临床上由于肠道慢性炎症引起肠功能紊乱,可出现腹痛、腹胀、腹泻或腹泻与便秘交替出现,粪便中常带有黏液或少量脓血便。在急性发作时可出现急性菌痢症状。有少数患者可无明显症状或体征,但大便培养持续阳性,成为慢性带菌者,是菌痢传播的重要传染源。

（三）中毒性细菌性痢疾

多见于2~7岁儿童,成人很少见。其特征是起病急骤,全身中毒症状重而肠道病变和症状相对轻微。患者于发病后数小时即可出现中毒性休克,导致脑组织微循环障碍、脑缺氧、脑淤血和脑水肿改变,引起颅内压升高,甚至脑疝形成,致使呼吸、循环衰竭而死亡;肠道病变不明显,很少形成假膜和溃疡,故临床上常无明显腹痛、腹泻和脓血便。

中毒性菌痢常由毒力较低的福氏或宋氏痢疾杆菌引起,而毒力强的志贺氏菌反而少见。其发病机制尚未明确,可能与患者特异体质或小儿的神经系统发育不完全、功能不稳定而对细菌毒素呈强烈的过敏反应有关。可见其发病主要取决于机体的反应性。

三、结局及并发症

急性菌痢经治疗后大多能痊愈。部分慢性菌痢可反复发作或成为慢性带菌者。极少数患者出现肠出血、肠穿孔、肠狭窄及支气管性肺炎。中毒性菌痢死亡率较高,必须及时抢救。

第四节　性传播疾病

性传播疾病(sexually transmitted disease,STD)是以性接触为主要传播途径的一类传染病。传统的性疾病包括梅毒、淋病、软下疳、性病性淋巴肉芽肿和腹股沟肉芽肿五种。近十年STD谱增宽,其病种已多达20余种。本节主要叙述尖锐湿疣、淋病、梅毒和艾滋病。

▶▶ 案例 14-2

【病例摘要】

某男,65岁。搬重物时,突然死亡。尸体解剖发现:升主动脉根部膨隆,局部有一0.5 cm破裂口,胸腔大量积血;主动脉瓣关闭不全;肝、脾切面见散在结节状病灶,直径0.5~2 cm不等,质韧。镜下见主动脉壁弹力纤维断裂,肝、脾有树胶样肿形成,病变组织易见动脉内膜炎及血管周围炎改变,伴淋巴细胞、巨噬细胞和浆细胞浸润。根据所给病史和尸检结果,回答下述问题。

【问题】

(1) 该患者最有可能患哪种疾病? 病因是什么?

(2) 传播途径是什么? 疾病的发展过程如何?

一、尖锐湿疣

尖锐湿疣(condyloma acuminatum)是由人乳头状瘤病毒(HPV)感染引起的性传播疾病。发病年龄高峰在20~40岁。免疫组化法检测乳头状瘤病毒核壳抗原及运用原位杂交技术检测 HPV 的 DNA,阳性者有助诊断。

（一）病因及发病机制

本病主要由 HPV 6 型、11 型引起。HPV 属 DNA 病毒,只侵袭人体皮肤和黏膜。主要通过性传播,也可通过间接途径,如浴巾、浴盆传染,潜伏期通常为 3 个月。

（二）病理变化及临床病理联系

病变部位,男性常见于阴茎冠状沟、龟头、尿道口或肛门附近。女性常发生在阴蒂、阴唇、会阴、尿道口、宫颈和肛门周围。

肉眼观:早期形成散在小而尖的乳头,逐渐增大增多,呈淡红色或灰白色,质较软,湿润;晚期表面凹凸不平,互相融合形成鸡冠状突起,呈暗红色或污灰色,顶端可因感染而溃烂,根部有蒂,触之易出血。

镜下观:表皮呈疣状或乳头状增生,上皮脚延长、增宽甚至呈假上皮瘤样改变。表皮角化层细胞增生并角化不全,棘层细胞层次增厚。最具有诊断价值的是颗粒层和棘层上部出现大量上皮细胞的核增大,染色质深染,核边缘不整齐,呈轻度异型性,核周有空晕,整个细胞呈空泡状的凹空细胞(挖空细胞)(图 14-15)。真皮层毛细血管扩张,有不等量的慢性炎细胞浸润。临床表现局部瘙痒、烧灼痛等。

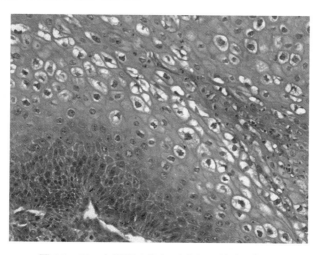

图 14-15　尖锐湿疣组织形态(HE 染色,高倍)

图中可见较多凹空细胞

二、淋病

淋病(gonorrhea)是由淋球菌引起的一种最常见的性传播疾病。以侵犯泌尿生殖系统黏膜为主的一种急性化脓性炎,多发生于 15～30 岁年龄段,以 20～24 岁多见。男性的病变开始于前尿道,可逆行蔓延至后尿道,波及前列腺、精囊和附睾。女性的病变常累及外阴和阴道的腺体、子宫颈黏膜、输卵管及尿道。人是淋球菌唯一天然宿主。

（一）病因及发病机制

淋病的病原体是淋球菌,淋球菌为革兰阴性双球菌,菌体和荚膜蛋白具有特异性抗原,菌毛还有侵袭黏膜细胞和抗吞噬作用。本病主要通过直接接触传染,成人的淋病几乎全部通过性交而传染。间接传染很少见,主要是通过患者用过的衣物等传染。患淋病产妇,其胎儿经产道娩出时,可被感染而患淋病性眼结膜炎。淋球菌主要侵犯泌尿生殖系,对单层柱状上皮细胞和移行上皮细胞有特别的亲和力。其侵入过程包括与生殖道上皮的黏附和侵入两个步骤。被柱状上皮细胞吞噬的淋球菌,进入细胞后大量繁殖,导致细胞损伤崩解,然后转致黏膜下层引起炎症反应。这个过程与淋球菌菌体成分以及所分泌的蛋白酶、内毒素和抑制噬中性白细胞、补体等作用有关。

(二)病理变化和临床病理联系

成人外阴和阴道鳞状上皮能抗拒淋球菌侵入,但淋球菌易侵犯泌尿生殖系黏膜柱状上皮和移行上皮,一般在感染后第2~7天,局部出现急性化脓性炎;脓性渗出物中有大量中性白细胞,胞质内找到革兰阴性双球菌是诊断的主要依据。

1. 局部病变

(1)男性淋病:初起病为尿道感染,病变主要位于前尿道,表现为尿道口有脓性渗出物流出,充血水肿,有尿道刺激症状和排尿困难,继而病变上行波及后尿道、膀胱、前列腺、精囊、附睾等。如治疗不彻底或反复感染,机体抵抗力下降,淋球菌产生抗药性等因素可转化为慢性化脓性炎,使组织损伤加重,久之尿道炎性瘢痕形成,可引起尿道狭窄、尿路梗阻、排尿困难等。

(2)女性淋病:主要表现为淋球菌性尿道炎和宫颈炎。尿道炎的症状轻、病程短,但易累及尿道旁腺、前庭大腺而发生急性化脓性炎和脓肿形成,病变部位充血、水肿,有大量脓性渗出物。尿道口有溢脓,甚至脓痂堵塞尿道口。炎症可向上蔓延到宫颈、子宫内膜、输卵管和卵巢,患者表现为阴道分泌物增多及下腹坠胀痛、外阴红肿等。

(3)婴儿淋病:最常见为新生儿淋球菌性眼结膜炎,一般于出生后4天以内出现症状。起病急,可双眼同时受累,多为新生儿经母体产道感染引起的。严重时炎症可穿通角膜导致失明。

2. 全身播散 淋病除发生泌尿生殖系统病变外,还可通过生活接触污染,或经血行播散引起身体其他部位病变。有1%~3%的患者发生淋球菌性败血症,可伴发急性心内膜炎和脑膜炎。

三、梅毒

梅毒(syphilis)是由梅毒螺旋体引起的一种慢性传染病。一般通过性交传染,流行于世界各地,是一种常见的STD。新中国成立后,采取了一系列的防治措施,曾基本消灭了梅毒,但近年来,随着国内外人口流动量剧增,在全国各地本病时有发现,尤其在沿海城市有流行趋势,应提高警惕,予以重视。

梅毒病原体侵入机体后,经淋巴管迅速播散全身引起多器官病变,也可以通过胎盘传染给胎儿引起先天性梅毒。本病特点是病程长,呈慢性经过,可侵犯任何器官,其病理变化和临床表现复杂多样,也可隐匿多年而毫无临床表现。基本病理特点是闭塞性动脉内膜炎和结核样肉芽肿(树胶肿)形成。晚期患者可因心、脑血管等重要脏器病变而死亡。

(一)病因及发病机制

梅毒的病原体是苍白螺旋体(亦称梅毒螺旋体),在暗视野显微镜下观察,其外形显示均匀螺旋状,在组织切片上不能用常规染色法显示,需要特殊的镀银染色法或免疫荧光检查。梅毒螺旋体在体外的活力低,对理化因素的抵抗力弱,对青霉素、四环素、汞、砷、铋剂敏感。

梅毒患者为唯一的传染源,主要通过性接触方式传染,少数可因输血、接吻或皮肤直接接触传染。此外,梅毒螺旋体可经患病孕妇的血液经胎盘传染给胎儿引起先天性梅毒。

机体在感染梅毒后6周可产生特异性抗体,具有血清学诊断价值。随着抗体的产生,机体对螺旋体的免疫力增强,使病变部位的螺旋体数减少,以至早期梅毒病变可不治自愈的倾向。然而未经治疗或治疗不彻底者,播散在全身的螺旋体常难以完全消灭,这就是复发梅毒及晚期梅毒发生的原因。少数人感染梅毒螺旋体后,在体内可终身潜伏,表现为血清反应阳性,而无病变和临床症状,或在二、三期梅毒时局部病变消失而血清反应阳性者,均称为隐性梅毒。

(二)基本病理变化

1. 闭塞性动脉内膜炎及血管周围炎　小动脉内皮细胞及成纤维细胞增生,管壁向心性增厚,管腔狭窄或闭塞,血管周围炎是指血管周围有单核细胞、淋巴细胞、浆细胞浸润,血管壁可发生坏死,可见于各期梅毒(图14-16)。

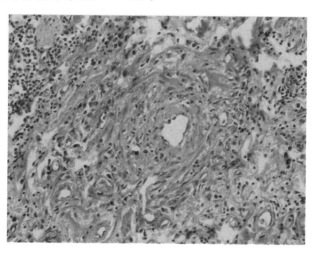

图14-16　梅毒性小动脉炎及血管周围炎(HE染色,中倍)

2. 树胶肿(gumma)　病灶为灰白色、境界清楚、大小不等、质地坚韧、略有弹性如树胶故称树胶肿,又称梅毒瘤,是梅毒的特征性病变。镜下结构类似结核肉芽肿,中央为凝固性坏死,类似干酪样坏死,不同于结核结节是坏死不彻底,弹力纤维可保存,类上皮细胞和Langhans巨细胞较少。其周围的小动脉内膜炎和血管周围炎较明显。树胶肿可被吸收、纤维化和瘢痕形成但很少钙化。树胶肿可累及任何器官,是晚期梅毒的特征性病变,最常见于皮肤、黏膜、肝(图14-17)、骨和睾丸。

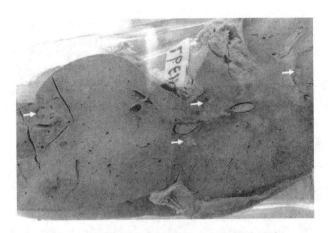

图 14-17 肝脏梅毒(白箭头所示为树胶样肿)

(三)临床病理类型

1. 后天性梅毒 按病变发展过程一般分为三期。其中第一、二期梅毒称早期梅毒,有传染性。第三期梅毒称为晚期梅毒,因常累及内脏,故又称内脏梅毒。

(1)第一期梅毒:梅毒螺旋体侵入人体后三周左右,在侵入部位发生炎症反应,形成下疳。下疳常为单个,直径为 1~2 cm,表面可有糜烂或溃疡的无痛性硬块,即硬下疳(chancre)。病变多见于阴茎头、子宫颈和阴唇,亦可发生在口唇、舌、肛周等处。镜下为病变处血管周围有大量淋巴细胞和浆细胞浸润,小血管内膜单核细胞浸润,成纤维细胞反应性增生,内皮细胞肿胀,形成闭塞性小动脉内膜炎,病灶内用特殊染色(镀银染色或免疫荧光染色)可查见螺旋体。30%~50%的患者,其下疳太小不易被察觉,或从未发现明显溃疡。下疳出现 1~2 周后,局部淋巴结肿大,呈非化脓性增生反应。经 1 个月左右,由于患者产生免疫反应,硬下疳和肿大淋巴结均可不治自愈。临床上处于静止状态,但体内螺旋体仍继续繁殖,如及时治疗可阻止病变向第二期梅毒发展。

(2)第二期梅毒:第一期梅毒如不治愈,在下疳发生 7~8 周,体内螺旋体大量繁殖进入血循环,引起全身广泛性皮肤黏膜病变,形成各种类型的梅毒疹(syphilid),表现为躯干、四肢弥漫性分布的红色斑疹和丘疹,全身淋巴结肿大。在口唇、会阴或肛周等部位出现暗红色突起的扁平湿疣。梅毒疹镜检所见为闭塞性血管内膜炎和血管周围炎,扁平湿疣则有角化不全和表皮增生。病灶内可检见螺旋体。梅毒疹可自行消退,再次进入无症状的静止状态,但梅毒血清反应阳性。如不治疗,多年后有些患者将发展为第三期。

(3)第三期梅毒:即晚期梅毒,常发生于感染后 4~5 年,多由于早期梅毒未予治疗或治疗不彻底所致,是梅毒的破坏性病变阶段。病变特点是结节性梅毒疹和树胶肿。病变可累及任何组织和脏器,最常发生于心血管,其次是中枢神经系统。

1)心血管梅毒:病变主要发生于主动脉,引起梅毒性主动脉炎。初起为主动脉外膜滋养血管发生闭塞性内膜炎,导致主动脉中层弹性纤维和平滑肌缺血而发生退行性变和瘢痕化。主动脉瘢痕收缩和内膜纤维组织增生,使内膜表面呈弥漫分布微细深陷的树皮状皱纹(图 14-18);如果弹性纤维破坏,在血流冲击下可形成梅毒性主动脉瘤,可因主动脉瘤破裂而猝死;如病变累及主动脉环部,环部弹力纤维破坏,可引起瓣膜环部扩大,加之瓣膜纤维组织增生、收缩、瓣叶间分离,可导致主动脉瓣关闭不全,引起左心室肥大扩张,导致心力衰竭。若主动脉根部瘢痕形成,使冠状动脉内膜增厚、管腔狭窄,由于心肌缺血可发生心绞痛;少数病人可发生梅毒性心肌炎和心包炎,但心肌树胶肿较少见。心血管梅毒是梅毒患者的主要死因。

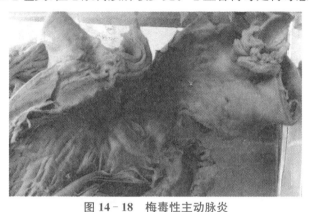

图 14-18 梅毒性主动脉炎

蓝星所示:主动脉内膜不光滑,呈树皮样改变;同时可见脂斑、脂纹。

2) 中枢神经梅毒:梅毒螺旋体可侵犯中枢神经及脑脊髓膜,可引起脑膜血管梅毒(脊髓痨和麻痹性痴呆),主要发生于脑底。闭塞性动脉内膜炎导致脑皮质多发性梗死、脑出血;麻痹性痴呆是大脑灰质缺血梗死,尤以额叶的神经元变性、消失伴胶质细胞增生,含铁血黄素沉着所致。临床上常表现为精神失常、性格变化、情绪反常、各种妄想和神经症状,如震颤、癫痫和瘫痪等。脊髓痨是由于脊髓后束和后神经根轴突髓鞘的变性等病变所致。临床表现为共济失调、温痛觉丧失等体征。

3) 其他器官梅毒:常见病变为树胶肿。如肝梅毒,树胶肿纤维化引起瘢痕收缩可形成分叶肝。骨梅毒常表现鼻骨、颅骨的坏死崩溃、穿孔,可使鼻梁塌陷,形成所谓马鞍鼻。胫、股骨等亦常易被累及。睾丸梅毒可致不育而且易误诊为肿瘤等。

2. 先天性梅毒 先天性梅毒是指孕妇血中梅毒螺旋体通过血源途径感染胎儿引起的梅毒。根据被感染胎儿发病早晚不同,先天性梅毒有早发性和晚发性之分。

(1) 早发性先天梅毒:系指胎儿或婴幼儿期发病的先天性梅毒(2岁以内发病)。螺旋体在胎儿内脏及组织中大量繁殖,故胎儿和新生儿的皮肤黏膜广泛的梅毒疹形成,重者呈大片剥脱性皮炎。内脏病变表现为淋巴细胞、浆细胞浸润,动脉内膜炎、间质纤维组织增生。骨及软骨等组织也常受累。鼻骨破坏可成马鞍鼻;硬腭破坏可致穿孔;胫骨骨膜炎伴骨膜增生形成新骨,使胫骨向前呈弧形弯曲称为马刀胫。

(2) 晚发性先天性梅毒:(指2岁以上发病者)患儿发育不良、智力低下、身材矮小、消瘦、皮肤松弛多皱。除有马鞍鼻、马刀胫外,还可引发间质性角膜炎、神经性耳聋。由于牙齿发育障碍,门齿小而尖,切缘呈镰刀状缺陷,称为何秦森齿(Hutchinson齿)。何秦森齿、间质性角膜炎、神经性耳聋合称为何秦森综合征。是晚发性先天性梅毒的重要特征。皮肤与黏膜病变与成人相似,但不发生硬下疳。

四、获得性免疫缺陷综合征

获得性免疫缺陷综合征(acquired immunodeficiency syndrome AIDS)简称艾滋病,是

由人类免疫缺陷病毒感染引起的严重免疫缺陷为主要特征的致死性传染病。主要表现为细胞免疫功能低下,使患者失去了对疾病自然抵抗力,从而出现一系列严重的机会感染和恶性肿瘤等。临床常表现发热、消瘦和淋巴结肿大。自1981年首次报告以来,迅速传播,遍及世界各地,死亡率几乎为100%。

（一）病因及发病机制

本病病原体是人类免疫缺陷病毒（human immunodeficiency virus,HIV）。已经在艾滋病病人中分离出 HIV-1 和 HIV-2 两种类型病毒。两种病毒引起的病变相似。它存在于患者及无症状 HIV 感染者的血液中,各种体液如精液、尿液、泪液、唾液、乳头及阴道分泌物、淋巴组织、骨髓、脑脊液中。传播途径多样化,性接触是最常见途径,尤其在男性同性恋中感染率高,其次可通过输入受 HIV 污染的血液或血液制品、静脉吸毒等途径传染。母体的病毒可经胎盘或哺乳感染胎儿、新生儿。HIV 经皮肤或黏膜侵入机体后,随即进入血循环或淋巴系统,能选择性地与 $CD4^+$ Th 细胞表面的受体结合,进入 $CD4^+$ Th 细胞内。病毒在细胞内通常处于不复制的潜伏状态,当受到某种因素激活后开始大量复制,使 $CD4^+$ Th 细胞大量死亡与溶解,导致细胞免疫功能的严重缺陷。同时由于 $CD4^+$ Th 细胞数量减少,失去了对 B 细胞的辅助作用,当机体免疫功能出现全面缺陷时,机体丧失了对传染病和肿瘤的防御能力,引起严重的机会感染和恶性肿瘤,成为 AIDS 患者的直接死因。

知 识 链 接

近年来,艾滋病正从高危人群向普通人群及普通家庭扩散。我国艾滋病流行的主要危险因素为:吸毒、危险性行为（异性性行为和同性性行为）、流动人口、采供血等。少数民族、共用针具、注射吸毒及教育程度≤9年为我国吸毒人群的艾滋病危险因素;甲基苯丙胺、苯丙胺、氯胺酮和摇头丸等人工合成的兴奋剂、致幻剂类毒品为新型毒品,吸毒者容易发生高危性行为,极易造成艾滋病的性传播。中老年嫖客、低档暗娼 HIV 感染率高;男男性行为人群在我国已成为 HIV 传播的高危人群。

（二）病理变化

AIDS 的病变主要有病毒直接引起淋巴、造血组织和神经系统的原发病变,和由于免疫功能障碍引起的重要器官、组织的机会性感染及恶性肿瘤三方面。

1. 免疫系统原发病变

（1）淋巴结病变:淋巴组织病变最常见,以淋巴结受损最严重,早期表现淋巴结明显肿大。镜下:起初淋巴结为增生性病变,表现为淋巴滤泡及副皮质区和淋巴窦组织反应性增生,滤泡增大、生发中心活跃,有较多核分裂和巨噬细胞吞噬红细胞现象,淋巴结小静脉也增生。晚期随着病变继续发展,淋巴滤泡开始退化而缩小,生发中心出现萎缩、消失、玻璃样变性,淋巴窦变宽,浆细胞增多,最后 T 细胞和 B 细胞区的淋巴细胞普遍减少,甚至完全消失,淋巴结仅剩空架结构,呈现一片荒凉。有些区域结缔组织增生,甚至玻璃样变。淋巴结体积缩小。

（2）脾脏病变:脾脏充血,中度肿大。镜下:主要变化为脾小结明显减少、体积变小,生发中心不明显,中央动脉周围淋巴细胞减少,有较多浆细胞浸润和髓外造血。

（3）骨髓病变:骨髓造血组织中红细胞减少,粒细胞系反应性增生,B淋巴细胞及浆细胞数目增多,并出现异型淋巴细胞,低成熟粒细胞数目下降,提示骨髓造血功能减弱。

（4）胸腺:出现过早萎缩或退化现象,胸腺细胞减少,胸腺小体消失或钙化。

2. 混合性机会感染　混合性机会感染指在人体免疫功能遭到严重破坏的特定条件下才会引起的感染。常常有两种以上病原体同时感染。其中以呼吸道、消化、中枢神经系统病变最常见。

（1）呼吸道感染:肺是最常侵犯的脏器,约半数的AIDS病患者有卡氏肺囊虫感染,表现为急性重症间质性肺炎,其特征是肺泡腔内出现大量免疫球蛋白和卡氏肺囊虫组成的伊红染色泡沫样渗出物。巨细胞病毒性肺炎亦常见,感染病毒的上皮细胞或血管内皮细胞等体积肿大,核内出现嗜伊红染色均质的包涵体,其周围有一圈透亮空晕,胞浆内亦可见成簇的颗粒状包涵体。

（2）神经系统病变:神经系统病变也很重要。80%的尸检材料证实神经系统有多种损害。有人认为HIV是一种亲神经组织的病毒,组织中的单核巨噬细胞和小胶质细胞均是HIV的靶细胞,HIV有可能通过单核巨噬细胞进入血脑屏障,随之侵入中枢神经组织。临床13%～20%的病例以神经系统为首发症状。常见的机会感染有弓形虫、隐球菌或巨细胞病毒引起的脑炎、脑膜炎等,也有HIV直接引起的无菌性脑膜炎、亚急性脑病痴呆、空洞性脊髓病变等。

（3）消化道感染:消化道也是机会感染最常见部位。常见病原体如单纯疱疹病毒、巨细胞病毒、隐球菌、溶组织阿米巴、沙门氏菌等,都可以引起消化道不同的炎症和病变。患者临床上可表现持续性腹泻或复发性腹泻,并可发生溃疡、出血或穿孔。白色念珠菌则可引起口腔甚至食管感染等。

艾滋病患者除可发生混合性机会性感染外,也易发生上呼吸道感染、肺结核、病毒性肝炎、细菌性痢疾及各种化脓菌感染等。

3. 恶性肿瘤　艾滋病患者由于免疫功能缺陷,导致免疫监视功能丧失,因而也易并发恶性肿瘤,这也是导致艾滋病患者死亡的常见原因之一。有1/3～1/2的AIDS病患者并发Kaposi肉瘤,它是一种来源于血管内皮细胞的恶性肿瘤,其特点是病情进展快,累及范围广,主要发生于皮肤或黏膜,以下肢最常见,并很快累及淋巴结、肺、肝、脾、胰、肾、膀胱和附睾等部位。肿瘤呈单个或多发性紫红色皮肤、黏膜结节或斑块,边界不清,可发生坏死、破溃和出血。镜下:瘤组织由增生的梭形细胞构成毛细血管样腔隙结构,可见核分裂,腔隙内含有红细胞,可发生纤维化和含铁血黄素沉积,晚期可呈现血管肉瘤的图像。

AIDS预后差、死亡率高,患者大多在发病后2年内死亡。对于AIDS的防治,当前没有有效的疫苗和药物,因此,必须应用目前已掌握知识,大力开展预防措施,这对限制AIDS的传播和流行极为重要。

复习与思考

一、名词解释

结核结节　原发综合征　结核球　冷脓肿　伤寒肉芽肿　伤寒细胞　硬下疳　获得性免疫缺陷综合征

二、问答题

1. 简述结核病的基本病理变化及转归。

2. 区别原发性肺结核病和继发性肺结核。

3. 各型继发性肺结核有何特点？

4. 简述伤寒基本病理变化。肠道病变分几期？各期的病变特点是什么？有哪些并发症？

5. 描述急性菌痢的病理变化，解释其临床病理联系。中毒性菌痢有哪些特征？

6. 简述梅毒、淋病、艾滋病的基本病变及其临床病理联系。

三、临床病理讨论

病历摘要：王××，女性，7岁。发热伴头痛、恶心、呕吐6天。在当地乡医院拟诊为"流脑"，经治疗未见好转。近日病情加重，进食后即发生喷射状呕吐。今晨开始神志不清、昏迷，于3月6日急诊入院。

入院体检：体温 38.5 ℃，脉搏 102 次/分，呼吸 26 次/分，血压 14/9 kPa，急性重病容、消瘦、营养不良、颈项强直，呈轻度角弓反张，两肺闻及湿啰音，肝肿大肋下 2 cm。

实验室检查：脑脊液压力高，外观混浊，蛋白含量增加，糖及氧化物含量降低，细胞数 960/mm³，淋巴细胞 70%，涂片抗酸染色查见结核杆菌。

患者入院后，立即给予对症抗结核治疗，但病情日趋恶化，始终神志不清、昏迷，经抢救无效死亡。

尸检所见：

颅腔：脑脊液混浊，脑膜上散在多量灰白色粟粒大小结节。镜检：蛛网膜下腔内有多量浆液、纤维素和巨噬细胞、淋巴细胞渗出，并可见不典型的结核结节。

胸腔：双侧均可见有少量橙黄色液体，肺门淋巴结肿大如蚕豆大小，切面呈干酪样坏死。两肺满布粟粒样大小灰白色的圆形小结节。右肺上叶下部有一直径 1 cm 左右灰黄色病灶。镜检有组织坏死，周围有朗格汉斯巨细胞、类上皮细胞及淋巴细胞等形成的结核结节。

腹腔：有橙黄色混浊液体约 200 ml。腹膜及腹腔器官如肝、脾等表面均可见灰白色粟粒样结节。

讨论题：

1. 写出本例病理诊断。肺部病变与其他脏器病变有何关系？

2. 以病理所见解释临床上的主要症状和体征。

（陈平圣　王莉）

第十五章　寄 生 虫 病

> 本章主要介绍阿米巴病和血吸虫病。要求掌握阿米巴病和血吸虫病的基本病变;熟悉血吸虫病的临床病理联系;了解阿米巴病、血吸虫病的病因及发病机制。

寄生虫病(Parasitosis)是由寄生虫寄生于人体后引起的一类疾病的总称。寄生虫病的流行不仅与生物因素有关,而且与自然因素和社会因素关系密切,具有地理分布的区域性、明显的季节性和自然疫源性等特点。寄生虫病的流行需要三个条件:传染源(被寄生虫感染的人或动物)、传播途径(适宜寄生虫生活的环境条件、感染途径和感染方式)以及易感人群(对寄生虫感染缺乏免疫力或免疫力低下的个体)。

▶ 案例 15－1

【病例摘要】

女,25岁,回族,西藏山南地区公务员,已婚。因发热、黄疸、肝区疼痛伴肿块,急症转入上级医院传染科。患者几年前患有痢疾史。近年来伴发热咳嗽,X线胸透见右肋膈角模糊,当地医院诊断为肺结核治疗半年余,症状未见改善。近两月来,发热、乏力、消瘦、黄疸进行性加重,右上腹出现压痛,CT检查发现肝脏有较大的占位性病变,诊断为肝癌,遂转院。患者平素喜食生的牛羊肉类。两年前下乡检查工作喝过生水。

查体:精神萎靡,消瘦,皮肤黄染,体温38.7℃,脉搏90次/分;右上腹有明显压痛,肝肋下3指可触及;腹部B超见肝区中部有一 3 cm×4 cm×2.5 cm 的囊肿病灶,可见液平,诊断为肝脓肿。粪便检查见阿米巴包囊。经两个疗程的抗阿米巴治疗,痊愈返藏。

【问题】

1. 根据上述病史可初步诊为阿米巴病,试问其发生发展过程如何?
2. 哪些理由支持阿米巴性肝脓肿的诊断?

寄生虫病主要见于经济不发达的发展中国家。过去我国寄生虫病的流行较为严重,经过全面、立体化防治,对寄生虫病的防治工作,尤其对危害严重的血吸虫病、疟疾、丝虫病、钩虫病和黑热病等五大寄生虫病的防治工作取得了举世瞩目的成就。但是,我国寄生虫病的防治工作还存在一些困难和问题,已取得显著成绩的寄生虫病的发病情况仍不稳定。对外交往和旅游业的发展,国外一些寄生虫病和媒介的输入,给我国寄生虫病的防治带来了新的课题。过去不被重视的某些机会性寄生虫病如隐孢子虫病、弓形虫病等也给我国带来新的威胁。因此,寄生虫病的防治仍然是我国公共卫生工作中的重要课题。

第一节 阿米巴病

阿米巴病(amoebiasis)是由于溶组织内阿米巴原虫(Entamoeba histolytica)感染人体引起的一种寄生虫病,病变主要累及结肠,引起变质性炎症。因临床上常有痢疾症状,故又名阿米巴病痢疾(amoeba dysentery)。在部分病例中,病原体还可经血流运行或直接侵袭到达肝、肺、脑和卵巢等部位,引起相应部位的阿米巴溃疡或阿米巴脓肿,即肠外阿米巴病。本病遍及世界各地,但以热带及亚热带地区为多见,我国南方较北方多见。

一、肠阿米巴病

肠阿米巴病(intestinal amoebiasis)是由于溶组织内阿米巴寄生于结肠而引起,以腹痛、腹泻和里急后重为常见的临床表现。

(一)病因及发病机制

寄生在人类结肠中的阿米巴原虫主要有四种:溶组织内阿米巴、迪斯帕内阿米巴、结肠内阿米巴和哈门氏内阿米巴,其中只有溶组织内阿米巴与人类疾病有关。溶组织内阿米巴生活史一般分包囊期及滋养体期。成熟的四核包囊是阿米巴的传染阶段,而滋养体是致病阶段。包囊见于慢性阿米巴病患者或包囊携带者的大便中,人感染途径多由于食入成熟包囊污染的食物或饮生水而引起。包囊进入消化道后,由于其囊壁能抵抗胃酸的破坏作用,多能顺利地通过胃和小肠到达回盲部,在碱性肠液的消化作用下脱囊而出,在肠腔内发育成为小滋养体(肠腔型)。小滋养体以吞噬肠内容物和细菌为营养不断增殖并随粪便下行到结肠,进入肠壁黏膜,转变为大滋养体(组织型),并大量繁殖,吞噬红细胞和溶解破坏宿主组织,引起肠黏膜的烧瓶状溃疡性病变。

溶组织内阿米巴的致病机制,目前尚未完全清楚,其毒力和侵袭力主要表现在对宿主组织的溶解破坏作用,可能与下列作用机制有关:

1. 接触性溶细胞作用 当滋养体与肠黏膜上皮细胞接触时,阿米巴具有膜结合磷脂酶A,促使滋养体表面植物血凝素样黏附分子与靶细胞膜上相应糖基配体结合,转化为溶血性卵磷脂,使细胞发生溶解,溶解肠黏膜上皮细胞;另外大滋养体质膜具有丰富的溶酶体,当她与宿主接触时,质膜溶酶体释放活性物质,如酪蛋白酶、透明质酸酶、胶原酶等,可造成肠壁组织溶解破坏。

2. 机械损伤与吞噬作用 滋养体特别是大滋养体能在组织中进行伪足运动,破坏组织并吞噬和降解已受破坏的细胞。

3. 细胞毒素作用 Lushbaugh 等(1979)从溶组织内阿米巴的纯培养中分离出不耐热的蛋白质肠毒素,这种肠毒素能损伤肠黏膜并引起腹痛、腹泻。

4. 免疫抑制与逃避 阿米巴抗原中含有激发机体免疫抑制的决定族,具有逃避宿主免疫攻击的能力,发挥其致病作用。此外,肠道细菌感染和功能紊乱、宿主免疫功能降低等均有利于阿米巴滋养体的侵袭和致病。

(二)病理变化与临床病理联系

肠阿米巴病的病变好发于结肠,这可能与肠内氧分压较低和肠内容物生理滞留有关。

病变部位主要发生在盲肠、升结肠,其次为乙状结肠和直肠,严重病例整个结肠和小肠下端均可受累。基本病变是以变质性改变为主的炎症。表现为肠壁组织液化性坏死而炎细胞反应轻微。一般分为急性期和慢性期。

1. 急性期病变　溶组织内阿米巴滋养体侵入肠壁组织,可破坏黏膜表层或肠腺隐窝上皮细胞。肉眼观:早期在肠黏膜表面可见散在分布、隆起的小丘,小丘中央可见针头大小的灰黄色溃疡。随着病变发展,溃疡也由浅变深,阿米巴滋养体穿过黏膜层到达黏膜下层,因该层组织疏松,阿米巴滋养体易向四周蔓延,引起更广泛的组织坏死,坏死组织脱落后形成具有病理诊断意义的口小底大、边缘潜行的烧瓶状溃疡(flask shaped ulcer)(图 15 - 1),对本病具有诊断意义。邻近的溃疡可互相沟通形成隧道,其表面黏膜可大块脱落形成巨大溃疡,溃疡可深达肌层或浆膜屋,底部附着棉絮状尚未完全液化坏死组织,可引起肠出血、肠穿孔。

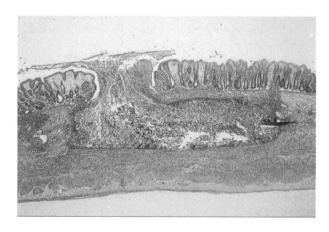

图 15 - 1　结肠阿米巴病(HE 染色,低倍)
结肠壁见一口小底大的烧瓶状溃疡

镜下观:在溃疡底部和边缘可见无结构的液化性坏死组织,周围组织的炎症反应轻微,仅见充血、出血及少量淋巴细胞、浆细胞和巨噬细胞浸润。如有继发感染,溃疡的边缘可见有多量中性粒细胞浸润。在坏死组织与正常组织交界处,常可找到阿米巴滋养体。阿米巴滋养体一般呈圆形,体积通常较巨噬细胞大,有一个球形的泡状核,直径 $4\sim7\ \mu m$,胞浆略显嗜碱性,其中可见被吞噬的红细胞、淋巴细胞和组织碎片等(图 15 - 2),如无继发感染,则溃疡之间黏膜正常或仅有轻度渗出性炎。

临床上,急性期因结肠受炎症刺激,肠蠕动增强,黏液分泌增加,表现为腹痛、腹泻和大便次数增多。大便内含大量黏液、血液及坏死溶解的肠壁组织,呈紫红或暗红色的糊状,伴腥臭味。粪检时也找到阿米巴滋养体。本病的直肠及肛门病变较轻,故里急后重症状不如细菌性痢疾明显,全身中毒症状也很轻微,二者的区别见表 15 - 1。急性期多数可治愈,溃疡经肉芽组织填补、黏膜上皮再生覆盖而愈合,少数病例可出现肠出血和肠穿孔等并发症,也可因治疗不及时或不彻底而转入慢性期。

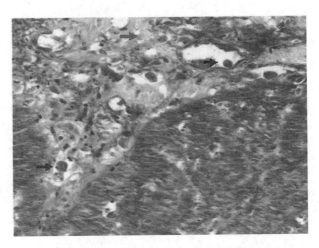

图15-2 阿米巴病(HE染色,高倍)

红箭示肠溃疡底部的液化性坏死。黑箭示阿米巴滋养体
侵入小血管内。蓝箭示阿米巴滋养体。

表15-1 肠阿米巴病和细菌性痢疾的区别

	肠阿米巴病	细菌性痢疾
病原体	溶组织内阿米巴	痢疾杆菌
好发部位	盲肠、升结肠	乙状结肠、直肠
病变性质	局限性坏死性炎	弥漫性假膜性炎
溃疡形态	一般较深,烧瓶状	一般较浅,不规则
溃疡边缘	潜行性、挖掘状	不呈挖掘状
溃疡间黏膜	大致正常	炎性假膜覆盖
肠道症状	右下腹压痛,腹泻不伴里急后重	左下腹压痛,腹泻常伴里急后重
全身症状	轻,很少发热	重,常有发热
粪便检查	腥臭味,暗红色果酱样,镜检红细胞多,能找到阿米巴滋养体	粪质少,黏液脓血便,鲜红色,可见脱落的假膜,镜检脓细胞多

2. 慢性期病变 肠壁病变较急性期复杂,有的溃疡已愈合或愈合后又重新发生坏死,出现新旧病灶共存,因此组织坏死、溃疡、肉芽组织增生和瘢痕形成反复交错发生,最后使肠黏膜完全失去正常结构。肠壁因纤维组织增生而增厚变硬,甚至引起肠腔狭窄,局部组织过度增生还可导致息肉形成,有的因肉芽组织增生过多而形成局限性包块,称为阿米巴肿(amoeboma),多见于盲肠,临床上易误诊为结肠癌。慢性期病人和包囊携带者是阿米巴病的主要传染源。

临床上,慢性期病人的症状较轻微,可能只有轻度腹泻、腹痛、腹部不适等肠功能紊乱症状,常反复发作,经久不愈。长期不愈合患者可引起全身营养不良和消瘦。

肠阿米巴病的并发症有肠穿孔、肠出血、肠腔狭窄、阑尾炎及阿米巴肛瘘等,也可引起肝、脑、肺等肠外器官的病变。少数病人可因肠道溃疡过深而引起穿孔,因本病病变发展缓慢,在穿孔前溃疡底的外膜层常与周围组织粘连,故穿孔时仅形成局限性脓肿,很少引起弥漫性腹膜炎。肠出血较常见,多因病变破坏肠壁小血管所致,但很少累及大血管。

二、肠外阿米巴病

肠外阿米巴病(extraintestinal amoebiasis)以肝、肺、脑为最常见,也可累及脑膜、皮肤和泌尿生殖系统等。

（一）阿米巴肝脓肿

在肠外阿米巴病中最常见,大多发生于肠阿米巴病发病后 1～3 个月内,少数可在肠道症状消失数年后发生。阿米巴滋养体一般通过侵入肠壁小静脉血行播散抵达肝脏。偶尔也可直接进入腹腔再入侵肝脏,引起肝脏病变。局部肝组织由于滋养体破坏和溶解而发生液化性坏死,形成所谓"脓肿"。阿米巴肝脓肿以单个多见,早期为多发性脓肿,以后互相融合形成单个大脓肿。病症多位于肝右叶,其原因可能与肝右叶体积大(约占肝总体积 4/5),滋养体进入的机会多所致,以及原发病灶大多位于盲肠、升结肠,该处血流由于门静脉分流现象大多进入肝右叶有关。

肉眼观:脓肿大小不等,大者几乎占据整个肝右叶,可呈圆形或不规则形,脓肿壁不光滑,常附有未彻底液化坏死的肝组织,呈特征性破棉絮状(图 15-3)。脓肿内容物为液化坏死的肝组织和陈旧性出血混合而成的"巧克力"样物质,而并非脓液。炎症反应不明显。

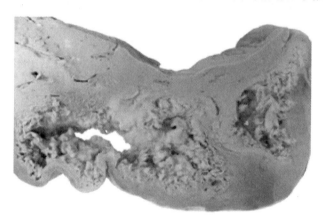

图 15-3 阿米巴性肝脓肿
脓肿壁不光整,呈破棉絮样

镜下观:脓腔内为液化坏死的"巧克力"样物质,脓肿壁为未彻底液化坏死的组织,仅有少量淋巴细胞、浆细胞和巨噬细胞浸润,大滋养体多在脓肿壁周围。若伴化脓菌继发感染,病变与真性脓肿相似,有时很难区分。慢性脓肿周围可有肉芽组织及纤维组织包绕。

临床上,阿米巴肝脓肿症状体征的轻重与脓肿的位置、大小以及是否伴有感染有关。常表现为长期不规则发热,伴有上腹痛及肝肿大和压痛,并有发热、黄疸、全身消耗等症状和体征。阿米巴肝脓肿若未能及时诊断和治疗,病灶继续扩大向四周组织破溃,可引起相应部位的病变,如肺脓肿、膈下脓肿、脓胸及腹膜炎等。

（二）阿米巴肺脓肿（amoebic lung abscess）

发生率远低于阿米巴肝脓肿，临床上少见。绝大多数肺脓肿是由于肝脓肿穿过横膈直接蔓延而来（肝源性），故右肺下叶多见。少数为阿米巴滋养体由直肠壁经痔静脉、下腔静脉入肺，或经淋巴道、上腔静脉入肺（肠源性）。肺脓肿与肝脓肿的病灶形态特点相似。脓肿腔内坏死物质可破溃入支气管，坏死物被排出后形成空洞；溃破入胸腔可形成胸膜支气管瘘等。临床上患者有类似肺结核的症状，如咳嗽、呼吸困难、咯血或咳出棕褐色脓样痰，其中可检见大量阿米巴滋养体。

（三）阿米巴脑脓肿（amoebic brain abscess）

极少见，多因肠、肝和肺部的阿米巴滋养体经血流进入脑而引起，故本病多合并肠、肝或肺阿米巴病。脑脓肿常为多发性，多见于大脑半球。脓腔内充满咖啡色坏死液化物，周围常有慢性炎细胞浸润和增生的神经胶质细胞构成的脓肿壁。病人可有发热、头痛、昏迷等症状。此病预后极差。

脑膜、皮肤、肛门、阴道和子宫颈等器官也可被侵犯引起相应的病变。

第二节　血吸虫病

血吸虫病（schistosomiasis）是由血吸虫寄生于人体引起一种严重的地方性寄生虫病。寄生于人体的血吸虫主要有日本血吸虫、曼氏血吸虫和埃及血吸虫三种，在我国仅有日本血吸虫病流行，通常将日本血吸虫病简称为血吸虫病。本病主要流行于我国长江流域及其以南的十三个省市的广大水稻种植区。本病在我国流行历史久、范围广，对广大劳动人民的健康危害极大。新中国成立之后，积极开展了防治工作，情况虽已大为改善，但近年来有些地区的发病率有所回升或发现新的疫区，因此，血吸虫病的防治工作任重而道远。

▶ 案例 15 - 2

【病例摘要】

李某，男，40岁，江苏徐州人。因发热、腹痛、脓血便2个月余入院。

现病史：打工湖北，多次下河游泳，足、手臂等处皮肤出现小米粒状的红色丘疹，发痒，未重视。几天后发烧，咳嗽，痰中偶带血丝，自服感冒药后症状逐渐消失。一个多月后再次发热，便中有脓血，每天4～6次，伴右上腹部轻微胀痛，食欲减退、体重减轻。曾多次到当地医院就诊，按痢疾处理，疗效欠佳，遂到上级医院就诊。

既往史：既往体健。

查体：体温39℃；消瘦病容，神志清楚；心、肺（一），腹部稍膨胀，肝剑突下3 cm，有压痛，脾可触及，四肢（一），体重65 kg。

化验：血常规白细胞计数$2×10^8$，中性粒细胞48%，淋巴细胞35%，单核细胞17%，尿常规正常。胸部摄片：正常。

【问题】

1. 根据上述病史、体检及化验结果，你认为其最可能患何病？
2. 患者还应当进行哪些检查以便确诊？
3. 患者体内可能有哪些病理变化？任其发展，可能出现哪些后果？

血吸虫病其病变主要发生在结肠和肝脏，晚期血吸虫病患者常发展为肝硬化并出现较严重的门静脉高压。临床上常出现腹水、巨脾、食管静脉曲张等症状。

一、病因及感染途径

日本血吸虫为本病的病原体，其生活史可分为虫卵、毛蚴、尾蚴、童虫及成虫等阶段。成虫以人体或其他哺乳动物如猪、猫、狗、牛、羊、马等为终宿主，毛蚴至尾蚴的发育繁殖阶段以钉螺为中间宿主。血吸虫传播必须具备3个条件，即带虫卵的粪便入水，钉螺的孳生以及人体接触疫水。

病人或病畜排出的粪便中的血吸虫卵进入水中，在适当的条件下孵化出毛蚴，毛蚴钻入钉螺体内，发育成为尾蚴；尾蚴在水中游弋，当人畜与疫水接触时，尾蚴借其头腺分泌的溶组织酶作用和机械运动，很快钻入皮肤或黏膜，并脱去尾部转变为童虫；童虫经淋巴管或小静脉进入血液循环，先经右心而到达肺，以后经肺静脉进入大循环向全身散布，只有进入肠系膜静脉的童虫，才能继续发育成为成虫。童虫三周左右即可发育为成虫，雌、雄成虫在肠系膜静脉内交配产卵，部分虫卵顺血流流入肝，部分则逆血流至肠壁。虫卵在组织内沉积，约11天发育为成熟虫卵，形成急、慢性虫卵结节，而引起相应的病理变化。

二、基本病变及发病机制

在血吸虫感染过程中，尾蚴、童虫、成虫及虫卵等均可引起宿主受感染部位病变，但其中以虫卵引起的病变最严重、危害最大。造成损害的原因和机制主要是不同虫期血吸虫释放的抗原诱发宿主的免疫反应所致。

1. 尾蚴引起的病变——尾蚴性皮炎　尾蚴钻入皮肤后，引起皮肤出现炎症反应称尾蚴性皮炎(cercarial dermatitis)。一般在尾蚴钻入皮肤后数小时至2～3天内发生，表现为入侵局部奇痒的红色小丘疹，经数天后可自然消退。镜下见真皮毛细管扩张充血、水肿及出血，起初有嗜酸性粒细胞和少量中性白细胞浸润，以后主要为单核细胞浸润。目前认为主要与Ⅰ及Ⅳ型变态反应有关。

2. 童虫引起的病变　童虫在体内移行时可引起血管炎和血管周围炎，尤以肺组织受损最为明显，部分童虫可穿破肺泡壁毛细血管，游出到肺组织中，引起肺组织局部点状出血及嗜酸性粒细胞浸润，但病变一般轻微而短暂。病人可出现发热、一过性咳嗽和痰中带血等症状。童虫引起各器官的病变除与童虫的机械作用有关外，还与其代谢产物或虫体死亡后蛋白分解产物所致组织的变态反应有关。童虫表面有特异性抗原，嗜酸性粒细胞和巨噬细胞通过抗体依赖性细胞介导的细胞毒性反应对童虫有杀伤作用。因此，当宿主再次感染尾蚴时有一定免疫力。

3. 成虫引起的病变　成虫对机体的损害作用较轻，原因可能是成虫的表面含有宿主的抗原，被宿主认为是"自我"组织而逃避了免疫攻击。主要表现为静脉内膜炎、静脉周围炎和虫体抗原成分或代谢产物引起的过敏反应。病人可出现轻度贫血、嗜酸性粒细胞增多和脾肿大。肝、脾单核巨噬细胞吞噬血吸虫成虫摄取红细胞后分解形成黑褐色血红蛋白色素(血吸虫色素)。死亡的成虫周围可形成嗜酸性脓肿。

4. 虫卵引起的病变　虫卵沉着所造成的损害是血吸虫病的主要病变。寄生于门脉系统的成虫的虫卵常沉积于结肠、肝脏，异位损害较多见于肺部及脑部。未成熟虫卵因其中毛蚴不成熟,无毒性分泌物,所引起的病变较轻;含毛蚴的成熟虫卵因毛蚴头腺分泌物中的抗原物质可引起以增生和坏死为特征的眼中变态反应,往往引起虫卵结节形成。按其病变发展过程可分为急性和慢性虫卵结节。

(1)急性虫卵结节:是由成熟虫卵的毛蚴释放出可溶性虫卵抗原引起的一种急性渗出、坏死性病灶。肉眼观:灰黄色、粟粒至黄豆大小的小结节。镜下观:结节中央为多少不等的成熟虫卵,虫卵的卵壳上有放射状嗜酸性棒状小体,也称为 Hoeppli 现象,免疫荧光法证实其为抗原抗体免疫复合物。虫卵周围是一片无结构的颗粒状坏死物质及大量嗜酸性粒细胞浸润,形态状似脓肿,故又称"嗜酸性脓肿"。在坏死组织间可见菱形或多面形有折光性的蛋白质晶体,即夏柯-莱登(charcot-Leyden)结晶(图 15-4),是由嗜酸性粒细胞的嗜酸颗粒互相融合而成。以后"脓肿"周围开始形成新生肉芽组织,随着虫卵内毛蚴死亡,病变逐渐演变为慢性虫卵结节。

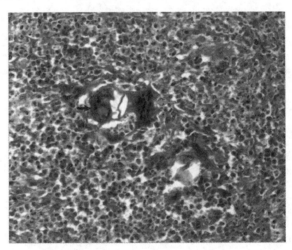

图 15-4　急性血吸虫虫卵结节(嗜酸性脓肿)(HE 染色,高倍)
结节中央可见血吸虫虫卵(黑箭头)和多核巨细胞(蓝箭头),周围有大量的坏死组织及嗜酸性粒细胞聚集。

(2)慢性虫卵结节:急性虫卵结节经过 10 余天后,虫卵内毛蚴死亡,坏死物质被吸收,逐渐转变为慢性虫卵结节。镜下观:结节中央为死亡的虫卵,卵壳破裂或钙化,周围出现由组织细胞转变而来的类上皮细胞、多核异物巨细胞和淋巴细胞及少量嗜酸性粒细胞。其形态类似结核性肉芽肿,故又称为假结核结节(pseudotubercle),即慢性虫卵结节(图 15-5)。最后,结节发生纤维化玻璃样变,中央的卵壳碎片及钙化虫卵可长期存留。肉芽肿的形成,一方面有利于隔离及中和虫卵释放的抗原和毒性物质,起到局部免疫屏障作用;另一方面,该肉芽肿的纤维化却能破坏宿主正常组织并导致器官纤维化。

三、主要器官的病变及临床病理联系

(一)肠

血吸虫成虫多寄生于肠系膜下静脉及痔上静脉,故病变可累及全部结肠,但以乙状结肠、降结肠和直肠最显著,小肠病变罕见。

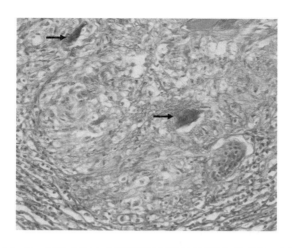

图 15-5 慢性血吸虫虫卵结节(假结核结节)(HE 染色,高倍)

结节中央的血吸虫虫卵已死亡(黑箭头),周围大量类上皮细胞,最外方为淋巴细胞及成纤维细胞。虫卵右下方为一多核异物巨细胞(蓝箭头)

1. 急性期病变 肉眼观:由于虫卵沉积于黏膜及黏膜下层引起急性虫卵结节。肉眼可见肠黏膜充血水肿及灰黄色细颗粒扁平隆起的病灶。随后,病灶中央组织坏死脱落,形成大小不一、边缘不规则浅表溃疡,虫卵可随坏死组织脱落而排入肠腔,并随着粪便排出成为污染源。镜下观:黏膜及黏膜下层有成堆虫卵堆积及急性虫卵结节形成,尤以黏膜下层最明显。临床上出现腹痛、腹泻等痢疾症状。粪便可查见虫卵或孵化出毛蚴,有助于诊断。

2. 慢性期病变 肉眼观:因虫卵反复沉积,肠壁反复发生溃疡和纤维化,导致肠壁不规则增厚、变硬甚至肠腔狭窄,引起肠梗阻。肠黏膜上皮增生还可形成多发性小息肉,肠黏膜粗糙不平、萎缩、皱襞消失(图 15-6)。由于肠壁结缔组织增生,使以后到达肠壁的虫卵难以排入肠腔,故晚期患者粪便中不易查到虫卵,可查见处于不同阶段的急、慢性虫卵结节。肠道慢性血吸虫病可并发结肠癌,发生部位也多在乙状结肠及直肠,可由息肉演变而来。

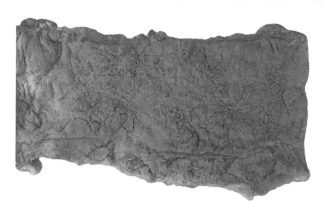

图 15-6 血吸虫病的结肠病变

肠黏膜粗糙不平、萎缩、皱襞消失,形成多发性小息肉

(二)肝脏

虫卵随门静脉血液进入肝脏,沉积在汇管区的门静脉小分支引起病变。以肝左叶病变

更明显。

1. 急性期病变　肉眼观:肝脏轻度肿大,表面光滑,肝表面或切面有多个灰黄色或灰白色粟粒或绿豆大小结节。镜下观:汇管区附近见较多急性虫卵结节,肝小叶边缘肝窦充血,肝细胞水肿,枯否细胞内可见黑褐色血吸虫色素沉着。

2. 慢性期病变　由于肝内虫卵结节形成及纤维化病变反复交替出现,最终导致肝内大量纤维组织增生,肝质地变硬,而形成所谓血吸虫性肝硬化。肉眼观:肝体积缩小,质地变硬,表面有许多大小不一的结节及散在浅沟纹。切面汇管区增宽,增生的结缔组织沿门静脉分支呈树枝状分布,故有干线型或管道型肝硬化之称。由于病变主要发生在汇管区,肝小叶未遭受严重破坏,故不形成假小叶。镜下观:汇管区有较多的慢性虫卵结节,伴有纤维组织增生和慢性炎细胞浸润(图15-7),肝小叶结构大多完好,肝细胞有不同程度萎缩,但无明显的坏死、再生及再生结节形成,小胆管增生也不明显。临床上由于门静脉分支虫卵阻塞、静脉内膜炎、血栓形成及静脉周围纤维组织增生,使门静脉分支阻塞和受压,最终导致门静脉高压。因肝内门静脉的阻塞是窦前性的,故门静脉高压较肝炎后肝硬化时更为明显。临床上常出现腹水、巨脾、食管静脉曲张等。

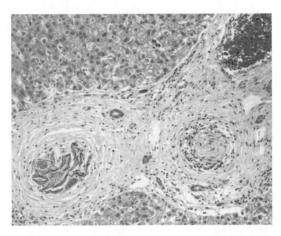

图 15-7　血吸虫病肝硬化(HE 染色,低倍)
汇管区可见两个已发生纤维化之假结核结节

（三）脾脏

在感染早期,因成虫的代谢产物刺激,单核巨噬细胞增生,引起轻度脾肿大;晚期由于门静脉高压导致慢性脾淤血和结缔组织增生,脾脏体积中到重度增大,甚至形成巨脾。脾脏重量可达 1 000 g,甚至 4 000 g。肉眼观:脾包膜增厚、质地坚韧,可发生脾周围炎。切面呈暗红色,质地坚韧,脾小梁增粗,脾小体多萎缩或消失,可见散在的黄褐色含铁结节,有时还可见多数陈旧性梗死灶。临床上病人往往出现贫血,白细胞和血小板减少等脾功能亢进症状。

（四）异位损害

异位损害指虫卵或成虫游走或寄生在门静脉系以外的器官所致病变,引起异位损害,以肺、脑、皮肤较为多见。

1. 肺　除早期由童虫移行所致病变外,也可由虫卵沉积引起。部分急性病例肺内可出现多数急性虫卵结节,其周围肺泡出现炎症渗出物。X线检查似粟粒性肺结核。通常肺的变化轻微,虫卵大多通过门静脉与腔静脉或肝静脉之间的交通支带至肺部。

2. 脑　脑血吸虫病主要见于大脑顶叶,也可累及额叶和枕叶,其次为小脑。表现为虫卵结节形成和胶质细胞增生,结节周围脑组织常发生灶性软化、出血和血肿。急性期临床常表现为脑炎或脑血管意外症状;慢性期常表现为癫病发作。虫卵入脑途径,可能是虫卵经肺进入体循环,以栓子的方式到达脑部,也可能通过门静脉和椎静脉的交通支到达脑部。

3. 血吸虫侏儒症　儿童时期如果反复、大量感染血吸虫,可导致侏儒症。患者表现身材矮小,面容苍老,第二性征缺如,无生殖能力,但智力一般不受影响。原因可能为长期营养不良,严重肝损害,以致体内某些激素不能灭活,继发脑垂体功能低下,垂体前叶萎缩、坏死,并继发甲状腺、性腺、肾上腺萎缩,导致骨骼发育迟缓所致。

复习与思考

一、名词解释

阿米巴肿　嗜酸性脓肿　假结核结节

二、问答题

1. 简述肠阿米巴病的病理变化及临床病理联系。

2. 列表区别细菌性痢疾与阿米巴痢疾。

3. 哪些疾病可引起肠道溃疡?各自溃疡的主要病变特点有哪些?

4. 简述血吸虫病的病理变化及主要脏器的病变特征。解释临床病理联系。

（吕洪臻）

相关学习网站

（一）中文病理学相关网站

1. 中国病理学网论坛　http：//www. pathology. cn/bbs/
2. 华夏病理学网　http：//www. ipathology. cn/
3. 中国病理技术网　http：//www. dingw. com/
4. 中南大学病理网　http：//pathology. xysm. net/
5. 病理学图库　http：//www. binglixue. com/image/

（二）精品课程网站

1. 国家爱课程网　http：//www. icourse163. org
2. 东南大学病理精品课程　http：//tod. js. edu. cn/new_blx
3. 浙江大学病理精品课程　http：//zuits. zju. edu. cn/trainning/redir. php? catalog_id＝34341
4. 四川大学　http：//course. jingpinke. com/details? uuid＝8a833996－18ac928d－0118－ac9291e8－063c&courseID＝C030015
5. 中南大学　http：//netclass. csu. edu. cn/jpkc2003/binglixue/webbl/index. html
6. 南方医科大学　http：//jpkc. fimmu. com/bingli/

（三）英文病理学相关期刊网站

1. The Journal of Pathology（http：//www. interscience. wiley. com/jpages/0022－3417/）
2. Journal of surgical pathology（http：//www. ajsp. com/）
3. Laboratory Investigation（http：//labinvest. uscapjournals. org/）
4. Modern Pathology（http：//www. modernpathology. com/default. htm）
5. Molecular Pathology（free for China user）（http：//mp. bmjjournals. com/ ）
6. Virchows Archives Pathology（http：//link. springer. de/link/service/journals/00428/index. htm）
7. American Journal of Clinical Pathology（http：//www. ajcp. com/）
8. 示意图与大体病理主题（http：//catalog. nucleusinc. com/categories. php? CatID＝002&A＝2 ）
9. American Journal of Dermatopathology（http：//www. amjdermatopathology. com/default. htm）
10. American Journal of Surgical Pathology（User：yachts　Username：yachts）（http：//www. ajsp. com/ ）
11. Cardiovascular Pathology（http：//www. elsevier. com/locate/carpath）

12. Diagnostic Molecular Pathology (http://www.molecularpathology.com/)

13. Histopathology (Username:RAHIMVS1 Password:LIBRARY1)(http://www.blackwellpublishing.com/journals/his/)

14. Human pathology (http://www.harcourthealth.com/scripts/om.dll/serve? action＝searchDB&searchDBfor＝home&id＝hupa)

15. International Journal of Gynecological Pathology(http://www.intjgynpathology.com/)

16. Journal of environmental pathology, toxicology and oncology (http://www.begellhouse.com/jepto/jepto.html)

17. 骨肿瘤专题(http://bonetumor.org/navigation/pages/tumorInformation.htm)(http://www.sarcoma.org/main.php? page＝review)

（四）研究进展相关网址链接

http://www.knowwing.com/vod/212.html

http://video.1kejian.com/medical/yixueks/16585/

http://www.docin.com/p－755402138.html

http://www.diabetes.org/

http://www.neuro.mcg.edu/

http://www.cell.com/

http://www.press.jhu.edu/

http://www.current－biology.com/

http://www.ncbi.nlm.nih.gov/

http://www.oncolink.upenn.edu/

http://www.aacr.org/

http://www.asco.org/

http://www.fibrogen.com/

http://www.jasn.org/

http://www.sciencemag.org/

http://www.pnas.org/all.shtml/

http://www.pharmrev.org/

http://www.biochemj.org/

http://www.angiogenesis.com/

http://www.vasculogenix.com/

http://www.cardiology.utmb.edu/slides/

主要参考文献

1. 陈平圣,冯振卿,柳红. 病理学. 南京:东南大学出版社,2007

2. 李玉林. 病理学. 第 8 版. 北京:人民卫生出版社,2013

3. 陈杰,李甘地. 病理学. 第 2 版. 北京:人民卫生出版社,2010

4. Kumar V，Abbas A K，Aster J C. Robbins Basic Pathology. 9th ed. Philadelphia：W. B. Sauders，2012

5. 张建民. 卵巢病理学. 南昌:江西科学技术出版社,2006

6. Lakhani SR，Ellis LO，Schnitt SJ，et al. World Health Organization classification of tumors of the breast. Lyon：IARC Press，2012

7. Hoda SA，Brogi E,Koerner FC，et al. Rosen's Breast Pathology. 4th ed. Philadelphia：Lippincott Williams & Wilkins,2013

8. Sternberg SS，Mills SE，Carter D. Sternberg's Diagnostic Surgical Pathology，6th ed. Philadelphia：Lippincott Williams & Wilkins,2015

9. Bostwick DG，Cheng L. Urologic surgical pathology. 3rd ed. Philadelphia：Saunders，2014

10. McKenney JK，Tickoo ST，Paner GP，et al. Diagnostic pathology：genitourinary. Friesens：Amirsys Publishing，2010